中藥配伍十法

譚同來・眭湘宜・張詠梅 著

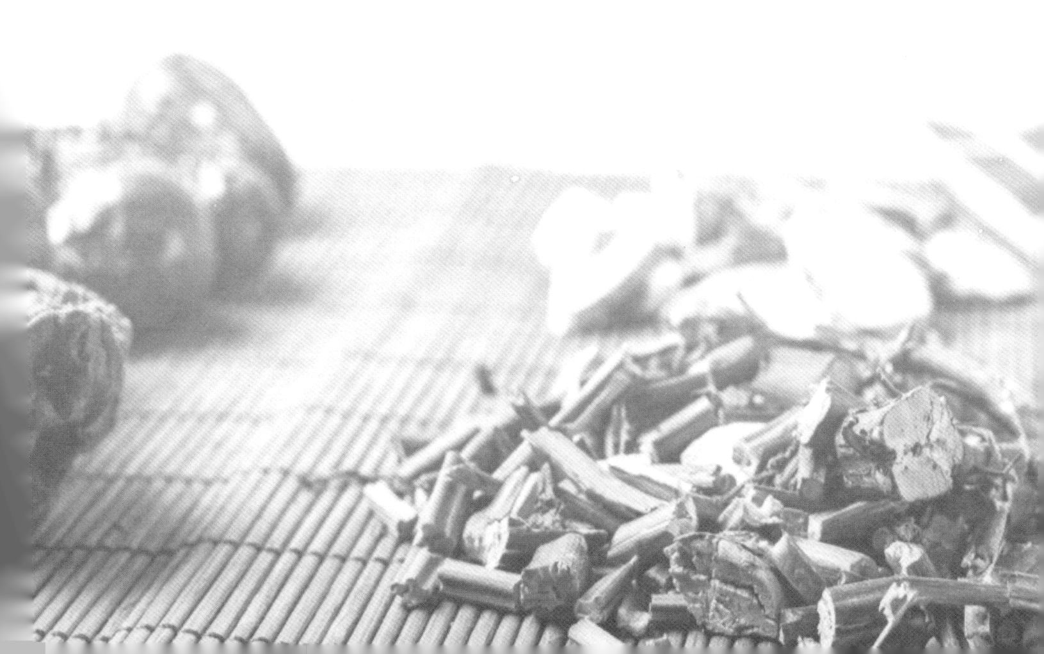

序

治病如作戰，配伍如將兵。面對紛繁複雜的臨床疾病，醫者除了精通中醫的基本理論外，還必須精研中藥的配伍技能，方能臨陣不亂，胸有成竹，組方遣藥，隨宜應變，有的放矢地攻克疾病。

2003年，我們編寫的《常用中藥配對與禁忌》一書出版後，受到了國內讀者朋友的好評，並遠銷港、台、美國的洛杉磯。山西科學技術出版社副總編趙志春編審殷切期望我們筆耕不輟，繼續為中醫臨床工作者提供「精神食糧」，並屢次問及進展，盛情難卻。我們只好忙裏偷閑，將案頭佔有的資料，重新整理，有機取捨，提煉為同類相求、異類相使、升降相因、寒熱相制、剛柔相濟、動靜相隨、潤燥互用、陰陽互根、散斂兼顧、補瀉兼施等十種配伍方法，按〔配伍分析〕、〔用藥經驗〕、〔名方舉例〕的體例砌綴成篇。歷經兩年，數易其稿，集成斯書，名曰《中藥配伍十法》，以饗讀者。

劉勰云：「人生有涯，無涯惟智，逐物實難，憑性良易。」雖然我們上下求索，竭力而為，但囿于文獻資料、個人見解、學識水準有限，書中的缺點和錯誤在所難免。祈盼專家與讀者賜教，以便再版時完善、改正。

譚同來　於湘江之濱

乙酉仲冬

編寫說明

配伍是中藥應用的基本方式，是根據病情的需要和藥物的性能特點，按照中醫一定的法度，將兩種藥物組合在一起的應用。浩瀚的中醫文獻中蘊藏著豐富的中藥配伍知識和經驗。我們本著「發皇古義，融會新知，繼承傳統，貴在創新」的原則，編寫了《中藥配伍十法》一書。

1.本書分同類相求、異類相使、升降相因、寒熱相制、剛柔相濟、動靜相隨、潤燥互用、陰陽互根、散斂兼顧、補瀉兼施等10章介紹中藥配伍的十種方法。每章先闡述每一法配伍的含義、適應病症、使用的注意事項，爾後類歸配伍的藥對，收輯藥對406對。每一藥對，按〔配伍分析〕、〔用藥經驗〕、〔名方舉例〕等項逐一條陳，既有理論知識的闡述，又有用藥經驗的推介，更有名方的舉例印證，環環相扣，切合實用。

2.〔配伍分析〕著重從藥物的四氣五味、補瀉歸經、性能功效、擇要分析兩味藥物的配伍，振葉而存根，觀瀾而溯源，濃縮配伍後的功效。

〔用藥經驗〕側重歸納，何證可適用，何證可兼治，何證不可用，以便拓展臨床用藥的思維，有的放矢的組方用藥。

〔名方舉例〕依據配伍的藥對選方，詳述藥物的組成、劑量、用法、功用、主治以及本方能對現代醫學的某些疾病的應用，使讀者進一步加深對藥物配伍的理解。

3.書中的病名按中醫通行的名詞術語進行規範，藥名以正名為準，不列異名，使用劑量以克為單位，便於指導處方。

4.為了便於讀者檢閱有關名方與藥物配伍的聯繫，書後增附名方的筆劃序索引。

本書的編纂自始至終得到山西科學技術出版社副總編趙志春編審的指導與幫助，湖南中醫學院附三醫院眭湘宜副主任醫師，參與了部分章節的寫作和修改，湖南中醫藥高等專科學校張詠梅對全書進行了整理、校核。在此謹對以上單位及個人表示衷心謝意。

編　者

目　錄

第一章　同類相求配伍

第二章　異類相使配伍

四、兩種藥物治療目的一致的配伍 …………… 168

第三章　升降相因配伍

三、升降腸痹的配伍

四、升水降火的配伍

第四章　寒熱相制配伍

二、寒熱互結配伍

三、寒熱錯雜的配伍

四、寒熱監制的配伍 ………………………… 271

第五章　剛柔相濟的配伍

第六章　動靜相隨配伍

第七章　潤燥互用配合

第八章　陰陽互根配伍

第九章　散斂兼顧配伍

第十章　補瀉兼施配伍

二、攻補兼施配伍 ………………………… 425

三、清補兼施的配伍 ……………………… 432

第一章　同類相求配伍

同類相求配伍，指同一類藥物每兩味配合使用，使療效增強，而發生協同作用。在臨床遣藥中，同類相求配伍主要針對主病主證主因，也可用於兼病兼證，但使用時必須把握如下原則：

(1) **中病即止：**同類相求配伍，即一種藥可增加另一種藥的作用，藥物間的協同作用大大超過單味藥的用量，故治療的病證得到改善就必須停藥，以防變證蜂起。

(2) **以平為期：**同類相求配伍可囊括汗、吐、下、和、消、清、溫、補「八法」的運用，用藥時應做到「汗而勿傷，下而勿損，溫而勿燥，寒而勿凝，消而勿伐，補而勿滯，和而勿泛，吐而勿緩。」

(3) **兼顧脾胃：**《醫權初編》曰：「凡飲食先入胃，俟脾胃運化，其精微上輸於肺，肺氣傳佈各所當入之臟，濁氣下入大小腸，是脾胃為金爐也。若脾胃有病，或虛或實，一切飲食藥餌，皆不運化。」人體是個有機整體，任何疾病尤其是慢性病、重病都會影響到脾胃，而藥物吸收又有賴於脾胃，在使用補陰補血藥同類相求時，應少佐芳香醒脾之品，以防滋膩之品礙脾；在治療熱證中，使用苦寒甘寒同類相求之品時，可適當反佐辛溫行氣之藥，以免寒傷中陽，此外，同類相求配伍的用量不宜過大，藥量過大也會加重脾胃負擔，從而損傷脾胃。

一、解表藥

1.麻黃　桂枝：發汗解表，通陽和營

【配伍分析】 麻黃、桂枝為辛溫之品，同人肺、膀胱經。麻黃善走衛分，長於發散，開腠理、通毛竅，為發汗散寒之解表要藥；桂枝善走營分，專於透達，外行於表解散肌腠之寒，橫走四肢溫通經脈寒滯。桂枝與麻黃相須為用，既助麻黃發表散寒、宣肺平喘之力，又通陽和營，緩解全身疼痛。二者辛溫，同氣相求，配用相得益彰，共奏發汗解表，通陽和營之功。

【用藥經驗】 二味配伍，適用於①風寒表實證。症見惡寒發熱，無汗，頭身疼痛等症。②風寒束肺，肺失宣降而致的咳喘症。③風寒火濕，濕滯肌表，遍身酸痛，重著難於轉側者。④感冒延日，正弱邪減，面赤身癢，無汗或微汗邪不退者。

麻黃常用3～9克，桂枝為3～9克。二味配伍，加石膏、知母、黃連等藥，兼以清熱，如大青龍湯、麻黃知母湯、麻黃升麻湯；加防風、細辛、羌活、防己、白朮等藥，兼以祛風濕，如麻桂朮甘湯、麻黃加朮湯、麻黃左經湯；加桃仁、紅花、赤芍等藥，兼以活血祛瘀，如麻黃溫經湯、麻黃桂枝湯。麻黃桂枝配伍發汗作用強，對於表虛自汗、外感風熱、體虛外感等，均忌用。

【名方舉例】 麻黃湯（《傷寒論》）麻黃去節，三兩（9克）、桂枝二兩（6克）、杏仁去皮尖，七十個（6

克）、甘草炙，一兩（3克）上四味，以水九升，先煮麻黃減二升，去上沫，納諸藥煮取二升半，去滓，溫服八合，覆取微似汗，不需啜粥，餘如桂枝法將息。功用：發汗解表，宣肺平喘。主治：外感風寒表實證。惡寒發熱，頭疼身痛，無汗而喘，舌苔薄白，脈浮緊。

現代醫學常用於治療感冒、流行性感冒、支氣管炎、支氣管哮喘、小兒發熱、痲疹、急性腎炎、蕁麻疹、小兒銀屑病、肩凝症、鼻炎、產後發熱、痛經、癃閉等病症。

2.防風　荊芥：祛風解表，止痙止癢

【配伍分析】防風氣味俱升，性溫而潤，善走上焦，治上焦之風邪，又能走氣分，偏於祛周身之風，且勝濕醒脾，其祛風止痛作用尤強；荊芥芳香而散，氣味輕揚，性溫不燥，以辛為用，以散為功，偏於散上焦風寒，又入於血分，可發散血分鬱熱。二藥均屬辛溫解表，祛風散寒之品。相須為用，走於上宣達疏表，祛風勝濕之力較增強，然發汗力較緩，四季外感風寒皆可用之。既是風熱在表，也可與辛涼解表配伍應用，起到「開窗散熱」之效。防風為「風藥之潤劑」，荊芥性雖溫而較平和，二藥相伍，祛風止癢；防風入肝經，有祛風止痙之能。若將此二味炒炭，可使輕揚疏散之性大減，取色黑能入血而勝赤之意，止血之功效較佳。

【用藥經驗】二藥配伍，適用於①四時感冒，症見惡寒發熱，無汗，頭身酸重疼痛等症。②皮膚瘙癢症、風疹、蕁麻疹及神經性皮炎。③產後失血過多，婦人崩漏或腸風下血。

防風常用6～15克，荊芥為6～15克。荊芥穗發汗之力大於荊芥，無汗可用荊芥穗，有汗用荊芥，發表透疹消瘡宜生用，止血多炒炭用，不宜久煎。二藥與薄荷、連翹等發散風熱之品同用，可治外感風熱、頭痛目赤之症；與蟬衣、白蒺藜等祛風止癢藥同用，可治風疹瘙癢。然二藥配伍溫散善升，凡血虛發痙及陰虛火旺者忌用。

【名方舉例】 荊防敗毒散（《攝生眾妙方》）羌活5克、柴胡5克、前胡5克、枳殼5克、茯苓5克、荊芥5克、防風5克、桔梗5克、川芎5克，甘草3克。水煎服。功用：發汗解表，散風祛濕。主治：外感風寒濕邪以及時疫瘧疾、痢疾、瘡瘍具有風寒濕表證者。

現代醫學常用於治療感冒、流感、產後高熱、瘧疾、痢疾、接觸性皮炎、蕁麻疹、濕疹等。

3.菊花　桑葉：疏散風熱，清肝平肝

【配伍分析】 二藥均具輕清發散、甘寒清潤，清泄肺肝之性，既能疏散在表之風熱，亦可清肝平肝而制肝陽肝火之證，然菊花平肝清肝之力為優，而桑葉清肺熱之力較強。二藥清散結合，相須為用，外可疏散在表之風熱，內可清肝平肝。

【用藥經驗】 二味配伍，適用於①外感風熱或溫病初起，症見發熱微惡風，頭痛咳嗽，咽紅，脈浮數者。②肝火、風熱所致目赤腫痛，昏暗羞明者。③肝陽上亢之頭暈、目眩、煩躁易怒。

菊花常用10～15克，桑葉為6～12克。疏散風熱，清肝火多用黃菊花；養肝明目，平降肝陽，多用白菊花。

桑葉一般生用，燥熱傷肺咳嗽咽乾，宜蜜炙用。二藥配伍，與穀精草、蟬蛻、木賊同用，可治肝風熱上攻，黑睛星翳為聚星障者；與杏仁、連翹、桔梗同用，可治風溫初起，咳嗽、身熱不甚症。二藥配伍辛甘苦寒，《本草匯言》謂：「氣虛胃寒，食少泄瀉之病，宜少用之。」

【名方舉例】 桑菊飲（《溫病條辨》）杏仁6克、連翹4.5克、薄荷2.4克、桑葉7.5克、菊花3克、桔梗6克、甘草2.4克（生）、蘆根6克，水煎服。功用：疏風清熱，宣肺止咳。主治太陽風溫，咳嗽，身熱不甚熱，微渴者。

現代醫學常用於治療上呼吸道感染、流行性感冒、急性扁桃體炎、急性支氣管炎、大葉性肺炎、痲疹、B腦、百日咳、急性結膜炎等。

4.升麻　葛根：疏風解肌，透疹解毒

【配伍分析】 二藥均能發散表邪，透泄斑疹，升陽舉陷，止瀉痢。然葛根辛甘，升陽明之清陽，鼓舞胃氣而解肌膚之熱，兼治項背強痛而有生津止瀉之功；升麻性微寒，善解陽明之肌表風熱及熱毒，宣發脾胃之鬱結而止瀉。二藥配伍，升散透達，相得益彰，共奏疏風解肌，升陽止瀉、透疹解毒之功。

【用藥經驗】 二藥配伍，適用於①傷寒表實無汗，頭痛，身痛口乾者。②陽明鬱火所致的牙齦腫痛潰爛、口糜、頭痛、三叉神經痛。③久泄下痢後重者。④痲疹初起，發熱惡寒，疹出不暢等症。

升麻常用3～10克，葛根為3～15克。葛根發表、

透疹、生津當生用；止瀉宜煨用。二藥配伍，與赤芍、黃芩、蒼耳子同用，可治急性鼻竇炎；與白芍、甘草同用，可治麻疹初起。但二藥配伍，辛散力強，一般風熱感冒，麻疹已透，以及陰虛火旺，肝陽上亢者均當忌用。常用於治療麻疹初起、帶狀疱疹、細菌性痢疾、銀屑病、牙痛、面疣、腸炎脫肛等。

【名方舉例】升麻葛根湯（《閻氏小兒方論》）升麻、葛根、芍藥、甘草各等份，同為細末，每服四錢（12克），水一盞半煎至一盞，量大小與之，溫服無時。功用：解肌透疹。主治麻疹初起。疹出不透，身熱頭痛，咳嗽，目赤流淚，口渴，舌紅，脈數。

5.柴胡　薄荷：散風清熱，疏肝解鬱

【配伍分析】柴胡秉升發之性，善上行頭面五官，既可散風邪於頭面，又瀉肝火而促其下潛，阻其上炎擾亂清空之害，或升舉清陽而充養頭面；薄荷味辛涼爽，質輕芳香，尤善於疏散上焦風熱而清頭目、利咽喉、兼入肝經尚可疏肝解鬱。二藥配伍，薄荷得柴胡，上散風邪癒強，柴胡得薄荷，疏肝解鬱尤甚，共奏散風清熱，疏肝解鬱之功。

【用藥經驗】二味配伍，適用於①風熱上壅，頭目作痛。②肝鬱氣滯之脇痛。

柴胡常用3～6克，薄荷為3～6克。二藥配伍，與黃芩、半夏、鬱金、香附同用，可治小兒厭食，證見厭食、心煩、哭鬧患者；與白芍、當歸同用，可治肝鬱氣滯，胸悶脇痛。然二藥配伍，芳香辛散，發汗耗氣，故體弱多

汗，陰虛發熱者忌服。

【名方舉例】逍遙散（《太平惠民和劑局方》）甘草微炙赤，半兩（4.5克），當歸去苗，銼，微炒，茯苓去皮，白者，芍藥、白朮、柴胡去苗，各一兩（各9克）。上為粗末，每服二錢（6克），水一大盞，燒生薑一塊切破，薄荷少許，同煎至七分，去渣熱服，不拘時候。功用：疏肝解鬱，養血健脾。主治：肝鬱血虛脾弱證。兩脇作痛，頭痛目眩，口燥咽乾，神疲食少，或往來寒熱，或月經不調，乳房脹痛，脈弦而虛者。

現代醫學常用於治療病毒性肝炎、慢性膽囊炎、膽石症、慢性結腸炎、更年期綜合徵、癔症、月經不調、痛經、帶下病、盆腔炎、乳腺增生病、女性皮質醇增多症、男性乳房發育症、陽痿、鼻竇炎、視神經萎縮、急性球後視神經炎等。

二、清熱藥

1.石膏　知母：清熱解肌，養陰生津

【配伍分析】石膏辛甘性寒，質重氣浮，入於肺經，既能清泄肺熱而平喘，又能清泄氣分實熱以解肌，入於胃經則清泄胃火；知母質潤，苦寒而不燥，沉中有降，降中有升，上行能肅降肺氣；入中善清胃火，除煩渴；下行能瀉相火，滋腎燥。二藥配伍，清中有潤，潤中有散，均入肺胃二經，配伍後可增強清熱解肌、養陰生

津之功。

【用藥經驗】 二味配伍，適用於①陽明氣分熱盛證，症見壯熱，煩渴引飲，汗出惡熱，脈洪大有力。②胃火上炎，腎水虧虛之證所致的牙痛齒鬆，煩渴咽燥，舌紅少苔，脈細數。

石膏常用20～30克，打碎先煎；知母為6～10克。二藥配伍，與葛根同用，可治內熱傷津，口渴引飲之消渴病；與石斛、木通同用，可治血熱發斑；與玄參等同用可治療溫病氣血兩燔證；與竹葉、山梔、石斛、川連、蘆根等同用，可治慢性胃炎，臨床表現為胃有灼痛，口有穢氣，牙齦腫痛，便乾溲赤者。然二藥配對性寒，脾胃虛寒證忌用。

清代醫家吳鞠通在白虎湯的四大禁忌證中云：「脈浮弦而細者不可與也」；「脈沉者，不可與也」；「不渴者，不可與也」；「汗不出者，不可與也」臨證可借鑒。

【名方舉例】 白虎湯（《傷寒論》）石膏一斤，碎（50克）、知母六兩（18克）、甘草二兩，炙（6克），粳米六合（9克）。上四味，以水一斗，煮米熟，湯成去滓，溫服一升，日三服。功用：清熱生津。主治：陽明氣分熱盛證。壯熱面赤，煩渴引飲，汗出惡熱，脈洪大有力；胃火亢盛的頭痛、鼻衄、牙痛、牙齦出血、消渴等證。

現代醫學常用於治療流行性B型腦炎、流行性出血熱、流行性腦脊髓膜炎、麻疹、肺熱、敗血症、中暑、糖尿病、鉤端螺旋體病、經閉、血崩、眼病、皮膚病、各種原因引起的高熱等。

2.黃連　黃芩：清熱燥濕，瀉火解毒

【配伍分析】 黃連大苦大寒，為瀉實火，解熱毒之要藥；黃芩苦寒，苦能燥濕，寒能清熱，為清瀉實火之常用藥物。二藥皆為苦寒之品，黃連長於瀉心胃實熱，止濕熱痢疾，黃芩善清肺火且行肌表，清大腸之熱，兩藥配對，以泄中、上二焦邪熱為見長，清熱燥濕，瀉火解毒之功益甚。另外，黃芩具涼血安胎之功，黃連有清熱止嘔之能，二藥相合，共奏清熱安胎之功。

【用藥經驗】 二味配伍，適用於①高熱煩躁，神昏譫語者。②濕熱中阻，氣機不暢，脘腹痞滿，噁心嘔吐者。③濕熱瀉痢，腹痛，裏急後重者。④癰腫疔瘡，腸風下血者。⑤妊娠惡阻或胎動不安者。

黃連常用3～9克；黃芩為6～12克。黃芩清熱多生用，安胎多炒用，清上焦熱多酒炙用。二藥配伍，與半夏、乾薑同用，可治濕熱中阻，痞滿嘔吐；與葛根同用，可治瀉痢身熱較甚者；與黃柏、梔子同用，可治癰腫疔瘡。然二藥配伍性苦寒，過服久服傷脾胃，脾胃虛寒者忌用。

【名方舉例】 黃連解毒湯（《外台秘要》）黃連三兩（9克），黃芩、黃柏各二兩（6克），梔子十四枚，擘（9克）上四味切，以水六升，煮取二升，分二服。功用：瀉火解毒。主治三焦火毒熱盛證。大熱煩躁，口燥咽乾，錯語不眠；或熱病吐血、衄血；或熱甚發斑，身熱下利，濕熱黃疸；外科癰瘍疔毒，小便黃赤，舌紅苔黃，脈數有力。

現代醫學常用於治療流行性腦脊髓膜炎、B型腦炎、鉤端螺旋體病、尿路感染、膽道感染、肺炎、腸炎、痢疾、敗血症、出血、丹毒、膿疱瘡等。

3. 生地　犀角：清熱解毒，涼血化斑

【配伍分析】 生地甘寒微苦，質潤多汁，長於滋陰清熱、涼血生津，兼有止血的功效；犀角苦酸鹹寒，入營入血，清心安神，為清解營分、血分熱毒的要藥，且清靈透發，寒而不遏。二藥配伍，共奏清熱解毒，涼血化斑之功。

【用藥經驗】 二藥配伍，適用於①熱病神昏，譫語，身熱口燥。②血熱妄行所致的吐血、衄血、便血及斑疹紫黑等症。

生地常用15～30克，犀角為0.5～3克，現代臨床醫家多用水牛角代替，一般為30～45克。二藥配伍，與芍藥、丹皮同用，可治邪熱深入血分，熱迫血溢或熱擾心營所致的出血、神昏譫語、斑疹紫暗等症；與玄參、麥冬、丹參、銀花同用，可治熱入營分證，症見身熱夜甚，神煩少寐，時有譫語，斑疹隱隱等。

然二藥配伍性寒涼而滋潤，陽虛失血，脾胃虛弱，舌質雖絳但苔白滑兼有濕邪之象者忌用。

【名方舉例】 犀角地黃湯（《備急千金要方》）犀角用水牛角代（30克），生地黃八兩（24克），芍藥三兩（12克），牡丹皮二兩（9克）。上藥四味，㕮咀，以水九升，煮取三升，分三服。功用：清熱解毒，涼血散瘀。主治：①熱入血分證。身熱譫語，斑色紫黑，舌絳

起刺，脈細數，或喜忘如狂，漱水不欲咽，大便色黑易解等。②熱傷血絡證。吐血，衄血，便血，尿血等，舌紅絳，脈數；疔瘡走黃。

現代醫學常用於治療急性白血病、敗血症、血小板減少性紫癜、過敏性紫癜、重症肝炎、尿毒症、流行性腦脊髓膜炎、流行性B型腦炎、流行性出血熱、丹毒、疔瘡、藥疹、蕁麻疹、出血性麻疹、內痔出血、肛裂等。

4.金銀花　連翹：清熱散結，解毒消腫

【配伍分析】 銀花性味甘寒，氣味芳香，功能清熱解毒，既可清風溫之熱又解血中之毒，性平穩而功顯著，偏於透上半身之熱；連翹苦寒清熱，輕清上浮，透達表裏，既長於清心火，解瘡毒，又能涼解上焦之風熱。二藥配伍，相須為用，輕清升浮宣散走於上，清氣涼血。金銀花配連翹，清熱解毒之功尤強，既透表，又清裏熱，表裏雙清，並能宣導經脈氣滯血凝以消腫散結止痛。

【用藥經驗】 二味配伍，適用於①外感風熱或溫病初起，身熱頭痛，咽痛口渴者。②瘡瘍、癰癤，有紅腫熱痛屬於「陽症」者。

金銀花常用15～30克，連翹為10～15克。二藥配伍，與薄荷、牛蒡子同用，可治外感風熱或溫病初起，發熱頭痛，口渴舌紅等症；與野菊花、天花粉同用，可治熱毒蘊結所致各種癰腫瘡癤。然二藥配伍性苦寒傷胃，脾胃虛寒及癰疽屬陰證者忌用。

【名方舉例】 銀翹散（《溫病條辨》）連翹一兩（15克），金銀花一兩（15克），苦桔梗六錢（6克），薄荷

六錢（6克），竹葉四錢（4克），生甘草五錢（5克），荊芥穗四錢（4克），淡豆豉五錢（5克），牛蒡子六錢（6克）。共杵為散，每服六錢（6克），鮮葦根湯煎，香氣大出，即取服，勿過煮。肺藥取輕清，過煮則味厚而入中焦也。病重者約二時一服，每日三服，夜一服；輕者三時一服，每日二服，夜一服；病不解者，作再服。功用：辛涼透表，清熱解毒。主治溫病初起。發熱無汗，或有汗不暢，微惡風寒，頭痛口渴，咳嗽咽痛，舌尖紅，苔薄白或微黃，脈浮數。

現代醫學常用於治療麻疹、水痘、感冒、流感、急性扁桃體炎、流腦、B腦、流行性腮腺炎、腸傷寒、肺癰、急性支氣管炎、肺炎、失音、急性胃炎、慢性胃炎、腎病綜合徵、丹毒、癰瘡、產後子宮肌內膜炎、暴發性風疹、眼瞼帶狀疱疹、麥粒腫等。

5.胡黃連　銀柴胡：清熱退蒸，散結除疳

【配伍分析】 二藥均屬性寒之品，歸肝、胃二經，具清虛熱、除疳熱之功。然銀柴胡味甘微寒，清熱涼血，善退虛熱而無苦燥之性，清中帶養，為治療肝胃不和引起的小兒疳熱的要藥；胡黃連味苦性寒，清熱燥濕，擅退虛熱且清濕熱，為治療腸胃濕熱而致的小兒疳熱的常用藥。二藥相須為用，共奏清熱退蒸，散結除疳之功。

【用藥經驗】 二味配伍，適用於①陰虛骨蒸，潮熱盜汗。②小兒疳熱。

銀柴胡常用3～10克，胡黃連為3～10克。二味配伍，與梔子、黃芩、黨參等同用，可治小兒疳積，發熱口

渴，腹大消瘦、目赤舌紅等肝疳之症；與黨參、山楂、白朮、使君子等健脾消食之品同用，可治小兒疳積發熱、消化不良、腹大消瘦伴胃腸濕熱症。然二藥配伍性寒，外感風寒，血虛無熱者忌用。

【名方舉例】 清骨散（《證治準繩》）銀柴胡一錢五分（5克），胡黃連、秦艽、鱉甲醋炙、地骨皮、青蒿、知母各一錢（各3克），甘草五分（2克），水二盅，煎八分，食遠服。功用：清虛熱，退骨蒸。主治虛勞發熱。骨蒸潮熱，或低熱日久不退，形體消瘦，唇紅顴赤，困倦盜汗，或口渴心煩，舌紅少苔，脈細數等。

現代醫學常用於治療肺結核、創傷發熱、產後發熱、不明原因發熱、小兒夏季熱等。

三、瀉下藥

1. 大黃　芒硝：瀉熱通便，攻下積滯

【配伍分析】 大黃苦寒蕩滌通下，力猛善行，瀉火涼血，攻積導滯，氣味重濁，直降下行，有斬關奪將之力；芒硝鹹苦而寒，其性降泄，瀉火軟堅，潤燥通便。二藥配伍，相須為用，瀉積滯，蕩熱結，共奏瀉熱通便，攻下積滯之功。

【用藥經驗】 二藥配伍，適用於①實熱積滯，大便秘結。②火邪上攻，咽痛口瘡，目赤腫痛。

大黃常用3～12克，入攻下劑宜生用；入湯劑宜後

下，或用開水泡服；芒硝為10～15克，沖入藥汁內或開水溶化後服。二味配伍，與厚朴、枳實同用，可治療熱結陽明，大便秘結、高熱不退、甚則神昏譫語者；與生地黃、玄參、麥冬同用，可治熱結傷陰，大腸燥結者；與黃芩、梔子同用，可治火邪上攻，目赤咽痛、牙齦腫痛；與升麻、枳實同用，可治小兒腸梗阻；與玄參、甘草同用，可治急性肺熱。然二藥配伍破積之力尤猛，孕婦、老人體虛津虧者忌用。

【名方舉例】 大承氣湯（《傷寒論》）大黃四兩，酒洗（12克），厚朴八兩，去皮，炙（24克），枳實五枚炙（12克），芒硝三合（6克）上四味，以水一斗，先煮二物，取五升，去滓，納大黃煮取二升，去滓，納芒硝，更上微火一兩沸，分溫再服。得下，餘勿服。功用：峻下熱結。主治：①陽明腑實證。大便不通，頻轉矢氣，脘腹痞滿，腹痛拒按，按之則硬，日晡潮熱，神昏譫語，手足濈然汗出，舌苔黃燥起刺或焦黑燥裂，脈沉實。②熱結旁流。下利清水，色純青，其氣臭穢，臍腹疼痛，按之堅硬有塊，口舌乾燥，脈滑數。③裏熱實證之熱厥、痙病或發狂。

現代醫學常用於治療腸梗阻、急性膽囊炎、膽石症、急性闌尾炎、急性胰腺炎、潰瘍病穿孔、便秘、細菌性痢疾、肝炎、肝昏迷、B型腦炎、流行性出血熱、傷寒及副傷寒、流感、破傷風、精神分裂症、肺炎、哮喘、肺心病、皮質醇增多症、泌尿系統結石、急性牙周炎、急性腎功能衰竭、原發性高血壓、腦出血、腦血栓、產後腹痛、痔瘡、蕁麻疹、急性鉛中毒、魚膽中毒、急重嘔吐、頭痛眩暈、癲癇、急性扁桃體炎、口瘡等。

2.火麻仁　鬱李仁：潤腸通便，降氣除滿

【配伍分析】 火麻仁滑利下行，走而不守，甘平益血，功專潤燥滑腸，通便瀉下；鬱李仁體潤滑降，下氣利水，行氣通便，善導大腸氣滯便結，燥澀不通。二藥相須為用，火麻仁偏走大腸血分，鬱李仁偏入大腸氣分。一氣一血，相互為用，氣血雙調，通便瀉下的力量增強。

【用藥經驗】 二藥配伍，適用於①熱性病後、產後、老年人、體虛者等，由於津液不足，津枯腸燥，大便秘結，排出困難等症。②習慣性便秘。

火麻仁常用10～15克；鬱李仁為6～10克。然二藥質潤多脂，性滑利，故脾虛便溏者及孕婦忌用。

【名方舉例】 施今墨方（《施今墨對藥臨床經驗集》）火麻仁15克，鬱李仁15克，瓜蔞30克，風化硝10克。水煎服，每日1劑。功用：潤腸通便。主治一青年女子，患大便秘結十餘年之久，每4～5天大便1次，糞便狀如羊屎。

現代醫學常用於治療老人與產後腸燥便秘、痔瘡便秘、習慣性便秘。

3.甘遂　大戟：瀉水逐飲，消腫散結

【配伍分析】 甘遂味苦降泄，性寒清熱，能通利二便，善行經隧脈絡之水濕，為峻下逐水之要藥，且外用散結消腫解毒；大戟苦寒瀉水逐飲，善瀉臟腑之水邪，散結消腫之功強於甘遂。二藥配伍，攻逐水飲之力更猛，消

腫散結之效更捷。

【用藥經驗】 二藥配伍，適用於①水腫脹滿，二便不利；②痰飲積聚，風痰癲癇；③癰腫瘡毒。

甘遂常為1.5～3克，醋製可減低毒性；大戟為1.5～3克。二味配伍，與芫水、大棗同用可治療水飲內停，胸脇積水、咳嗽痰唾、胸脇隱痛；與白芥子、瓜蔞同用可治療痰涎停積胸膈、脇肋隱痛以及痰迷心竅所致的癲癇發狂；與大黃、檳榔同用，可增強瀉水通便之效，治療濕熱相兼，通身腫滿、喘急、二便不通；與海藻等軟堅積藥外用，可治療急性乳腺炎、骨質增生、鶴膝風等病。然二藥配伍，性猛有毒，易傷正氣，應中病即止，體虛脾弱及孕婦不可服用。

【名方舉例】 十棗湯（《傷寒論》）芫花熬、甘遂、大戟各等份。分別搗為散。以水一升半，先煮大棗肥者十枚，取八合去渣，納藥末。強人服一錢匕（2克），羸入服半錢（1克），溫服之，平旦服。若下後病不除者，明日更服，加半錢。得快下利後，糜粥自養。

功用：攻逐水飲。

主治：①懸飲。咳唾胸脇引痛，心下痞硬，乾嘔短氣，頭痛目眩，或胸背掣痛不得息，舌苔滑，脈沉弦。②水腫。一身悉腫，尤以身半以下為重，腹脹喘滿，二便不利。

現代醫學常用於治療急性滲出性胸膜炎、肝硬化腹水、晚期血吸蟲病腹水、急性及慢性腎炎水腫等。

四、祛風濕藥

1.獨活　桑寄生：祛風除濕，通痹止痛

【配伍分析】 獨活辛苦微溫，氣芳香，性走竄，搜風祛濕，為療風濕痹痛之要藥；桑寄生苦甘而性平，既能祛風濕，調血脈，又能補肝腎，舒筋骨。二藥配伍，擅入足少陰腎經，能益腎壯骨，祛風除濕，通痹止痛，具有扶正祛邪，標本兼顧之優點。

【用藥經驗】 二藥配伍，適用於①痹證日久，肝腎兩虛：症見腰膝酸痛，風邪偏勝，拘攣制痛，游走不定者。②新產之後，腰腳攣痛。

獨活常用10～15克；桑寄生為10～15克。二味配伍，與牛膝、白芍等補肝腎藥同用，可治療急性感染性多發性神經炎；與川烏、白花蛇等搜風通絡藥品同用，可治療類風濕性關節炎。然二藥相伍辛香苦燥，易耗傷陰液，故素體陰虛及血燥者慎用。

【名方舉例】 獨活寄生湯（《備急千金要方》）獨活三兩（9克）桑寄生、杜仲、牛膝、細辛、秦艽、茯苓、桂心、防風、川芎、人參、甘草、當歸、芍藥、乾地黃各二兩（各6克）。上藥㕮咀，以水一斗，煮取三升，分三服，溫身勿令冷也。功用：祛風濕，止痹痛，益肝腎，補氣血。主治痹證日久，肝腎兩虛，氣血不足證。腰膝酸痛，肢節屈伸不利，或麻木不仁，畏寒喜溫，心悸氣短，舌淡苔白，脈細弱。

現代醫學常用於治療坐骨神經痛、腰背或四肢的慢性勞損、關節痛、骨關節炎、類風濕性關節炎、強直性脊柱炎、腰椎骨質增生、脊髓灰質炎、顳頜關節紊亂綜合徵、下肢橡皮腫、輸精管結紮術後的痛性結節等。

2.防己　秦艽：祛風利濕，通絡止痛

【配伍分析】 防己苦寒泄降，利水清熱，善瀉下焦血分濕熱，為利水祛風，通絡止痛的要藥；秦艽辛散苦泄，長於祛風勝濕，舒筋和血，且能清濕熱，無傷陰耗血之弊，故稱為「風藥中的潤劑」。二藥相伍，防己佐秦艽疏泄濕熱，增強其清濕熱，散熱結，舒筋絡，利關節之功。

【用藥經驗】 二藥配伍，適用於①風寒濕邪為患，腰腿肌肉拘攣疼痛，關節腫脹不利，或兼發熱，或兼小便不利等濕熱痹證。②濕熱黃疸之濕偏勝者。

防己常用5～10克；秦艽為6～12克。二藥配伍，與赤芍、丹皮、絡石藤同用，可治熱痹；與桑寄生、獨活、杜仲同用，可治痹證日久，肝腎兩虧，氣血不足，關節屈伸不利者。然二藥苦寒，易傷胃氣，故脾胃素虛、陰虛，無濕熱者應慎用。

【名方舉例】 甘遂烏頭湯（《北京中醫》1988，（6）：33）甘遂2克（研末清晨空腹米湯送下）獨活、秦艽、伸筋草、烏梢蛇各20克，漢防己15克，黃耆、白芍各30克，製川烏、麻黃各10克，雞血藤25克，大棗5枚。隨證加減，每日1劑，水煎服，1～3個月為1個療程。功用：祛風利濕，通絡止痛。主治類風濕關節炎。

3.威靈仙　五加皮：祛風通絡，除濕消腫

【配伍分析】 威靈仙辛散溫通，其性善走，能通十二經，祛風濕，止痹痛作用較強；五加皮辛散苦泄溫通，主入肝腎經，既能外散風寒濕之邪，通絡止痛，又能溫補肝腎陽氣，強健筋骨，利水消腫。

二藥配伍，散中兼利，通中寓補，共奏祛風通絡，除濕消腫之功。

【用藥經驗】 二藥配伍，適用於①肝腎虧損、筋骨拘攣者。②風濕日久之骨痹。

威靈仙常用6～9克，五加皮為5～10克。二藥配伍，與雞血藤、川芎、杜仲、當歸浸酒，服用後可治肥大性腰椎炎；與牛膝、防風、獨活、桑寄生同用，可治腰椎管狹窄症。然二藥辛散苦溫，肝陽上亢者、陰虛火旺者忌用。

【名方舉例】 高建立方（《中醫藥研究》1995，（5）：20）威靈仙15克，五加皮15克，黃耆50克，何首烏30克，雞血藤、川芎各20克，地龍9克，赤芍藥15克，補骨脂10克，煅自然銅6克，甘草6克。

功用：祛風除濕，強筋壯骨。

主治：骨痹。

現代醫學常用於治療風濕性關節炎、類風濕性關節炎、坐骨神經痛等。

五、芳香化濕藥

1.藿香　佩蘭：解暑化濕，和中止嘔

【配伍分析】 藿香芳香而不燥烈，溫煦而不偏於燥熱，外可開肌腠，透毛竅，散表邪，內能化濕濁，醒脾胃，辟穢惡，為和中止嘔之要藥；佩蘭氣香辛平，其醒脾化濕之功較強，並有一定的利水作用，歷來被推為治脾癉口疳的要藥。二藥配伍，相須為用，芳香化濕，清熱祛暑，和胃止嘔，醒脾增食之功益顯。

【用藥經驗】 二藥配伍，適用於①暑濕、濕溫初起而見身重倦怠，惡寒發熱，脘痞不舒，舌苔黏膩等。②濕濁中阻所致的胸脘痞滿，嘔惡苔膩之證。

藿香常用6～12克，鮮者15～30克，不宜久煎；佩蘭為6～12克，鮮者15～30克，不宜久煎。二藥配伍，與厚朴、半夏、荷葉同用，可治頭脹胸悶，發熱惡寒，嘔惡苔膩之暑濕表證；與半夏、黃芩、滑石等清熱化濕之品同用，可治療濕溫初起之身熱倦怠，脘痞口膩，溺赤苔黃者；與薄荷、蒼朮、茯苓、三顆針同用，可治療急性胃炎；與白朮、扁豆、茯苓、薏苡仁、滑石同用可治療暑邪挾濕，傷及脾胃而致的腹瀉。然二藥均屬利濕之品，陰虛不足者忌用。

【名方舉例】 趙紹琴經驗方（《遼寧中醫雜誌》1989，(8)：1）藿香、佩蘭、蘇葉、葛根各10克，黃連6克，黃芩、半夏、大腹皮、焦三仙各10克，草豆蔻3

克。功用：解暑化濕，清熱止痢。主治暑月痢疾而見寒熱頭痛，周身酸楚，腹痛不適，泄瀉不爽，甚或便下膿血，屢獲佳效。

現代醫學常用於治療急性胃腸炎、胃腸型感冒、細菌性痢疾。

2.砂仁 草果：溫中化濕，行氣和胃

【配伍分析】 砂仁與草果，味辛性溫，同屬芳香化濕之品。砂仁芳香氣濃，既能化濕醒脾，又善行脾胃氣滯，為化濕醒脾，行氣和胃之良藥；草果溫燥辛烈，既能溫中散寒，燥濕化痰，又能消積除脹。二藥合用，起協同作用，具有較強的化濕濁、溫脾陽、和胃氣之功。

【用藥經驗】 二藥配伍，適用於①濕阻中焦，食積氣滯，腹脹腹瀉。②脾寒泄瀉。

砂仁常用3～6克，後下或研末沖服，草果為3～6克。二藥配伍，與蒼朮、陳皮、厚朴、半夏同用，可治療寒濕內伏，脾胃氣滯引起的脘腹脹滿疼痛，嘔吐瀉痢，舌苔濁膩者；與木香、枳實、白朮同用，可治療食積氣滯；與黨參、茯苓、木香同用，可治療脾虛氣滯；與附子、乾薑、白朮同用，可治療寒邪犯中，脾胃失和所致的脘腹冷痛、嘔吐泄瀉之證。然砂仁與草果皆芳香化濕之品，易耗氣傷陰，故氣虛、陰虛者不宜使用。

【名方舉例】 治傷乳食方（《本草匯言》）砂仁、草果、蒼朮、乾葛根、陳皮、茯苓、生薑各3克。水煎，分2次服。功用：醒脾和胃，行氣化濕。主治：小兒傷乳食油膩瓜果、成年人傷酒麵乳茶等物。

3.厚朴　白蔻仁：燥濕行氣，溫中止嘔

【配伍分析】 厚朴苦燥辛散，既可燥濕化痰，又能消積除滿，長於燥濕行氣；白蔻仁辛散行氣，性溫祛寒，具有散中寒、止嘔吐作用，長於化濕行氣。二藥配伍，厚朴得白蔻仁之辛溫之性燥濕行氣之功更強；白蔻仁得厚朴之苦溫之性溫中止嘔之能尤盛。

【用藥經驗】 二藥配伍，適用於①濕溫初起，胸腹脹悶。②胃寒嘔吐。

厚朴常用3～10克，白蔻仁為3～6克，入湯劑宜後下。二藥配伍，與蒼朮、陳皮同用，可治療濕濁中阻，脾胃氣滯所致的脘腹脹滿、不思飲食、舌苔厚膩諸證；與薏苡仁、杏仁、半夏同用，可治療濕溫初起，濕重熱輕而見胸悶不饑，脘痞口膩，舌苔厚濁者；與藿香半夏等同用，可治療胃寒嘔吐。然二藥配伍，辛散溫通，濕溫以熱重濕輕者慎用。

【名方舉例】 藿朴夏苓湯（《醫原》）藿香10克，厚朴6克，杏仁12克、白蔻仁6克，生薏苡仁1 8克，半夏10克，茯苓9克，豬苓9克，澤瀉9克，淡豆豉6克，水煎服，每日2次。

功用：解表化濕。主治濕溫初起，身熱惡寒，肢體倦怠，胸悶口膩，舌苔薄白、脈濡數。

現代醫學常用於治療夏暑感冒、急性胃腸炎。

六、利水滲濕藥

1.茯苓　澤瀉：健脾利水，清熱利濕

【配伍分析】 茯苓甘淡而平，甘能補脾，淡能滲泄，既可祛邪，又可扶正，補而不膩，利而不猛，為利水消腫之要藥；澤瀉甘淡而寒，淡能滲濕，寒能清熱，既能清利下焦濕熱，又能清瀉腎經之火，為利水去濕泄熱的常藥。二藥配伍，澤瀉得茯苓，利水而無傷脾氣，茯苓得澤瀉，利水除濕之功倍增。二藥合用，脾運濕化，水道通調，清熱利水之效頗佳。

【用藥經驗】 二藥配伍，適用於①水腫泄瀉，痰飲眩暈。②膀胱濕熱，淋濁帶下。

茯苓常用10～30克，澤瀉為9～15克。二藥配伍，與白朮、陳皮、厚朴同用，可治療水濕泄瀉；與豬苓、白朮同用，可治療水腫脹滿，小便不利；與白朮、陳皮同用，可治療痰飲內停所致的眩暈；與黃柏、車前子、椿根皮同用，可治療濕熱下注，帶下黃稠；與木通、滑石、白茅根、土茯苓同用，可治療膀胱濕熱，淋濁澀痛。然二藥為滲利之品，易耗傷津液，陰虧津少、腎虛遺精遺尿者應慎用或忌用。

【名方舉例】 五苓散（《傷寒論》）豬苓十八銖（9克）去皮，澤瀉一兩六銖（15克），白朮十八銖（9克），茯苓十八銖（9克），桂枝半兩（6克）去皮。搗為散，以白飲和服方寸七（6克），每日3服，多飲暖

水，汗出癒，如法將息。功用：利水滲濕，溫陽化氣。主治：①蓄水證。小便不利，頭痛微熱，煩渴欲飲，甚則水入即吐，舌苔白，脈浮。②水濕內停。水腫，泄瀉，小便不利，以及霍亂等。③痰飲。臍下動悸，吐涎沫而頭眩，或短氣而咳者。

現代醫學常用於治療腎炎、肝硬化所引起的水腫、急性腸炎、尿瀦留、腦積水、腦水腫、耳源性眩暈等屬水濕內盛者。

2.滑石　海金沙：清熱利濕，通淋止痛

【配伍分析】 滑石性寒而滑，寒能清熱，滑能利竅，主歸膀胱經，善於清瀉膀胱之熱結而通利水道，且能清氣分濕熱，而利水通淋；海金沙甘鹹而寒，其性沉降，善瀉小腸、膀胱血分濕熱，有清熱利水，通淋止痛之功。二藥配伍，氣血兩清，共奏清熱利濕，通淋止痛之功。

【用藥經驗】 二藥配伍，適用於①淋病尿閉，淋瀝澀病。②小便不利，水腫。

滑石常用10～20克；海金沙為6～12克。二藥均用布包煎為宜。二藥配伍，與冬葵子、車前子、通草同用，可治熱結膀胱，小便不利，熱淋石淋等症；與金錢草、木通等藥同用，可治石淋尿血；與甘遂、牽牛子同用，可治療脾濕太過，小便不利，全身水腫，對濕熱腫滿最為相宜。然滑石與海金沙均為沉寒滑利之品，內無濕熱、陰虛證，小便清長者不宜使用，孕婦忌用。

【名方舉例】 二神散（《仁齋直指》卷十六）海金

沙七錢半（16克），滑石半兩（16克），為細末。每服二錢半（6克），多用木通、燈芯、麥門冬草，水煎服，入蜜調下。功用：利水通淋。主治：諸淋急痛。

現代醫學常用於治療膀胱炎、尿道炎、泌尿系結石、急性腎盂腎炎等。

3.萹蓄　瞿麥：利尿通淋，清熱止痛

【配伍分析】 萹蓄苦寒沉降，善走氣分，專清膀胱之濕熱，有利尿通淋止痛之功；瞿麥苦寒力猛，善走血分，專清心與小腸之火，既能利水通淋，又能散瘀滯而通血脈。二藥配伍共奏利尿通淋，清熱止痛之功。

【用藥經驗】 二藥配伍，適用於①熱淋、血淋，小便短赤。②瘀滯經閉發熱者。

萹蓄常用10～30克，瞿麥為10～30克。二藥配伍，與滑石、木通同用，可治療熱淋澀痛；與生地、小薊、白茅根涼血止血藥同用，可治血淋；與金錢草、海金沙同用，可治療膏淋混濁者；與丹參、益母草、桃仁等藥同用，可治療氣血瘀滯，經閉不通者。然二藥配伍，苦寒通利，脾氣虛弱者及孕婦忌用。

【名方舉例】 八正散（《太平惠民和劑局方》）車前子、瞿麥、萹蓄、滑石、山梔子仁、甘草炙、木通、大黃麵裹煨，去麵，切，焙，各一斤（各500克）上為散，每服二錢（6克），水一盞，入燈芯，煎至七分，去滓，溫服，食後，臨臥。小兒量力少少與之。功用：清熱瀉火，利水通淋。主治：濕熱淋證。尿頻尿急，溺時澀痛，淋瀝不暢，尿色渾赤，甚至癃閉不通，小腹急滿，

口燥咽乾，舌苔黃膩，脈滑數。

現代醫學常用於治療膀胱炎、尿道炎、泌尿系結石、急性腎盂腎炎或腎炎等屬於濕熱證型者。

七、溫裏藥

1.附子　花椒：通陽散寒，溫中止痛

【配伍分析】附子、花椒同為辛熱之品，有溫裏散寒之功。附子辛溫大熱，善入腎經而溫陽氣，內逐寒濕而止痛，其散寒止痛之力較峻；花椒味辛性熱，善走中焦而散寒邪，溫中止痛，暖脾止瀉作用較強。二藥配伍，脾腎同治，相輔相助，通陽散寒，溫中止痛之力極強。

【用藥經驗】二藥配伍，適用於①脾腎陽虛的脘腹冷痛，下利清穀、四肢厥冷者。②寒邪直中之胃痛暴作。③風癬。

附子常用6克，入湯劑應先煎30～60分鐘以減弱其毒性；花椒為6克。二藥配伍，與黨參、乾薑同用，可治療脾胃虛寒，脘腹冷痛；與蒼朮、陳皮、木香同用，可治療脾腎陽虛的泄瀉。然二藥辛熱性燥，凡熱證、陰虛火旺、孕婦皆忌用。

【名方舉例】椒附散（《普濟本事方》）炮大附子（去皮臍，末之）2錢（6克），好川椒20粒（6克），用白麵填滿，加水1盞半、生薑7片同煎至七分，去椒入鹽，空腹服。功用：溫陽散寒止痛。主治：腎氣（指腎

中寒氣）上攻，項背不能轉側。

現代醫學可用於治療慢性腸炎、慢性痢疾以及性功能減退、男子不育等。

2.附子　細辛：溫陽蠲飲，散寒止痛

【配伍分析】 附子辛溫大熱，其性善走，為通行十二經純陽之要藥。功具溫裏扶陽，散寒滯，通經脈，偏散裏寒；細辛芳香最烈，味辛性溫，偏散表寒，內祛陰凝，溫通腎氣，宣通諸竅。二藥配伍，溫通宣散，徹表入膀胱經，徹裏入腎經，表裏內外兼顧，在內則附子溫之，細辛托之散之；在外則細辛疏之，附子鼓之助之，性則善走通行，共奏溫陽氣、散寒凝、蠲痰飲之功。

【用藥經驗】 二藥配伍，適用於①寒傷內外而見形寒怯冷，頭痛身痛，骨節酸痛。②陽虛寒痰水飲之咳喘。③腎陽不足，寒凝胞宮之痛經、閉經、不孕。

附子常用9克（宜久煎），細辛為3克。二藥配伍，與麻黃、杏仁同用，可治療陽虛外寒引起的惡寒發熱、咳嗽；與乾薑、桂枝、半夏、炙甘草同用，可治療陽虛寒痰水飲咳喘；與枳實、瓜蔞同用，可治療陽虛陰寒阻遏，胸悶胸痹，脈遲。然二藥配伍，辛溫大熱，陰虛陽盛，真熱假寒，肺熱咳嗽及孕婦忌用。

【名方舉例】 麻黃附子細辛湯（《傷寒論》）麻黃二兩（6克），附子1枚，細辛二兩（6克）。水煎，分3次服。功用：溫經助陽，解表散寒。主治：素體陽虛，外感風寒，無汗惡寒，發熱，倦臥，苔白，脈沉。亦治腎咳及寒厥頭痛。

現代醫學常用於治療虛人感冒、咽痛、失音、慢性支氣管炎、支氣管哮喘、病態竇房結綜合徵、心房顫動、冠心病心絞痛、風濕性脊柱炎、急性腎炎、腎絞痛、頭痛、面神經炎、三叉神經痛、嗜睡症、無汗症、腰腿痛、瘰癧、脫疽、蕁麻疹、克山病、過敏性鼻炎等。

3.乾薑　高良薑：溫脾散寒，暖胃止痛

【配伍分析】乾薑、高良薑皆為辛熱之品，均長於溫中散寒。但乾薑味辛性熱，祛寒力較強，偏重於溫脾祛寒；高良薑味辛性大熱，氣芳香，止痛作用較大，偏重於溫胃止痛。二藥配伍，相須為用，既可發揮協同作用，又各展所長，發揮脾胃兼治之效，增強溫脾散寒和暖胃止痛之功。

【用藥經驗】二藥配伍，適用於脾胃寒證（實寒、虛寒）之脘腹冷痛，噁心嘔吐，大便稀溏、脈遲等證。

乾薑常用6～9克，高良薑為6～9克。二藥配伍，與香附、厚朴同用，可治療脘腹冷痛，嘔吐泄瀉；與半夏、丁香同用，可治胃寒氣逆，嘔吐清水等；與黨參、白朮同用，可治脾胃虛寒，脘腹冷痛、嘔吐泄瀉。然二藥辛熱性燥，胃火嘔吐，心虛作痛，實熱、虛熱明顯者均忌用，婦人妊娠期不宜服。

【名方舉例】二薑丸（《太平惠民和劑局方》）乾薑（炮）、高良薑（去蘆頭）各等份共為細末，麵糊為丸，如梧桐子大。每服15丸至20丸，食後橘皮湯送下。功用：養脾溫胃，祛寒消痰，寬胸下氣。主治：冷氣腹痛。現代醫學常用於治療慢性胃炎、潰瘍病、肋間神經痛等。

4.乾薑　丁香：溫中健脾，順氣降逆

【配伍分析】 乾薑味辛性熱，辛散溫通，逐寒溫經發表，健脾燥濕，化痰止嘔；丁香味辛性溫，既能暖脾胃，快氣機而散寒止痛，又能溫腎助陽，降濁氣之上逆。二藥配伍，辛散溫通，溫中健脾，順氣降逆。

【用藥經驗】 二藥配伍，適用於①脾胃陽虛，氣逆不順，呃逆嘔吐等症。②寒客脾胃，脘腹疼痛、腸鳴泄瀉等。

乾薑常用3克，木香為3克。二藥配伍，與肉桂、木香、茯苓同用，可治脾胃虛寒，瀉痢清穀；與五倍子、吳茱萸共研細末，取9～15克，用75%酒精或65度白酒調成糊狀，敷於患兒臍部，上覆蓋塑膠布，用膠布固定，每日換1次，連用1～3次，可治小兒腹瀉；與附子、肉桂、巴戟天同用，可治腎陽不足所致的陽痿、陰冷、寒濕帶下；與白朮、砂仁同用，可治脾胃虛寒，食少吐瀉。然二藥辛溫性燥，有傷陰助火之弊，對熱病、陰虛內熱、孕婦等不宜使用。

【名方舉例】 桂苓丸（《三因極一病證方論》）肉桂6克，乾薑6克，丁香3克，附子3克，肉豆蔻9克。水煎，每日2服。

功用：溫中健脾，主治：脾胃虛寒所致的脘腹疼痛，瀉痢清穀等證。

現代醫學常用於治療胃及十二指腸潰瘍、慢性腸炎、消化道出血、心力衰竭、痢疾等。

5.吳茱萸　小茴香：疏肝和胃，祛寒止痛

【配伍分析】 吳茱萸味辛而苦，芳香燥烈，長於溫肝暖胃而善解肝經之鬱滯，且入腎經而暖胞宮、散寒止痛；小茴香味辛性溫，長於理氣和胃，且具溫腎祛寒，疏肝理氣之能。二藥配伍，共奏疏肝和胃，祛寒止痛之功。

【用藥經驗】 二藥配伍，適用於①脘腹冷痛，寒疝腹痛。②肝胃不和，脇痛嘔吐。

吳茱萸常用1.5～5克，小茴香為3～8克。二藥配伍，與肉桂、沉香、烏藥同用，可治陰寒腹痛、疝氣；與黨參、生薑同用，可治肝胃虛寒，濁陰上逆之頭痛或胃痛而見嘔吐涎沫；與生薑、半夏同用，可治肝胃不和所致的脇痛嘔吐。然二藥辛溫助火，熱證、陰虛火旺者忌用。

【名方舉例】 導氣湯（《沈氏尊生書》）川楝子12克，木香9克，小茴香6克，吳茱萸3克。水煎服。

功用：行氣疏肝，散寒止痛。

主治：寒疝疼痛，少腹脹痛，苔薄白，脈弦。

現代醫學常用於治療腹股溝斜疝、慢性睾丸炎、副睾丸炎、鞘膜積液、跌打損傷、胃痛、痛經等。

八、理氣藥

1.陳皮　大腹皮：健脾燥濕，下氣寬中

【配伍分析】陳皮辛散苦降，溫和不峻，芳香醒脾，長於健脾燥濕，和胃止嘔，調中快膈；大腹皮味辛微溫，中入脾胃而下氣寬中，下入小腸而利水消腫。二藥配伍，共奏行氣滯、化水濕、健脾寬中之功。

【用藥經驗】二藥配伍，適用於①脘腹脹滿，大便不爽。②周身浮腫，小便不利。

陳皮常用10克；大腹皮為10克。二藥配伍，與厚朴、藿香同用，可治濕阻氣滯，脘腹脹滿，大便不爽；與茯苓皮、桑白皮同用，可治脾失健運，水濕外溢，周身浮腫，小便不利以及妊娠水腫；與山楂、麥芽、枳殼同用，可治食積氣滯之脘腹痞脹，噯氣吞酸，大便秘結或瀉而不爽。然二藥辛溫且苦，內有實熱及舌赤少津者不宜使用。

【名方舉例】七皮散（《濟生方》）陳皮、生薑皮大腹皮、茯苓皮、青皮、甘草皮各等份（各9克）。上為粗末，每服三錢（9克），水一盞半，煎至八分，去滓，不計時候溫服，忌生冷油膩硬物。

功用：利水消腫，理氣健脾。主治：皮水，一身悉腫，肢體沉重，心腹脹滿，上氣喘急，小便不利，以及妊娠水腫等，苔白膩，脈沉緩。現代醫學常用於治療腎炎水腫、心源性水腫、妊娠水腫等屬脾虛濕盛者。

2.陳皮　木香：理氣化濕，調中止痛

【配伍分析】陳皮辛散溫通苦降，長於理氣調中，燥濕化痰；木香辛散溫通苦泄，善行脾胃氣滯，有調中宣滯，行氣止痛之功。

二藥配伍，陳皮得木香，理氣化濕之效尤顯；木香得陳皮，調中止痛之功更強，共奏行氣寬中，健脾開胃，燥濕除滿之功。

【用藥經驗】二藥配伍，適用於①脾胃氣滯，脘腹脹滿；②脾胃濕困，嘔吐腹瀉。

陳皮常用9～12克，木香為3～10克。二藥配伍，與砂仁、枳實同用，可治脘腹脹滿或疼痛，食少吐瀉；與厚朴、生薑同用，可治脾胃氣滯所致脘腹脹痛，噁心嘔吐，不思飲食；與檳榔、秦皮同用，可治氣痢腹痛。然二藥均為辛散苦燥之品，濕能助熱，故氣虛，陰虧者慎用，孕婦忌用。

【名方舉例】木香順氣丸（《證治準繩》）木香30克，陳皮30克，枳殼30克，香附30克，檳榔30克，蒼朮30克，砂仁30克，厚朴30克，青皮30克，甘草15克。上藥研末，為丸，每服9克，溫開水送下，每日服2次；亦可作湯劑，水煎服，用量按原方比例酌情增減。功用：理氣化濕，消食除脹。主治：氣滯不舒，胸膈痞滿，兩脇脹痛，飲食無味及停食積聚等，苔薄白膩，脈弦細。

現代醫學常用於治療胃腸神經官能症、消化不良、不完全性腸梗阻、慢性肝炎、早期肝硬化、腹部手術後腸麻痹、腸脹氣等。

3.香附　烏藥：理氣散鬱，和血止痛

【配伍分析】 香附味辛能散，微苦能降，微甘能和，性平不寒，芳香走竄，善行血分，為理氣解鬱，調經止痛之要藥；烏藥辛開溫散，善行氣分，溫腎散寒，行氣止痛，二藥配伍，一氣一血，一肝一腎，相須為用，氣血兼治，理氣散鬱，和血止痛之效顯著。

【用藥經驗】 二藥配伍，適用於①下焦乍寒乍痛，腹脹腸鳴，腹瀉諸證。②肝炎症見午後腹脹者，痢疾症見裏急重者。③婦女經期或產後，小腹疼痛屬氣血不和者。

香附常用6～12克，烏藥為3～10克。二藥配伍，與全瓜蔞、沒藥、當歸、皂角刺、鬱金同用，可治療經期乳房作脹，結核腫硬等；與砂仁、木香、玄胡、甘草同用，可治療沾黏性腸梗阻；與木瓜、威靈仙、當歸、牛膝、雞血藤等藥同用，可治療乾性坐骨神經炎。然二藥皆辛溫之品，易耗氣傷陰，若已見氣虛或氣鬱化火之象，則當慎用。

【名方舉例】 四製香附丸（《萬氏女科》卷一）香附一斤（杵，分四製：酒、醋、鹽水、童便各浸三日，焙，研），烏藥八兩，為末，醋糊為丸，白湯送下。功用：理氣散鬱，調經止痛。主治：因抑鬱而致經閉者。

現代醫學常用於治療月經不調、痛經、經前期緊張綜合徵、乳腺增生症、脇痛、帶下病等。

4.香附　木香：行氣活血，調經止痛

【配伍分析】 香附苦辛平，功專疏肝理氣，調經止

痛，既能行氣，又能活血，為氣中血藥及婦科要藥；木香辛苦溫，功擅行氣止痛，且溫中，偏於氣分。二者伍用，相須為用，使行氣止痛，活血調經之功加強。

【用藥經驗】二藥配伍，適用於①胃腸氣滯，胃脘作痛，腹中腸鳴。②肝鬱氣滯之痛經，以經前少腹脹痛，脹甚於痛為特徵。

香附常用6～10克，木香為6～10克。二藥配伍，與檳榔同用，可治療食積氣滯，脘腹滿悶，大便秘結等症；與乾薑、薑半夏同用，可治療胃寒作痛，噯氣，胸悶，嘔吐清水等症；與川芎、柴胡、鬱金同用，可治療神經官能症；與柴胡、當歸、瓜蔞同用，可治療乳房結塊，經前作痛。然香附與木香均為辛溫之品，木香溫燥之性較香附為甚，故陰虛火旺，有動血出血傾向者忌用。

【名方舉例】加味烏藥湯（《濟陰綱目》）烏藥、木香、縮砂、延胡索各一兩（各10克），香附炒，去毛二兩（10克），甘草一兩半（5克）。細銼，每服七錢（20克），水一盞半，生薑三片，煎至七分，不拘時溫服。功用：行氣活血，調經止痛。主治：痛經，月經前或月經初行時，少腹脹痛，脹甚於痛，或連胸脇乳房脹痛，舌淡，苔薄白，脈弦緊。

現代醫學常用於治療痛經、月經不調、經前期綜合徵、慢性盆腔炎、乳腺增生、慢性肝炎、慢性胃炎等。

5.烏藥　川楝子：行氣疏肝，散寒止痛

【配伍分析】烏藥辛開溫散，上走肺脾，長於宣暢氣機，下入腎經而溫腎散寒止痛；川楝子味苦性寒，入

肝經，有疏肝行氣，清火止痛之功。入膀胱經，清濕熱，利小便。二藥合用，氣行寒散，熱清痛止，肝腎同治，共奏行氣疏肝，散寒止痛之功。

【用藥經驗】 二藥配伍，適用於①肝胃不和，胸脇脹痛。②寒疝、痛經。

烏藥常用3～10克，川楝子為3～10克。二藥配伍，與檳榔、沉香同用，可治療七情鬱結，復感寒邪，胸脇脹痛；與小茴香、青皮、木香同用，可治療寒疝痛牽引睾丸者；與當歸、香附同用，可治經行腹痛。然川楝子有毒，肝功能不良尤當慎用。

【名方舉例】 天臺烏藥散（《醫學發明》）天臺烏藥（12克）、木香（6克）、小茴香（6克）、青皮（6克）、高良薑（9克）各半兩，檳榔二個（9克），川楝子十個（12克），巴豆七十粒（12克）。上八味，先將巴豆微打破，同川楝子用麩炒黑，去巴豆及麩皮不用，合餘藥共研為末，和勻，每服一錢（3克），溫酒送下。功用：行氣疏肝，散寒止痛。主治：小腸疝氣，少腹引控睾丸而痛，偏墜腫脹，或少腹疼痛，舌淡苔白，脈弦。

現代醫學常用於治療腹股溝斜疝、慢性副睾丸炎及睾丸炎、帶下病、脘腹痛、醫學積痛、痛經等。

6.烏藥　沉香：降逆行滯，醒脾散寒

【配伍分析】 烏藥辛溫開通，上走脾肺而順氣降逆，散寒止痛，下達腎與膀胱而溫下元，調下焦冷氣，既能通理上下諸氣，理氣散寒，行氣止痛，又溫下元逐寒而縮便；沉香辛苦芳香功專行散，能醒脾開胃，祛濕化

濁，行氣止痛，且本品質地沉重，落水不浮，性專下降，可直達下焦，入於腎經，以引上逆之氣歸於下。二藥配伍，同走氣分，共奏降逆行滯，醒脾散寒之功。

【用藥經驗】 二藥配伍，適用於①下元虛寒，氣逆於上引起的咳喘。②脾虛腹脹，胸悶氣短，嘔吐等症。③精神抑鬱所致的腹滿胸悶，噫氣頻作，體倦乏力等症。

烏藥常用3～10克，沉香為1～3克。入湯劑宜後下，或磨汁、銼末。二藥配伍，與檳榔、木香同用，可治療陰寒內盛、真陽衰微、手足厥冷，臍腹冷痛；與附子、肉桂、補骨脂同用，可治下元虛冷，腎不納氣之虛喘；與白豆蔻、丁香同用，可治療胃寒嘔吐呃逆。然二藥辛苦、有耗氣之弊，不宜大量久服，氣血虛而有內熱者不宜服用。

【名方舉例】 四磨湯（《濟生方》）人參6克，檳榔9克，沉香6克，天臺烏藥6克。四藥各濃磨水，和作七分盞，煎三五沸，放溫服。

功用：行氣降逆，寬胸散結。

主治：肝氣鬱結證。胸膈脹悶，上氣喘急，心下痞滿，不思飲食。

現代醫學常用於治療哮喘、胎糞性腸梗阻、呃逆、胃痛、梅核氣、外科消化道手術後腹脹、婦產科盆腔手術後腹脹等。

九、消食藥

1.萊菔子　神麴：消食和胃，行滯除脹

【配伍分析】萊菔子味辛甘性平，功擅消食化積，除脹行滯，且有降氣消痰，止咳平喘之能，長於消穀麵之積；神麴味辛甘性溫，消食和胃，健脾助運，善化酒食陳腐之積。二藥配伍，同氣相求，食積得消，胃氣得和，痰消濕化，共奏消食和胃，行滯除脹之功。

【用藥經驗】二藥配伍，適用於食積氣滯，脘腹脹滿，噯腐吞酸，嘔吐泄瀉者。

萊菔子常用6～10克，神麴為6～15克。二藥配伍，與山楂、半夏、茯苓同用，可治療食積氣滯，脘腹脹滿，噯腐吞酸；與白芍、木香、大黃同用，可治療腹痛泄瀉，瀉而不暢。然二藥配伍，萊菔子能耗氣，對因久病致體虛氣弱之症，尤其是臟腑器質性病變所致體虛氣弱者慎用。

【名方舉例】保和丸（《丹溪心法》）山楂六兩（18克），神麴二兩（6克），半夏、茯苓各三兩（各9克），陳皮、連翹、蘿蔔子各一兩（6克）。上為末，炊餅，丸如梧桐子大，每服七八十丸（9克），食遠白湯下。功用：消食和胃。主治食積。脘腹痞滿脹痛，噯腐吞酸，惡食嘔吐，或大便泄瀉，舌苔厚膩，脈滑。

現代醫學常用於治療消化不良、小兒疳積、小兒腹瀉、慢性胃炎；也可用治療小兒咳嗽、膽道感染、神經

性嘔吐、胃柿石、幽門不完全性梗阻、小兒蕁痲疹等病症。

2.山楂　神麴：消食除積，破滯除滿

【配伍分析】山楂與神麴同入脾、胃二經。山楂味酸甘性溫，消食化積，善消肉食油膩之積，且破氣化瘀，破泄之力較強；神麴味甘而性溫，其辛不甚散，甘而不甚壅，溫而不甚燥，醒脾助運，導滯之力較勝，善化酒食陳腐之積。二藥配伍，相須同用，可增強消食除積，破滯除滿之力。

【用藥經驗】二藥配伍，適用於①暴飲暴食，胃脹腹痛，噯氣腐臭，矢氣頻頻或腹瀉等症。②因飲食積滯，消化不良而引起的泄瀉等症。

山楂常用10～15克，神麴為6～10克。二藥常炒焦使用。二藥配伍，與麥芽、檳榔、木香同用，可治療食滯不化，脘腹脹痛；與白朮、半夏、茯苓等同用，可治療脾虛食滯，大便稀溏。然二藥配伍，消中有破，久病體虛之人出現食滯腹瀉之症則應慎用。

【名方舉例】大安丸（《丹溪心法》）山楂60克，白朮60克，炒神麴30克，半夏30克，茯苓30克，陳皮15克，萊菔子15克，連翹15克。上藥為末，粥糊為丸，每服6～9克，溫開水送下。

功用：健脾消食。

主治：脾虛食滯，腹脹食少，大便稀溏等症。

現代醫學常用於治療慢性胃炎、消化不良等病症。

3.山楂　麥芽：和胃消積，健脾消滯

【配伍分析】 二藥同入脾、胃、肝經。山楂味酸而甘，微溫不熱，有健脾開胃，增進消化之功，善消腥膻油膩，肉食積滯；麥芽甘平，健脾消食，尤適用於米、麵、薯、芋等食物積滯不化者，且有舒肝回乳之功。二藥配伍，相須為用，共奏和胃消積，健脾消滯之功。

【用藥經驗】 二藥配伍，適用於①飲食不節，胃納過度而致食積不消，腹痛腹脹，矢氣頻頻或泄瀉之症。②脾胃虛弱，食慾不振者。

山楂常用10～15克，麥芽為10～15克。二藥配伍，與白朮、陳皮、神麴同用，可治療脾胃虛弱，食慾不振；與神麴、雞內金同用，可治療食積不消，不饑不食，脘腹脹悶；與陳皮、茯苓、半夏、枳實同用，可治療食積嘔吐，胸前滿悶，噯氣作痛，痛則嘔吐，得食愈痛，按之亦痛。然二藥配伍，食痰互結，氣痰互結者應慎用。

【名方舉例】 家秘養脾消積丸（《幼科發揮》）白朮30克，陳皮30克，蒼朮15克，厚朴15克，枳殼15克，半夏15克，青皮15克，神麴15克，麥芽15克，山楂15克，炙甘草9克。上為細末，蒸餅為丸，黍米大，每服6克，米飲送下。功用：養脾消積。主治：小兒傷食成積，日漸羸瘦，不思飲食。

現代醫學常用於治療小兒消化不良、小兒營養不良等病症。

十、驅蟲藥

1.使君子　檳榔：殺蟲消積，健脾燥濕

【配伍分析】 使君子味甘性溫，既可殺蟲，又能消積健脾，善於驅殺蛔蟲、繞蟲；檳榔味辛苦性溫，既能殺蟲消積，又能破氣除脹，善於驅殺絛蟲、薑片蟲、蛔蟲、蟯蟲。且蟲類得辛則伏，得苦則下，促使蟲體排出。二藥配伍，相須為用，共奏殺蟲消積，健脾燥濕之功。

【用藥經驗】 二藥配伍，適用於①蟲積腹痛。②小兒疳積。

使君子常用5～10克，去殼，取種仁生用，或炒香用；檳榔為6～15克，剝去果皮，曬乾，浸透切片。二藥配伍，與苦楝皮、蕪荑、鶴虱同用，可治療鉤蟲、蛔蟲、蟯蟲；與神麴、麥芽等藥同用，可治療小兒疳積而見腹痛有蟲，形瘦腹大，面色萎黃之證；與黨參、白朮、雞內金同用，可殺蟲消積。然二藥辛溫與熱茶同服可引起呃逆。因檳榔有瀉下通便（苦泄）之能，脾虛便溏者酌配健脾之品。

【名方舉例】 肥兒丸（《太平惠民和劑局方》）六麴、黃連、肉豆蔻、使君子、麥芽、檳榔、丁香等組成。諸藥為末，豬膽汁為丸，每丸重3克，每次1丸，開水送服，1歲小兒酌減。功用：健脾清熱，消積驅蟲。主治：小兒脾胃虛弱，蟲積腹痛及消化不良，腹脹泄瀉，發熱口臭，面黃體弱等。

現代醫學常用於治療小兒腸道寄生蟲及消化不良證。

2. 苦楝皮　檳榔：驅蟲消積，行氣燥濕

【配伍分析】 苦楝皮性苦微寒，具有清熱燥濕，殺蟲止癢之功，可治療蛔蟲、鉤蟲、蟯蟲等所致的多種蟲積病證，殺蟲作用較強；檳榔辛散苦泄，既能破氣除脹，又能消積導滯，殺蟲作用較弱，但行氣瀉下通便的作用較強。二藥配伍，苦楝皮得檳榔之助，可增強殺蟲之力，既可用以驅蛔蟲，又可治療鉤蟲病；檳榔得苦楝皮之助，燥濕利水功能增強，共奏驅蟲消積，行氣燥濕之功。

【用藥經驗】 二藥配伍，適用於①蟲積腹痛。②鉤蟲引起的黃腫病。

苦楝皮常用6～15克，檳榔為6～15克。二藥配伍，與大黃、木香等同用，可治療膽道蛔蟲病證；與烏梅、甘草同用，可驅殺薑片蟲、蟯蟲。與南瓜子、石榴皮、二丑粉同用，可治療絛蟲病。然二藥配伍，苦楝皮有毒，且有蓄積作用，不宜持續和過量服用，體虛者慎用，肝病患者忌用。

【名方舉例】 化蟲丸（《太平惠民和劑局方》）檳榔30克，苦楝皮30克，鶴虱30克，鉛粉30克（炒），枯礬8克。上藥為末，麵糊為丸。每次6克，1歲兒服1.5克，每日1次，米湯送下。功用：殺腸中諸蟲。主治：腸中諸蟲，發作時腹中疼痛，痛劇時嘔吐清水或吐蛔，而無寒熱之象。方中鉛粉殺蟲之力最大，但毒性較大，宜慎用，不宜久用，蟲去痛止。

現代醫學常用於治療各種腸道寄生蟲。

3.蕪荑　使君子：殺蟲溫臟，健脾消積

【配伍分析】 蕪荑辛散苦泄，殺蟲消積，善於驅殺蛔蟲、蟯蟲；使君子味甘性溫氣香，既可殺蟲，又可消積健脾，尤宜治療小兒蛔蟲、蟯蟲。二藥同歸脾胃經，相須而用，蕪荑得使君子之助，其消積療疳作用增強，疳消而正不傷；使君子得蕪荑之助，殺蟲溫臟之功尤顯，蟲死而臟不寒。

【用藥經驗】 二藥配伍，適用於①蛔蟲、蟯蟲所致的蟲積腹痛、面色萎黃者。②小兒疳積。

蕪荑常用3～10克，使君子為5～10克。二藥配伍，與鶴虱、檳榔、苦楝皮等同用，可治療腸蟲諸蟲所致的腹痛；與人參、茯苓、白朮等同用，可治療小兒疳積，腹痛有蟲，面黃肌瘦。然二藥配伍，忌過量或與茶同服。

【名方舉例】 布袋丸（《補要袖珍小兒方論》）夜明砂60克，蕪荑60克，使君子60克，白茯苓15克，白朮15克，人參15克，甘草15克，蘆薈15克，諸藥為細末，湯浸蒸餅和丸，如彈子大，每服一丸，以生絹袋盛之，須用豬肉60克，同藥一起煮，肉熟爛，去袋將所煮肉並汁令小兒食之。

功用：驅蛔消疳，補氣健脾。

主治：小兒蟲疳，症見體熱面黃，肢細腹大，髮焦目暗等症。

現代醫學常用於治療小兒腸道寄生蟲及消化功能不良證。

十一、止血藥

1.大薊　小薊：涼血止血，散瘀消腫

【配伍分析】 二藥甘涼，同歸心肝經，均具清熱涼血止血之功。且大薊味苦，涼血而化瘀，止血而無留瘀之弊，功擅清熱消腫；小薊涼血泄熱長於解毒消癰。二藥相須為用，涼血止血而不留瘀，清熱解毒而消腫。共奏涼血止血，散瘀消腫之功。

【用藥經驗】 二藥配伍，適用於①血熱妄行所致的咯血、吐血、崩漏等證。②血熱毒盛，紅腫熱痛的癰腫瘡毒等證。

大薊常用10～15克，鮮品可加至60克；小薊為10～15克，鮮品可用30～60克。治癰腫瘡毒，二藥可搗爛外敷，二藥配伍，與蒲黃炭、蓮房炭、紅棗同煎服，可治崩漏下血；與蒲黃、木通、滑石等同用，可治尿血；與槐花、地榆同用，可治血熱較盛的便血；與百部、紫菀、款冬花、桑白皮同用，可治肺火咯血；與生地、百合、沙參、地骨皮同用，可治肺結核咯血。近來發現，小薊有利尿作用，大薊有降壓及利膽退黃作用，二藥配伍可用於高血壓及肝炎。然二藥配伍，性寒，虛寒性出血忌用。

【名方舉例】 十灰散（《十藥神書》）大薊、小薊、荷葉、側柏葉、茅根、茜根、山梔、大黃、牡丹皮、棕櫚皮各等份。各藥燒灰存性，為末，藕汁或蘿蔔汁磨京墨適量，調服9克。亦可作湯劑，水煎服，用量按原方比例酌

定。功用：涼血止血。主治：血熱妄行的吐血、嘔血、咯血、嗽血。

現代醫學常用於肺結核咯血、上消化道出血、眼球外傷性前房出血、鼻衄等。

2.小薊　蒲黃：活血止血，利尿通淋

【配伍分析】 小薊味甘性涼，功擅涼血泄熱而止血，解毒消癰而有利尿之能，為治尿血的佳品；蒲黃味甘性平，長於澀斂而止血，且生用止血而兼行血化瘀，利尿而通淋，為體內各種出血的常用品。二藥相須為用，共奏活血止血，利尿通淋之功。

【用藥經驗】 二藥配伍，適用於①咯吐衄血，尿血崩漏，創傷出血。②腰腹疼痛，產後瘀痛。③血淋澀痛。

小薊常用10～15克，蒲黃為3～10克。作湯劑宜包煎。二藥配伍，與當歸、芍藥、甘草同用可治腰腹疼痛；與三七粉、琥珀粉同用，可治血尿；與白茅根、荷蒂同用，可治蛋白尿；與冬葵子、生地同用，可治血淋澀痛；與金錢草、海金沙、雞內金同用，可治泌尿道結石；與益母草、五靈脂同用，可治產後瘀痛。二藥配伍，因生蒲黃有收縮子宮的作用，孕婦忌服。

【名方舉例】 小薊飲子（《濟生方》）生地黃30克，小薊15克，滑石15克，木通9克，蒲黃9克，淡竹葉9克，當歸6克，山梔子9克，炙甘草6克。水煎服。功用：涼血止血，利水通淋。主治：下焦瘀熱，而致血淋，尿中帶血，小便頻數，赤澀熱痛，或尿血，而見舌紅脈數者。

現代醫學常用本方治療泌尿系統感染、泌尿系結石、急性腎小球腎炎、血精、血尿、蛋白尿等。

3.艾葉　側柏葉：涼血止血，止咳祛痰

【配伍分析】 鮮艾葉味苦辛，涼血止血，止咳化痰；側柏葉味苦性寒且澀，既可清熱涼血，又可收澀止血，入肺經而具止咳祛痰之功。二者相須為用，涼血止血，止咳祛痰之功大增。

【用藥經驗】 二藥配伍，適用於①吐衄尿血，便血崩漏。②肺熱乾咳，痰稠難出。

鮮艾葉常用10～15克，側柏葉為10～15克。如治療虛寒性出血，側柏葉應配苦溫的乾艾葉。二藥配伍，與生荷葉、生地黃同用，可治血熱妄行的吐血、衄血；與川芎、槐花、乾薑同用，可治療痔瘡出血；與旋覆花、瓜蔞皮、枳殼同用，可治療胸部悶痛，痰稠難以咳出。二者生用，陰虛火旺而致的咳血者不宜使用，因味苦有傷陰促火之弊，虛寒性出血者忌用。

【名方舉例】 四生丸（《婦人良方》）生荷葉9克，生艾葉9克，生柏葉12克，生地黃15克。將上述4味藥水煎，每日1劑，分2次涼服；也可4味藥各等份，搗爛為丸，每服1丸，約30克。

功用：涼血止血。主治：血熱妄行的吐血、衄血，血色鮮紅，口乾咽燥，舌紅或絳，脈弦數。

現代醫學常用於治療上消化道出血、肺結核咯血、支氣管擴張咯血、血小板減少性紫癜、崩漏、產後惡露不盡等。

4. 白及　三七：化瘀止血，消腫定痛

【配伍分析】 白及苦甘微寒，質黏而澀，為收斂止血之良藥，擅入肺、胃兩經，以收斂止血、消腫生肌為其長；三七甘溫微苦，為止血化瘀之佳品，且止血而不留瘀，又長於止痛消腫。二藥相配，三七以散為主，白及以收為要。相輔相助，化瘀止血，消腫定痛之力更強。

【用藥經驗】 二藥配伍，適用於①肺組織損傷（肺結核、支氣管擴張等）引起的咯血諸症。②胃出血及尿血、便血等。③外傷出血。

白及常用6～10克，三七為3～6克。二藥配伍，與花蕊石、血餘炭同用，可治吐衄崩漏；與烏賊骨、煅牡蠣同用，可治療胃出血；與煅石膏研末外敷，可治外傷出血；與枇杷葉、藕節、阿膠珠、生地汁同用，可治肺陰不足，乾咳咯血之證。《儒門事親》一書認為反烏頭，故二藥配伍不能與烏頭同用。無出血性病變時二藥配伍應慎用。

【名方舉例】 白及丸（《中藥臨床應用大全》）白及80克，三七50克，研為粉末，加入適量甘油基質，製成丸劑。每日1粒，於便後或睡前塞入肛門內2公分處。

功用：化瘀止血，消腫定痛。

主治：痔瘡出血。

現代醫學常用於治療上消化道出血、肺結核咯血、支氣管擴張咯血等。

十二、活血祛瘀藥

1.桃仁　紅花：活血祛瘀，消腫止痛

【配伍分析】二藥皆具活血化瘀之功，均入心、肝二經。然桃仁苦甘而平，苦能泄降導下以破瘀，味甘和暢氣血以生新，質重而降，偏入裏善走下焦，長於破臟腑瘀血，為婦科常用的調經藥物；紅花味辛性溫，少用養血活血，多用則破血通經，為活血通經，祛瘀止痛之常用藥物，且質輕長浮，走外達上，通經達絡，長於祛在經在上之瘀血。二藥相須而用，活血祛瘀之力大增，並有活血生新，消腫止痛之功，作用範圍擴大，入心可散血中之滯，入肝可理血中之壅。臨床運用廣泛。

【用藥經驗】二藥配伍，適用於①心脈瘀阻，心腹疼痛。②血滯經閉、痛經、產後腹痛等。③跌打損傷等各種原因引起的瘀血腫痛。④癰腫瘡瘍。

桃仁常用6～10克，紅花為3～9克。二藥配伍，與川芎、赤芍、當歸等同用，可治胸痹絞痛；與當歸、炮薑等同用，可治產後瘀阻；與歸尾、川芎、威靈仙同用，可治痹證日久，瘀血阻滯所致的肢節疼痛；與黃耆、地龍、川芎同用，可治腦中風後遺症、半身不遂。與赤芍、老蔥、麝香同用，可治療瘀阻頭面的頭痛昏暈。然二藥配伍，性苦溫，孕婦及月經過多者忌用。

【名方舉例】桃紅四物湯（《醫宗金鑒》）熟地黃15克，川芎8克，白芍10克，當歸12克，桃仁6克，紅花

4克。水煎服。功用：養血活血，調經止痛。

主治：婦女月經不調，閉經，痛經，經前腹痛，經行不暢而有血塊，色紫暗；血瘀引起的月經過多，淋漓不盡，產後惡露不盡。

現代常用於治療頭痛、顱內血腫、三叉神經痛、心肌炎、肝硬化腹水、肺源性心臟病、萎縮性胃炎、視網膜炎、泌尿系結石、前列腺增生、銀屑病等現代醫學疾病。

2. 三棱　莪朮：破血行氣，消積止痛

【配伍分析】 二藥均味苦入肝經，既入血分以破血散瘀消癥，又入氣分以行氣消積止痛。然三棱苦平，長於破血，善治食積兼有血滯之症；莪朮味苦辛性溫，長於行氣，擅治痰積食滯之症。二者配用，氣血兼治，行氣破血，消積止痛之功尤強。

【用藥經驗】 二藥配伍，適用於①癥瘕積聚，經閉瘀阻。②食積挾滯的脘腹脹痛。③宮外孕及肝脾腫大等證。

三棱常用3～9克，莪朮為3～9克。二藥配伍，與牛膝、玄胡、地龍等同用，可治血瘀氣結的癥瘕積聚，經閉瘀阻；與青皮、半夏、麥芽同用，可治食積腹痛；與丹參、赤芍、桃仁同用，可治宮外孕已破損包塊型；與當歸、川芎、益母草同用，可治子宮肌瘤。然二藥味苦性降，月經過多者及孕婦忌用。

【名方舉例】 三棱湯（《宣明論方》）三棱60克，白朮30克，莪朮15克，當歸15克，檳榔9克，木香9克。上藥為末，每服9克，沖服。功用：行氣破血，消積止痛。主治：癥瘕痃癖，積聚不散，腹脹痞滿，飲食不下。

現代醫學常用於治療消化不良、胃腸痙攣等病症。

3.乳香　沒藥：活血止痛，消腫生肌

【配伍分析】 二藥均味苦，入心、肝、脾經，均具活血止痛，消腫生肌之功。然乳香辛散溫通，芳香走竄，內能宣通臟腑，外能透達經絡擅活血散瘀，溫中排毒消腫，為外科常用藥；沒藥苦平，破血散瘀之力較強，通利血脈而生肌。二者相須為用，其活血止痛，消腫生肌之功尤強。

【用藥經驗】 二藥配伍，適用於①瘀血所致的心腹諸痛，跌仆損傷。②寒凝血滯引起的痹痛。③癰疽腫痛，瘰癧痰核。

乳香常用3～9克；沒藥為3～9克。二藥配伍，與五靈脂、草烏同用，可治寒凝血瘀的胃脘刺痛；與川烏、膽南星、地龍同用，可治風濕痹痛，中風偏枯，筋脈拘攣；與血竭、麝香、兒茶同用，可治跌打損傷，青紫腫痛；與金銀花、白芷、皂角刺、天花粉同用，可治癰疽初起，紅腫熱痛；與麝香、雄黃等同用，可治瘰癧痰核，堅硬不消者。二藥入煎劑易致湯液混濁，容易引起嘔吐，故用量不宜過多，胃弱者應慎用。無瘀滯者及孕婦忌用。

【名方舉例】 七厘散（《良方集腋》）血竭30克，麝香0.4克，冰片0.4克，乳香5克，沒藥5克，紅花5克，朱砂4克，兒茶7.5克。共研極細末，密閉貯存備用，每服0.22～1.5克，黃酒或溫開水送服。外用適量，以酒調敷傷處。功用：活血散瘀，止痛止血。主治：跌

打損傷，筋斷骨折之瘀血腫痛，或刀傷出血。並治一切無名腫毒，燒傷燙傷等。

現代醫學常用本方治療跌打損傷、骨折、刀傷出血、外傷軟組織腫痛、燙傷、燒傷、慢性風濕性關節炎、腱鞘囊腫、血尿、帶狀疱疹、痔瘡、小兒秋季腹瀉、心肌炎、冠心病、慢性肝炎、乳汁不下等。

4. 牛膝　益母草：活血調經，利水消腫

【配伍分析】 牛膝苦酸而平，性善下行，直達肝腎二經，活血通經，利水通淋，補中有疏，養中有降，活血祛瘀力較強；益母草辛散苦泄，微寒清熱，能活血化瘀，調經止痛，為治療婦科經產諸證之良藥，且入膀胱而利水消腫，擅治腎虛膀胱氣化不行之小便不利、水腫脹滿之症。二藥配伍，相得益彰，既可活血調經，又可利水消腫。

【用藥經驗】 二藥配伍，適用於①月經不調，痛經經閉，產後瘀阻，胞衣不下。②腎虛水腫，尿血淋病。

牛膝常用6～15克，益母草為10～30克。活血祛瘀，通利關節慣用川牛膝，補肝腎、強筋骨慣用懷牛膝。二藥配伍，與凌霄花、當歸、紅花等同用，可治婦女瘀血阻滯，經產諸證；與當歸、川芎、續斷同用，可治外傷腰痛；與白茅根、茯苓、車前子同用，可治腎虛水腫，小便不利；與瞿麥、當歸、經過多者忌用。

【名方舉例】 牛膝益母湯（《辨證錄》卷十二）牛膝三兩，益母草一兩，水煎服。功用：活血化瘀，通經墮胎。主治：子死胞門，交骨不開。

現代醫學常用於治療墮胎。

5.川芎　薑黃：行氣活血，祛風止痛

【配伍分析】川芎辛溫升散，性善疏通，上行頭面，下行血海，外達肌膚，具活血行氣，散風止痛之功，為治療頭痛、婦科調經的要藥；薑黃辛香燥烈，性善溫通，外能散風寒，內能行氣血，有祛風通痹，通經止痛之功，善破肝脾之經的血瘀氣結。二藥配伍，入氣分行氣散滯。入血分能化瘀通經，上頭面能活血通竅，下血海能調經止痛，至肌膚能散風寒，達臟腑能行氣血。共奏行氣活血，祛風止痛之功。

【用藥經驗】二藥配伍，適用於①瘀血氣滯引起的胸脇脘腹疼痛。②寒凝氣滯的肩臂疼痛。風濕痹痛。③月經不調，瘀血經閉，產後瘀阻。

川芎常用3～9克，薑黃為3～9克。二藥配伍，與蔓荊子、白芷、防風等同用，可治風寒頭痛；與當歸、紅花、肉桂等同用，可治寒凝氣滯的月經不調，痛經經閉；與羌活、防風、桂枝等同用，可治寒凝血滯經絡不通所致的肩臂疼痛。二藥辛溫升散，故陰虛氣弱，氣逆嘔吐，肝陽頭痛，月經過多、孕婦等應慎用。

【名方舉例】薑黃散（《證治準繩》）薑黃、白芍藥各6克，玄胡索、牡丹皮、當歸各4.5克，莪朮、紅花、桂心、川芎各3克。水酒同煎服。功用：行氣活血，溫經止痛。主治：婦人血臟久冷，月經不調，臍腹刺痛。

現代醫學常用於治療跌打損傷、婦女痛經。

十三、化痰止咳平喘藥

1.半夏　天南星：燥濕化痰，散結消腫

【配伍分析】 半夏與天南星均辛溫，入脾肺經。功可燥濕化痰。半夏為治濕痰的要藥，且能降逆止嘔；天南星苦辛，泄散之性尤強，善治經絡風痰，又能祛風定驚。二藥配用，半夏燥濕健脾，以杜生痰之源；天南星開泄祛痰，一降一泄，合而散周身痰結，尤以祛風痰為著。又半夏辛散消痞、化痰散結，生南星生用能散結消腫止痛，二者伍用，可治癰疽腫痛，瘰癧痰核。

【用藥經驗】 二藥配伍，適用於①風痰停飲，咳嗽喘促。②風痰壅滯，頭痛眩暈。③中風仆倒，口眼喎斜，舌強語蹇以及癲癇驚風等。④癰疽腫痛，瘰癧痰核。

半夏常用6～10克，天南星為3～10克；薑半夏長於降逆止嘔，法半夏長於燥濕化痰，半夏麴則有化痰消食之功，竹瀝半夏能清熱化痰，膽南星清熱化痰，息風定驚。運用時，據證選擇。二藥配伍，與陳皮、枳實同用，可治痰濕壅滯所致的咳嗽痰多稀薄，胸膈脹悶，苔膩之證；與白附子、川烏等藥同用，可治風痰阻絡引起的手足麻木、半身不遂、口眼喎斜之證；二藥生用，白酒調敷或雞蛋清調敷，可治癰疽瘡毒。然二藥配伍溫燥性烈，陰虛燥痰及孕婦忌用。

【名方舉例】 天南星丸（《普濟方》卷三七八）天

南星四兩（湯浸，去皮臍），齊州半夏二兩。焙乾，以生薄荷葉五升，搗爛取自然汁一大碗浸藥，焙，直侯汁盡。搗羅為末，煉蜜為丸，如梧桐子大。每服五丸至十丸，生薑、薄荷湯吞下，食後臨臥服。功用：燥濕化痰，降逆止嘔。主治：男子、婦女上膈痰壅，頭目昏眩，咽喉腫痛；小兒驚癇潮熱，一切涎積。

現代醫學常用於治療癲癇、中風後遺症、慢性支氣管炎、偏頭痛等病。

2.半夏　旋覆花：祛痰散結，和胃止嘔

【配伍分析】 半夏辛溫而燥，為燥濕化痰，溫化寒痰之要藥，且降逆止嘔；旋覆花苦降辛散，開結消痰，下氣行水，降氣止噫。然半夏偏於燥濕健脾化痰，旋覆花強於宣肺，下氣行水。二藥伍用，一燥一宣，互為其用，祛痰散結，和胃止嘔之效增強。

【用藥經驗】 二藥配伍，適用於①痰飲壅肺之咳喘及寒濕犯胃所致的嘔吐噫氣。②多飲、胸悶短氣，咳逆倚息不得臥，面浮肢腫，心下痞堅等。

半夏常用6～10克，旋覆花為3～10克（布包入煎）。二藥配伍，與細辛、生薑等同用，可治寒痰喘咳而兼有表證者；與代赭石、人參、生薑等同用，可治脾胃虛寒，痰濕內阻所致心下痞滿、嘔吐，噫氣之證；與蘇梗、厚朴、香附等藥同用，可治痰氣鬱結所致的梅核氣證；與葶藶子、大棗同用，可治滲出性胸膜炎；與蒼朮、公丁香，煨薑同用，可治頑固性呃逆。然二藥配伍，溫散降逆，故陰虛燥咳及氣虛便溏者宜慎用。

【名方舉例】 金沸草散（《類證活人書》）前胡90克，荊芥120克，薑半夏30克，赤芍藥60克，細辛30克，炙甘草30克，旋覆花90克。上藥研為細末。每服6克，加生薑5片、大棗1枚，水煎服。亦可改作湯劑，各藥用量按原方比例酌減。功用：發散風寒，降氣化痰止咳。主治：外感風寒，惡寒發熱，頭痛鼻塞，咳嗽痰多，咳痰清稀，氣急胸悶，舌苔白膩，脈浮。

現代醫學常用於治療感冒咳嗽、支氣管炎、肺炎等。

3.白附子　天南星：燥濕化痰，祛風止痛

【配伍分析】 白附子、天南星二者均辛散溫通，入肝經，燥濕化痰，祛風止痙。然白附子引藥上行，善祛頭面之濕痰，為治療痰厥頭痛及寒濕偏正頭痛之要藥；天南星味苦降泄，擅祛肢體經絡之風痰，且白附子有解毒散結之功，天南星有散結消腫之能；二藥相伍配用，燥濕化痰，祛風止痙，散結消腫之功尤著。

【用藥經驗】 二藥配伍，適用於①中風痰壅，破傷風之口噤項強、角弓反張。②痰厥頭痛及寒濕偏正頭痛。③毒蛇咬傷及瘰癧痰核。

白附子常用3～5克，天南星為5～10克。二藥配伍，與僵蠶、全蠍、天麻同用，可治小兒脾氣虛困，泄瀉瘦弱，冷疳洞利及因吐瀉或久病成慢驚抽搐者；與羌活、防風、秦艽等同用，可治口眼喎斜，儀容不正；與半夏、川烏等藥同用，可治風痰阻絡的四肢麻痹，半身不遂；與防風、天麻等藥同用，可治破傷風的四肢抽搐，角弓反張；與半夏、天麻、川芎等同用，可治痰厥頭

痛；二藥生用，以水或酒調敷患處，可治毒蛇咬傷。然白附子、天南星均有毒，生用不宜過量，且為辛開苦降溫通之品，孕婦忌用。

【名方舉例】 玉真散（《外科正宗》）天南星、防風、白芷、天麻、羌活、白附子各等份。上藥共研細末。每服3～6克，每日服2～3次，用熱酒或童便調服；外用適量，敷患處；狂犬咬傷者，將傷處洗淨外搽。亦可改作湯劑水煎服，各藥用量按常規劑量酌定。功用：祛風化痰，解痙止痛。主治：破傷風，牙關緊閉，口撮唇緊，身體強直，角弓反張，脈弦緊；狂犬咬傷。

現代醫學常用於治療破傷風、面神經麻痺、狂犬病、跌打損傷等。

4.瓜蔞　半夏：化痰散結，寬胸消痞

【配伍分析】 瓜蔞甘寒滑潤，既能清熱化痰，又能宣利肺氣，有滌痰導滯、寬胸利氣之功；半夏辛散溫燥，能燥濕邪而化痰濁，辛散結滯而消痞，有化痰降逆，消痞散結之能。二藥配用，化痰散結，寬胸消痞之功顯著。

【用藥經驗】 二藥配伍，適用於①痰熱互結，氣鬱不通之胸脘痞滿，或痰濁膠結所致的胸痹疼痛。②痰熱壅肺之胸膈塞滿，氣逆咳嗽，吐痰黃稠等。

瓜蔞常用10～30克，半夏為6～10克。清肺化痰，利氣寬胸多用瓜蔞皮；潤肺化痰，滑腸通便多用瓜蔞仁。二藥配伍，與薤白、白酒等藥同用，可治胸陽不振，氣滯痰阻所致胸痛徹背，咳唾短氣之胸痹證；與黃連配用，可治痰稠互結所致的胸膈痞悶，按之則痛，吐痰黃稠之結

胸證；與枳實、生川軍、風化硝同用，可治痰熱蘊結，腑氣不通，發熱，胸膈痞滿而痛，甚則神昏譫語，腹脹便秘；與僵蠶、蟬蛻、黃芩、大黃等同用，可治溫病三焦火熱，胸膈痞滿而痛，大便不通，譫語狂亂不識人。二藥配伍，且燥而滑利，陰虛不足者、便溏者忌用。

【名方舉例】 小陷胸湯（《傷寒論》）黃連6克，半夏12克，瓜蔞實30克。水煎服。功用：清熱化痰，寬胸散結。主治：痰熱互結，胸脘痞悶，按之則痛，或咳嗽黃稠，舌苔黃膩，脈滑數。

現代醫學常用於治療支氣管炎、肺炎、結核性滲出性胸膜炎、冠心病心絞痛、心肌梗塞、肺源性心臟病、食管炎、胃炎、胃與十二指腸潰瘍、胃神經官能症、黃疸性肝炎、膽道蛔蟲症、膽囊炎、膽石症、慢性胰腺炎、肋間神經痛等。

5.百部　白前：降氣消痰，潤肺止咳

【配伍分析】 百部、白前味苦微溫，同為肺經藥，均具化痰之功。然百部甘潤苦降，微溫不燥，偏於潤肺止咳化痰，為潤肺降氣止咳之良藥；白前辛散苦降，辛散能除痰滯，苦降能肅肺化痰。二藥合用，溫潤和平，不寒不熱，相須相輔，化痰中有潤肺之力，而潤肺又不致留痰，既無攻擊過當之虞，大有啟門驅賊之勢。具有較強的化痰止咳作用。共奏降氣消痰，潤肺止咳之功。

【用藥經驗】 二藥配伍，適用於①感冒日久不癒，肺氣肅降失常，肺氣上逆，久咳不已，胸悶氣喘等症。②肺癆咳嗽，骨蒸咳血。

百部常用5～15克，白前為3～10克。二藥配伍，與紫菀、桔梗同用，可治風寒咳嗽及頓咳，或微惡風寒，頭痛；與荊芥、牛蒡子、桔梗同用，可治咳嗽、喉癢、痰少；與沙參、貝母同用，可治百日咳；與麥冬、生地、阿膠、三七等同用，可治虛勞咳嗽，骨蒸咯血。二藥配伍，主要用於咳嗽日久不癒或肺虛久嗽，用於外感咳嗽則表證不重，如表證較重則非所宜。

【名方舉例】 止嗽散（《醫學心悟》）桔梗1000克，荊芥1000克，紫菀1000克，百部1000克，白前1000克，甘草375克，陳皮500克。上藥共研細末。每服6克，溫開水或薑湯送下。亦可作湯劑，用量按原方比例酌減。功用：止咳化痰，疏表宣肺。主治：風邪犯肺，咳嗽咽癢，或微有惡寒發熱，舌苔薄白等。

現代醫學常用於治療外感咳嗽、支氣管炎、肺炎、百日咳等。

6.葶藶子 桑白皮：瀉肺平喘，利水消腫

【配伍分析】 葶藶子辛散苦降，性寒清熱，專瀉肺中水飲及痰火而平喘咳，且瀉肺降氣而通調水道，具有較強的利水消腫作用；桑白皮甘寒泄降，擅長清肺熱，瀉肺火，平喘咳之功，且能降肺氣而通利水道，利水消腫作用不及葶藶子。二藥配用，協同增效，瀉肺平喘，利水消腫之功顯著。

【用藥經驗】 二藥配伍，適用於①肺熱喘咳或痰涎壅盛於肺，咳嗽不得平臥。②各種水腫，如風水、皮水、胸腹積水、懸飲、小便不利。

葶藶子常用3～10克，桑白皮為10～15克。桑白皮行水宜生用，平喘止咳宜炙用。二藥配伍，與蘇子、杏仁等同用，可治肺中水飲及痰火的咳喘；與黃耆、太子參、丹參、當歸等同用，可治充血性心力衰竭；與茯苓皮、生薑皮、大腹皮等同用，可治身面浮腫，脹滿氣促，小便不利；與大棗、防己等同用，可治滲出性胸膜炎、胸腔積液。然二藥苦寒而瀉降，攻伐力甚強，故只宜於實證。肺虛喘咳，脾虛水腫皆忌用。

【名方舉例】 甜葶藶散（《普濟方》）甜葶藶一兩（隔紙炒令紫色），桑白皮一兩（銼）為散。每服二錢，水一中盞，入燈芯一束，大棗5枚，煎至六分，去滓，食後調下。功用：瀉肺平喘，利水消腫。主治：咳嗽喘急。

現代醫學可用於治療百日咳、支氣管哮喘、肺癰、肺炎、支氣管擴張、滲出性胸膜炎、特發性液氣胸、肺源性心臟病、風濕性心臟病合併心衰等。

十四、安神藥

1.朱砂　琥珀：鎮驚安神，活血化瘀

【配伍分析】 朱砂味甘氣寒，質重主降，能鎮心神、清心火、定魂魄，入心經清熱結而活血；琥珀味甘質重，性平偏涼，有安五臟、定魂魄、鎮驚安神之功，入心肝二經血分而活血化瘀。二藥相須為用，鎮驚安神，活

血化瘀之功尤強。

【用藥經驗】 二藥配伍，適用於①心火亢盛所致的心神不安、胸中煩熱、驚悸不眠。②小兒胎癇、驚風。③婦女更年期綜合徵。

朱砂常用0.3～1.5克，多入丸散；琥珀為1.5～3克，研末沖服，不入煎劑。二藥配伍，與天竺黃、金箔同用，可治小兒驚風；與全蠍、麥冬同用，可治小兒胎癇；與人參、茯苓、酸棗仁等同用，可治心氣不足，心神不寧，失眠心悸，精神恍惚，坐臥不安；與當歸、生地、柏子仁等同用，可治心血虧虛，驚悸怔忡，失眠健忘，善驚易恐。然二藥配伍，因朱砂有毒，不宜久服多服。

【名方舉例】 金箔鎮心丸（《萬病回春》）朱砂15克，琥珀15克，天竺黃15克，膽南星30克，牛黃6克，雄黃6克，珍珠6克，麝香3克，上藥共為細末，煉蜜和丸，如皂角子大，金箔為衣每服1丸，用薄荷湯送下。功用：清熱化痰，鎮心安神。主治：驚悸。

現代醫學多用於治療精神病，癔症，心神經官能症，小兒發熱驚厥，流行性B型腦炎，中毒性肺炎，急性扁桃體炎、癲癇等病證。

2.龍骨　牡蠣：平肝潛陽，收斂固澀

【配伍分析】 龍骨味甘澀性平，入心、肝、腎經，功專鎮潛浮陽，重鎮安神，斂肺腎，收汗固精；牡蠣氣寒純陰，質重沉降，入肝腎二經益陰退虛熱而平肝潛陽，長於收斂固澀。二藥配對，相須為用，鎮潛固澀，養陰攝陽，陰精得斂則可固，陽氣得潛而不浮越，從而使痰火不

上泛，虛火不上沖，虛陽不上擾。陰陽調和，陰平陽秘，其平肝潛陽，收斂固澀之功尤彰顯。

【用藥經驗】 二藥配伍，適用於①陰虛陽亢所致的心神不安，煩躁，心悸怔忡，失眠健忘，頭暈目眩，耳鳴。②肝腎陰虛，肝陽化風上擾諸症，眩暈頭痛，視物昏糊，耳鳴耳聾，面部烘熱等。③久瀉久痢諸症。④虛汗，小便不禁，遺精滑精，崩漏帶下等各種精血不固或亡脫者。⑤瘰癧之陰虛火旺發熱。⑥高血壓病，證屬陰虛陽亢，肝陽上擾者。⑦咯血，吐血久不癒者。

龍骨常用15～30克，牡蠣為15～30克，入煎劑，均搗碎先煎。二藥配伍，與桂枝、甘草同用，可治驚癇癲狂等證，偏於實熱者，加石膏、知母；與龜板、白芍、牛膝等同用，可治肝陽上亢所致的頭暈目眩，心悸失眠；與人參、附子同用，可治大汗亡陽之症；與沙苑子、蓮鬚、芡實等同用，可治腎虛遺精遺尿；與五味子、生地、白芍、酸棗仁同用，可治陰虛盜汗。然二藥均為鹹寒重鎮收澀之品，故體虛多寒者忌服；心悸怔忡，若心率緩慢者忌用；肝經濕熱下注或君相火旺而致遺精者忌用。多服、久服易致納呆、腹脹、便秘。

【名方舉例】 桂枝甘草龍骨牡蠣湯（《傷寒論》）桂枝9克，炙甘草9克，龍骨30克，牡蠣30克，水煎服。

功用：溫通心陽，鎮驚安神，止汗。

主治：心陽內傷，沖氣上逆，煩躁不安，心悸怔忡，汗出肢冷，舌淡，脈弱或結代。

現代醫學常用於失眠，眩暈，心律失常，癔症，遺精，遺尿，帶下等病證。

3.酸棗仁　柏子仁：養心益肝，安神定志

【配伍分析】 酸棗仁、柏子仁均為養心安神之品。酸棗仁甘酸而平，甘能補益，酸能入肝，故善補肝血，斂肝陰，偏治心肝血虛所致的失眠，驚悸怔忡。柏子仁甘平質潤，主入心經，善補心氣，養心血，偏治思慮過度，心脾兩虧之心悸、失眠。二藥相須配伍，養心益肝、安神定志之效倍增，且有斂陰潤燥之功。

【用藥經驗】 二藥配伍，適用於①陰血虧虛，心肝失養之驚悸、怔忡、虛煩不得眠。②血虛津虧，腸燥便秘。③各種心臟病之心悸、不眠者。

酸棗仁常用10～15克，柏子仁為3～9克，均宜打碎入煎劑。二藥配伍，與當歸、白芍、何首烏等藥同用，可治肝血虛引起的失眠，驚悸怔忡；與茯神、五味子、遠志等同用，可治心血不足，血不養心的虛煩失眠、驚悸怔忡等病證；與火麻仁、鬱李仁同用，可治血虛腸燥便秘；與合歡皮、夜交藤、當歸等同用，可治夢遊症；與益智仁、枸杞、龜板、鱉甲等同用，可治男性臟躁症。然二藥配伍有斂邪之弊，不宜於心肝火旺之驚狂、失眠、怔忡、心悸等實證。且二藥均質潤多脂，便溏或多痰者慎用。

【名方舉例】 天王補心丹（《攝生秘剖》）生地黃120克，五味子15克，當歸身60克，天冬60克，麥冬60克，柏子仁60克，酸棗仁60克，人參15克，玄參15克，丹參15克，白茯苓15克，遠志15克，桔梗15克，朱砂15克。上藥為末，煉蜜丸如梧桐子大，朱砂為衣。每服9

克，空腹溫開水或龍眼肉煎湯送下。功用：滋陰養血，補心安神。主治：陰虛血少，心煩不眠，心悸神疲，健忘夢遺，口舌生瘡，大便乾燥，舌紅少苔，脈細而數。

現代醫學常用於治療神經衰弱、心臟病、精神分裂症、癔症以及復發性口瘡、蕁麻疹、更年期綜合徵、甲狀腺功能亢進等。

4.遠志　龍骨：安神定志，澀精補腎

【配伍分析】 遠志苦辛微溫，歸心腎經，能上益心氣，下壯腎陽，交通心腎而安神益智；龍骨甘澀質重，歸心腎經，上斂虛陽浮越，下固腎陰之精，使精氣秘而不泄，則精氣自足，元陽自壯，雖無補養之功，卻收補養之效。二藥配伍，一鎮一養，一泄一斂，相輔相成，共奏安神定志，澀精補腎之功。

【用藥經驗】 二藥配伍，適用於①勞心過度，陰精暗耗，神氣浮越，而致的失眠遺精之症。②心腎不足，心悸不安，精神恍惚，健忘，失眠，多夢。

遠志常用3～10克，龍骨15～30克，宜打碎先煎。二藥配伍，與琥珀、石菖蒲、細辛、桂枝同用，可治小兒遺尿；與人參、茯苓、朱砂等同用，可治心神不安，驚悸不眠；與龍眼肉、生地黃、天冬等同用，可治思慮過度，傷其神明的狂證。然二藥配伍，質重苦溫，陰虛陽亢及痰熱者忌服，遠志對胃有刺激，胃炎及胃潰瘍病者慎用。

【名方舉例】 孔聖枕中丹（《千金要方》）龜板、龍骨、遠志、石菖蒲各等份。上藥為末，或為蜜丸，每服9

克，每日服2次。功用：補益心腎，潛鎮安神。主治：心腎不足，心悸不安，精神恍惚，健忘，失眠，多夢，舌紅少苔，脈細數。

現代醫學常用於治療神經衰弱以及夢遊症，小兒多動症，學習障礙等病證。

十五、平肝息風藥

1.天麻　鉤藤：息風止痙，平肝潛陽

【配伍分析】天麻甘平柔潤，走肝經氣分，平肝潛陽，甘潤而養，為息風止痙之要藥，長於治虛風內動，風痰上擾所致的眩暈，四肢麻木，抽搐等；鉤藤輕清微寒，入肝、心包經，上行頭目，清熱平肝，息風止痙，長於治肝熱肝風的驚癇抽搐等。二藥相須為用，息風止痙，平肝潛陽之功倍增。

【用藥經驗】二藥配伍，適用於①肝風內動，風痰上擾之頭痛，眩暈，眼黑，手足麻木。②中風半身不遂，言語不利。③小兒驚風、癲癇而見四肢抽搐、牙關緊閉、煩躁不安等。

天麻常用3～10克，另燉兌服；鉤藤3～12克，入煎劑宜後下，不宜久煎。二藥配伍，與羚羊角、全蠍等同用，可治小兒急驚風；與乳香、琥珀、膽南星、全蠍等同用，可治癲癇；與川芎、羌活、白芷、細辛等同用，可治血管神經性頭痛；與蟬蛻、全蠍、天竺黃、膽南星

同用，可治破傷風；與僵蠶、白附子、防風、蜈蚣等同用，可治面癱。二藥配伍，無風熱及實熱者慎用。

【名方舉例】天麻鉤藤飲（《雜病證治新義》）天麻9克，鉤藤12克（後下），石決明18克（先煎），山梔9克，黃芩9克，川牛膝12克，杜仲9克，益母草9克，桑寄生9克，夜交藤9克，朱茯神9克。水煎服。功用：平肝息風，清熱活血，補益肝腎。主治：肝陽上亢，肝風內動所致的頭痛眩暈、耳鳴眼花、震顫、失眠，甚或半身不遂，舌質紅，脈弦數。

現代常用於原發性高血壓、高血壓腦病、中風、神經官能症、子癇等。

2. 全蠍　蜈蚣：息風止痙，通絡止痛

【配伍分析】全蠍味辛有毒，其性峻烈，辛散則通絡止痛，入肝經且息風止痙，為治外風內客之主要藥；蜈蚣辛溫燥烈，走竄性猛，行表達裏，無所不至，為息風止痙之要藥，且辛散溫通，有良好的通絡止痛之功。二藥相須為用，息風止痙，通絡止痛之功倍增。

【用藥經驗】二藥配伍，適用於①急慢驚風、中風面癱、破傷風。②瘡瘍腫毒，瘰癧結核。③偏正頭痛，風濕痹痛。

全蠍常用2.5～5克，蜈蚣為1～3克，均宜研末吞服。二藥配伍，與白附子同用，可治面癱；與僵蠶、川芎、羌活、白附子等同用，可治頑固性偏正頭痛；與鉤藤、僵蠶同用，可治小兒口撮、手足抽搐；與烏頭、附子同用，可治破傷風證所致痙攣抽搐；與川烏、草烏、

地龍同用，可治風濕頑痹。然二藥均為燥烈之品，且有毒，配伍用時，用量不可過大。孕婦忌用。

【名方舉例】 止痙散（《方劑學》）蜈蚣、全蠍各等份。上藥共研細末，每服1～1.5克，每日服2～4次，溫開水送服。功用：祛風解痙，止痛。主治：痙厥，四肢抽搐，角弓反張，以及頑固性頭痛、關節痛等症。

現代醫學常用於治療破傷風、癲癇、三叉神經痛以及流腦、B腦引起的抽搐等。

3.羚羊角　鉤藤：涼肝息風，清熱解痙

【配伍分析】 羚羊角質重氣寒，清上瀉下，清肝熱，潛肝陽，息風止痙，為肝風內動，驚癇抽搐的要藥，且清熱而解毒，散瘀能化斑；鉤藤輕清氣涼，既能平肝陽，又能除風熱，有較強的息風止痙之功。二藥相須為用，共奏涼肝息風，清熱解痙之功。

【用藥經驗】 二藥配伍，適用於①癇證，驚風，手足抽搐。②頭脹頭痛，目赤，眩暈。③溫病壯熱，神昏譫語。

羚羊角常用1～3克，入煎劑宜另煎汁沖服，單煎宜24小時以上，亦可磨汁或銼末服，也可以山羊角代用，用量為10～15克；鉤藤為3～12克，不宜久煎，宜後下。二藥配伍，與白芍、生地黃同用，可治壯熱不退，熱極動風所致的驚癇抽搐；與龍膽草、青黛、僵蠶等同用，可治小兒急驚風；與天麻、南星、石菖蒲等同用，可治中風痰涎上壅，神志不清，口眼歪斜；與白蒺藜、天竺黃、鮮竹瀝同用，可治產後發痙；與石決明、石

膏、龍膽草、全蠍等同用，可治溫病高熱不退，熱極動風而致頸項強直，四肢痙攣抽搐。然二藥配伍，藥性寒涼，脾虛慢驚風，虛風內動忌用。

【名方舉例】 羚角鉤藤湯（《通俗傷寒論》）羚羊角片4.5克（先煎），霜冬葉6克，川貝12克，鮮生地15克，鉤藤9克（後下），菊花9克，茯神木9克，生白芍9克，生甘草2.4克，淡竹茹15克（與羚羊角先煎代水）。水煎服。功用：涼肝息風，增液舒筋。主治：肝經熱盛，熱極動風，高熱不退，煩悶躁擾，手足抽搐，發為痙厥，甚則神昏，舌質絳而乾，或舌焦起刺，脈弦而數；肝陽上亢的頭痛，頭暈，震顫。

現代醫學常用於治療高熱痙厥、B型腦炎、原發性高血壓、高血壓腦病、妊娠子癇、產後驚風等。

4.鉤藤　全蠍：平肝息風，通絡止痛

【配伍分析】 鉤藤甘寒，入肝、心包經，有清熱平肝，息風止痙之功；全蠍味辛，入肝經，性善走竄，功專息風止痙，通絡止痛。二藥合用，鉤藤長於平肝，全蠍偏於息風，相輔相成，具有較強的平肝息風，通絡止痛之功。

【用藥經驗】 二藥配伍，適用於①肝風內動之驚癇、抽搐。②中風後半身不遂，肢體麻木疼痛。③肝陽、肝風引起的頑固性頭痛、三叉神經痛、頭面部痙攣抽搐疼痛等。

鉤藤常用3～12克，入煎劑後下；全蠍為3～5克，研末吞服，每次0.6～1克。二藥配伍，與天麻、山羊角

同用，可治小兒急驚風；與紫河車同用，可治偏頭痛；與桑寄生、石菖蒲、鬱金、香附同用，可治癲癇；與天竺黃、僵蠶、麻黃、地龍等同用，可治小兒咳喘；與僵蠶、蜈蚣、白附子、防風等同用，可治面癱。然二藥配伍，全蠍有毒，用量不宜過大；鉤藤氣寒有傷脾胃之虞，故脾虛慢驚風、血虛生風者忌用。

【名方舉例】 鉤藤飲（《醫宗金鑒》）鉤藤12克（後下），羚羊角2克（先煎），全蠍1.5克（研末吞服），人參6克（另煎，兌服），天麻3克（另煎，兌服），炙甘草3克。水煎服。功用：清熱息風，益氣解痙。主治：小兒天鉤、牙關緊閉、手足抽搐、驚悸壯熱、頭目仰視兼氣虛者。

現代醫學可用於治療小兒高熱抽搐症。

十六、補虛藥

1.人參　白朮：益氣健脾，補虛固表

【配伍分析】 人參甘溫，大補元氣，尤益脾肺之氣，有助陽生津之功；白朮味甘苦性溫，健脾燥濕，固表止汗，為補氣健脾之要藥。白朮重在補脾胃中氣，人參偏補益元氣，兩藥合用，相須相配，燥濕而不傷津，補元氣而生中氣，益肺脾之氣而固衛表，共奏益氣健脾，補虛固表之功。

【用藥經驗】 二藥配伍，適用於①脾胃氣虛之食

少，便溏，乏力，消瘦。②婦人陰脫，產後淋瀝。③血虧萎黃。④久病虛弱。

人參常用5～10克，白朮為6～12克，生用長於燥濕利水，炒用長於補脾止瀉。二藥配伍，與茯苓、甘草同用，可治脾氣虛弱所致的食少便溏、脘腹脹滿，倦怠無力；與乾薑、甘草同用，可治脾胃虛寒，脘腹冷痛，嘔吐泄瀉；與當歸、黃耆、茯苓、熟地同用，可治脾胃氣虛，化源不足的血虛萎黃。然二藥配伍，味甘而苦溫，故實證、邪盛、熱證慎用，氣滯濕阻，食積內停，瘡癰初起，陰虛內熱，胃陰不足，舌苔光剝，口乾唇燥，津液虧損者均不宜用。

又人參反藜蘆，畏五靈脂，惡皂莢，相合時不可與之同用，不宜同時喝茶和吃蘿蔔，以免影響藥力。

【名方舉例】 四君子湯（《太平惠民和劑局方》）人參10克，白朮9克，茯苓9克，甘草6克。水煎服。功用：益氣健脾。主治：脾胃氣虛，面色皏白，語聲低微，四肢無力，食少或便溏，舌質淡，脈細緩。

現代醫學常用於治療急慢性胃炎、胃竇炎、胃潰瘍、十二指腸球部潰瘍、胃腸功能減退、消化不良、崩漏、子宮肌瘤、小兒鼻衄、小兒低熱、慢性肝炎、蕁麻疹、週期性麻痹、慢性膽囊炎、妊娠惡阻、乳糜尿等。

2.黃耆　白朮：健脾利濕，益氣固表

【配伍分析】 黃耆、白朮均為甘溫之品，是常用的補氣藥。黃耆善補脾肺之氣，而固表、利水，為補氣升陽的要藥；白朮善健脾補中而止汗、燥濕。肺主通調水

道，脾主運化水濕，二藥相須為用，脾肺兼顧，既增加其健脾燥濕利水之功，又有補肺益衛固表之力。

【用藥經驗】 二藥配伍，適用於①氣虛衛弱自汗證。②脾肺氣虛之食少體倦，短氣，動則喘息。③脾虛濕盛之水腫、痰飲。④中氣下陷的久瀉脫肛、子宮下垂。

黃耆常用9～30克，生用固表，炙用健脾；白朮為6～12克。二藥配伍，與黨參、柴胡、升麻同用，可治中氣下陷的胃下垂、子宮下垂、久瀉脫肛；與防風同用，可治身體虛弱，衛氣不固的自汗證；與防己、生薑、大棗等藥同用，可治肢體浮腫，小便不利、汗出惡風的風水證；與附子同用，可治肺心病併發心源性腹瀉；與巴戟、仙靈脾、當歸、熟地等同用，可治白細胞減少症。然二藥配伍，甘溫且苦，陰虛內熱，胃陰不足，舌苔光剝，口乾唇燥，津液虧損等忌用；表實邪盛、氣滯濕阻、食積內停、內有實熱、陰虛陽亢、瘡癰初起或潰後熱毒尚盛均不宜用。

【名方舉例】 玉屏風散（《丹溪心法》）黃耆30克，防風30克，白朮60克。研末，每服9克，水一盅半，薑3片，煎服。

功用：益氣固表止汗。

主治：表虛衛陽不固。自汗多汗，易感風邪，面色蒼白，舌淡苔白，脈浮虛軟。

現代醫學常用於治療體弱小兒反覆呼吸道感染、小兒氣管炎、過敏性鼻炎、慢性蕁麻疹、過敏性紫癜及體虛盜汗、自汗者。

3.甘草　白朮：健脾益氣，緩急止痛

【配伍分析】甘草甘平而潤，補脾益氣，潤燥養筋而有緩急止痛之功；白朮苦甘溫燥，長於健脾燥濕，又有止瀉之力。二藥合用，甘草能補中，促進白朮健脾作用的發揮，並和緩其剛燥之性；白朮健脾，能助甘草補中益氣之力，有較平和的健脾和中作用。此外，二藥相配，還有緩脾止痛之功效。

【用藥經驗】二藥配伍，適用於①脾胃氣虛之食少、體倦、便溏。②肝脾不和，腹中拘急作痛。③脾胃不和之吐瀉。

甘草常用6～10克，生用清熱，炙用補中。白朮為6～12克。二藥配伍，與人參、茯苓同用，可治脾胃虛弱、氣短乏力、食少便溏；與人參、乾薑同用，可治中焦虛寒、自利不喝、嘔吐腹痛；與附子、生薑、大棗同用，可治梅尼埃病。然二藥配伍，性溫且燥，實邪內壅、陰虛內熱、津液不足忌用。

現代醫學藥理研究揭示，甘草有保鈉排鉀作用。濕阻中滿、噁心嘔吐、水腫腹脹者宜慎用。

【名方舉例】異功散（《小兒藥證直訣》）人參10克，白朮9克，茯苓9克，甘草6克，陳皮9克。上藥為末，每服6～9克，加生薑5片，大棗2枚，水煎服，亦可用飲片作湯劑水煎服，用量按原方比例酌情增減。功用：健脾益氣和胃。主治：脾胃虛弱，食慾不振，或胸脘痞悶不舒，或嘔吐泄瀉。

現代醫學常用治療小兒脾胃虛弱引起的消化不良、納

呆、泄瀉以及慢性胃炎、上消化道出血、帶下、脫髮、嘔吐等。

4.黃耆 甘草：補中益氣，解毒排膿

【配伍分析】 黃耆甘溫，補脾肺，升清陽，為補氣的要藥；甘草甘平，補脾胃，益中氣。二藥相須配伍，取甘以守中，使補中益氣之力增強。又生黃耆為「瘡家聖藥」，具拔毒排膿、斂瘡生肌之功；生甘草能散邪瀉火，解毒消癰。二者合用，以黃耆為主，甘草為輔，有補虛托毒，排膿解毒之作用。

【用藥經驗】 二藥配伍，適用於①脾胃氣虛之食少，便溏，體倦等。②氣虛發熱，渴喜熱飲，自汗出，少氣懶言等。③氣血不足，瘡瘍內陷或久不收口。

黃耆常用10～30克，甘草為6～10克。二藥配伍，與桂枝、白芍、飴糖同用，可治虛勞不足，腹中拘急，肢體困倦；與白朮、麥冬、大棗、防風等同用，可治產後氣虛，自汗不止；與當歸、皂角刺、川芎等同用，可治癰疽久潰不斂；與丹參、紅豆等同用，可治前列腺炎。然二藥配伍，味甘性溫，潤而戀濕，故濕盛中滿、腹脹水腫、表實邪盛、氣滯食阻、食積內停、內有實熱、陰虛陽亢、瘡瘍初起或潰後熱毒尚盛等均不宜用。

【名方舉例】 黃耆六一湯（《太平惠民和劑局方》卷五）黃耆6兩，炙甘草1兩。吹咀，每服2錢，水1盞，大棗1枚，煎至七分，去滓溫服，不拘時候。功用：平補氣血，安和臟腑。主治：氣虛津傷，肢體勞倦，口常乾渴，面色萎黃，不思飲食；或先渴而後生瘡癤子，或患

癰疽之後而口渴，或衛虛自汗；或痔漏膿水不絕等。

現代醫學常用於治療慢性胃炎、消化不良症、體虛自汗、癰疽等病症。

5. 仙靈脾　仙茅：補腎壯陽，祛風除濕

【配伍分析】 仙靈脾、仙茅皆為補腎壯陽之品，同歸肝腎二經。然仙靈脾味辛甘性溫，除補腎助陽外，兼有祛風濕、強筋骨的作用；仙茅味辛性熱而峻猛，補火助陽力強，長於祛寒濕，暖脾胃，且壯筋骨。二藥配伍，相須而用，相互促進，補腎壯陽，祛風除濕，功專力宏。

【用藥經驗】 二藥配伍，適用於①腎陽不足之畏寒肢冷、精寒陽痿、腰膝冷痛、軟弱無力等。②陽衰男不育、女不孕。③婦女更年期綜合徵。④風寒濕侵襲而致的風寒濕痹。

仙靈脾常用10～15克，仙茅為6～10克。二藥配伍，與巴戟天、黃柏、當歸同用，可治衝任不調型高血壓；與肉蓯蓉、枸杞同用，可治男子無精子症；與巴戟天、菟絲子、枸杞子等同用，可治腎陽虛衰所致的陽痿、遺精、尿頻、腰膝酸軟、神疲體倦等症；與威靈仙、獨活、川烏、肉桂等同用，可治風寒濕痹；與巴戟天、杜仲、桑寄生、牛膝等同用，可治肝腎不足，筋骨萎軟，下肢癱瘓。二藥配伍，味辛甘熱，易傷陰助火，相火熾盛，陽事易舉者忌用。

【名方舉例】 二仙湯（《中醫方劑臨床手冊》）仙茅15克，仙靈脾15克，當歸9克，巴戟天9克，黃柏9克，知母9克。水煎服。功用：補腎瀉火，調理衝任。主

治：婦女絕經前後諸證，頭目昏眩，胸悶心煩，小寐多夢，烘熱汗出，焦慮抑鬱，腰酸膝軟等。

現代醫學常用治療更年期綜合徵、抑鬱症、中風後遺症、再生障礙性貧血、精液異常症、系統性紅斑狼瘡、慢性腎炎、尿崩症、不孕症、不育症、脫髮、白塞氏綜合徵等。

6.杜仲　續斷：溫補肝腎，安胎強筋

【配伍分析】 杜仲、續斷同入肝、腎二經，皆有補肝腎、強筋骨、安胎之功。然杜仲味甘性溫，長於補益，有補而不走的特點，由益肝腎而具有安胎強筋骨的作用；續斷味辛而苦，性微溫，長於活血通絡，有補而善走之特點，由行血脈而續筋骨，調衝任而安胎。二藥相須為用，補而不滯，共奏溫補肝腎，安胎強筋之功。

【用藥經驗】 二藥配伍，適用於①肝腎不足，腰酸腿痛，下肢軟弱無力等。②風濕日久，腰膝疼痛。③婦女胎漏，胎動不安，腰痛欲墜等。

杜仲常用10～15克，續斷為10～20克。二藥配伍，與鹿茸、枸杞、補骨脂同用，可治腎虛遺精陽痿或小便頻數；與當歸、丹參、益母草等同用，可治婦女經行腰痛；與生地黃、淮山藥、菟絲子、白朮同用，可治孕婦體虛，肝腎兩虧致衝任不固，胎動不安者；與當歸、白芍、阿膠同用，可治孕婦因腎虛而致胎漏（子宮出血，腹不痛）者；與破故紙、牛膝、木瓜、萆薢等同用，可治腰痛併腳酸腿軟。二藥配伍，甘溫且苦，陰虛火旺者宜慎用。

【名方舉例】 千金保孕丸（《千金方》）杜仲12克，續斷12克，淮山藥12克。前2味研末，山藥煮糊和

丸，每服6克，每日服2次。亦可用飲片作湯劑，水煎服。功用：益腎補脾，固攝胎元。主治：婦人妊娠，腰背酸楚，慣於小產；妊娠期陰道少量下血，色淡暗，腹墜痛，舌質淡苔白，脈沉滑尺弱。

現代醫學常用於治療先兆流產、習慣性流產、胎兒宮內發育遲緩、虛寒帶下、不孕症等。

7. 當歸　熟地：養血滋陰，活血調經

【配伍分析】 當歸、熟地均為補血調經之要藥。然當歸辛甘而溫，氣輕質潤，能走能守，入心肝能生陰化陽，養血活血，行血調經；熟地味甘性微溫，滋潤純淨，善滋腎陰而養血調經。二藥相須為用，共奏養血滋陰，活血調經之功。

【用藥經驗】 二藥配伍，適用於①血虛精虧之眩暈、心悸、失眠、鬚髮早白等。②婦女月經不調，崩漏下血。

當歸常用9～15克，熟地常用10～30克。二藥配伍，與首烏、雞血藤、黨參等同用，可治營血不足，月經不調及崩漏；與製首烏、白芍、黑芝麻等同用，可治頭暈目眩、鬚髮早白；與乾薑、附子等同用，可治衝任虛寒、痛經、產後腹痛；與黃芩、黃連等同用，可治血熱實證之月經先期、月經量多；與炒荊芥穗、黃芩、香附等同用，可治崩漏初起，腹部隱痛，色紫凝塊，唇紅口渴；與荊芥、防風等同用，可治產後惡寒發熱、頭痛、肢體疼痛、無汗。二藥配伍甘溫質潤，凡氣滯痰多、濕滯中滿、食少便溏者忌用。

【名方舉例】四物湯（《太平惠民和劑局方》）當歸10克，川芎8克，白芍12克，熟乾地黃12克。上藥研粗末，水煎服，每服9克。現多用飲片作湯劑，水煎服。功用：補血調經。主治：衝任虛損，月水不調，臍腹疼痛，崩中漏下；血瘕塊硬，時發疼痛；妊娠胎動不安，血下不止；產後惡露不下，結生瘕聚，少腹堅痛，時作寒熱；面色萎黃，唇爪無華，舌質淡，脈弦細或細澀。

現代醫學常用治療月經不調、功能性子宮出血、黃體功能不全、盆腔炎、宮外孕、胎位異常、血小板減少性紫癜、產後發熱、蕁麻疹、慢性風疹、銀屑病、扁平疣、酒糟鼻、老年皮膚瘙癢症、神經性頭痛、風濕性關節炎、急慢性腎炎、血管神經性水腫、特發性血尿等。

8.熟地　白芍：滋腎補肝，養血補血

【配伍分析】熟地味甘微溫，其性緩和，擅補腎生精而養血，為補腎生精之要藥；白芍味苦而酸，性微寒柔潤，化陰補血，養血柔肝，為養血斂陰之常藥。二藥為用，一補腎生精，一養血柔肝，精血互生互化，「乙癸同源」，靜守純養，滋腎補肝，養血補血之功較著。

【用藥經驗】二藥配伍，適用於①肝腎不足，衝任虛損之月經不調，月經後期，閉經，不孕或妊娠腹痛，胎動不安等。②肝腎不足，陰血虧損之心悸怔忡，健忘，失眠等。

熟地常用10～30克，白芍為10～15克。二藥配伍，與當歸、首烏等同用，可治血虛萎黃，面色無華，心悸乏力；與當歸、阿膠、艾葉等同用，可治陰血虧虛、衝

任損傷之崩漏、胞阻或胎動不安；與防風、白蒺藜等同用，可治肝血不足，兩眼花，視物不明；與鹿茸、蓯蓉、續斷、烏賊骨、龍骨等同用，可治肝腎虛損，崩漏下血之證。然二藥配伍，係滋膩柔潤之品，氣滯多痰，脘腹脹痛，食少便溏者忌用。麻疹初期兼有表證，或透發不暢者不宜用。

【名方舉例】 養精種玉湯（《傅青主女科》）熟地15克，當歸12克，白芍9克，山萸肉9克。水煎服。

功用：滋補肝腎，養血聚精。

主治：精血不足，身瘦不孕，面色萎黃，頭暈目眩，心悸少寐，月經量少，舌淡脈細。

現代醫學常用治療月經不調、閉經、子宮發育不良之不孕症、更年期綜合徵等。

9. 沙參　麥冬：清肺涼胃，養陰生津

【配伍分析】 沙參、麥冬均甘寒質潤，同歸肺胃經，具養陰生津之功。然沙參體輕質薄，具輕揚上浮之性，能清肺熱，補肺陰，潤肺燥，為潤肺止咳之良藥；麥冬甘寒多汁，善入中焦而清胃生津力佳，且具潤肺養陰之功。二藥配伍，相須而用，肺胃同治，清肺涼胃，養陰生津之功增強。

【用藥經驗】 二藥配伍，適用於①陰虛肺燥或熱傷肺陰之乾咳少痰、咽喉乾燥等。②熱傷胃陰或久病陰虛津虧之咽乾口渴，大便乾燥，舌紅少苔等。

沙參常用10～15克，麥冬為10～15克。二藥配伍，與天花粉、玉竹、桑葉同用，可治肺熱傷陰的咽乾口渴、

燥咳少痰等症；與貝母、丹皮、鱉甲等同用，可治陰虛肺癆的咳嗽咯血；與生地、玉竹、冰糖同用，可治熱病傷津、咽乾口渴、食慾不振；與金銀花、連翹、甘草等同用，可治食管炎；與玉竹、大青葉、天花粉同用，可治小兒口瘡；與玄參、烏梅、丹皮同用，可治小兒夏季熱；與石膏、阿膠、黑芝麻、杏仁等同用，可治聲音嘶啞。然二藥配伍，甘寒質潤，麥冬有滑腸作用，故虛寒證，濕邪者，脾虛便溏者忌用。

【名方舉例】 沙參麥冬湯（《溫病條辨》）沙參10克，玉竹10克，麥冬10克，生甘草5克，桑葉6克，白扁豆10克，天花粉10克。水煎服。

功用：清養肺胃，生津潤燥。主治：燥傷肺胃，津液虧損，咽乾口渴，乾咳少痰，舌紅少苔。

現代醫學常用治療支氣管炎、肺炎、肺結核、口瘡、黴菌感染、急性肺炎、心動過速、秋燥，嘔吐等。

10.龜板　鱉甲：滋陰潛陽，清熱散結

【配伍分析】 龜板味甘而鹹，性寒，入血分，通心入腎，滋陰益腎健骨，養血補心；鱉甲味鹹性寒而入陰分，走肝益腎，善搜陰分熱邪而清熱除蒸，又能破瘀散結。龜板以滋陰力強，鱉甲以退熱力佳，二藥配伍，相互促進，陰陽相合，共成滋陰潛陽，清熱散結之效。

【用藥經驗】 二藥配伍，適用於①溫熱病高熱不退，陰傷津耗，虛風內動，手足蠕動。②陰虛發熱，骨蒸潮熱，骨軟骨弱等。③癥瘕積聚諸症。④高血壓、肺癆等屬陰虛陽亢者。

龜板常用10～30克，鱉甲為10～30克，入湯劑，均宜打碎先煎。二藥配伍，與地黃、牡蠣等同用，可治熱病後期，溫邪久留，灼傷真陰，舌乾齒黑，手指蠕動等虛風內動症；與熟地、丹皮、淮山藥等同用，可治陰虛骨癆。然二藥配伍，味鹹性寒，有破血散結之力，故孕婦、脾胃陽虛、食少便溏、胃有寒濕者忌服。

【名方舉例】 大定風珠湯（《溫病條辨》）生白芍18克，阿膠9克，生龜板12克，生鱉甲12克，乾地黃18克，麻仁6克，五味子6克，生牡蠣12克，麥冬18克，炙甘草12克，雞子黃2個。水煎去滓，再入雞子黃攪勻，溫服。功用：滋陰養液，柔肝息風。主治：溫病熱邪久羈，熱灼真陰，或因誤用汗、下，重傷陰液，神倦抽搐，脈氣虛弱，舌絳苔少，有時有欲脫之勢。

現代醫學常用於治療流行性B型腦炎、流行性腦脊髓膜炎、傷寒、震顫麻痹等。

十七、收澀藥

1.烏梅　罌粟殼：斂肺止咳，澀腸止瀉

【配伍分析】 烏梅、罌粟殼二藥味酸澀，同歸肺、大腸經，均具斂肺止咳、澀腸止瀉之功。然烏梅長於治脾陽虛而致的久瀉久痢，肺陰虛所致的久咳不止。且與甘寒藥物同用，有生津止渴之功；罌粟殼長於治腎陽虛所致的久瀉久痢、肺氣不收的久咳不止，具有良好的止痛功

效。二藥相須為用，其斂肺止咳、澀腸止瀉之功顯著。

【用藥經驗】 二藥配伍，適用於①肺虛久咳，自汗。②肝腎陽虛的久痢久瀉。

烏梅常用6～12克，罌粟殼為3～10克。二藥配伍，與大棗同用，可治水瀉不止；與人參、蒼朮、茯苓、肉豆蔻同用，可治肝腎陽虛久瀉不止；與半夏、阿膠、甘草同用，可治肺虛久咳不止。然二藥配伍，酸澀收斂，故咳嗽及腹瀉初起者忌用。

【名方舉例】 神聖散（《普濟方》）罌粟殼15克，烏梅肉15克，乾薑15克，肉豆蔻15克。為末，每服6克，加生薑5片，水煎服。功用：溫中澀腸。

主治：虛寒瀉痢，日久不止。

現代醫學常用於治療慢性腸炎、慢性痢疾等病症。

2.桑螵蛸 海螵蛸：補腎助陽，固精止帶

【配伍分析】 桑螵蛸、海螵蛸同入肝腎二經，均有固澀作用。桑螵蛸甘鹹而寒，偏入氣分，功長補腎助陽，固精縮尿。海螵蛸鹹澀微溫，偏入血分，功專收斂，長於止血止帶。二藥合用，共奏補腎助陽，固精止帶之功。

【用藥經驗】 二藥配伍，適用於①腎虛下元不固之小便頻數，甚至失禁。②小兒遺尿。③男子遺精、早洩、女子崩漏、帶下。

桑螵蛸常用3～10克，海螵蛸為6～12克。二藥配伍，與山茱萸、菟絲子、沙菀子同用，可治男子遺精；與遠志、當歸、人參等同用，可治腎陽不足，膀胱虛冷的遺尿尿頻；與白芷、血餘炭同用，可治赤白帶下。然二

藥配伍，性溫且澀，陰虛多火，膀胱有熱，小便短數者忌用。

【名方舉例】 既濟丹（《普濟方》）天門冬30克，麥門冬30克，澤瀉30克，桑螵蛸30克，海螵蛸30克，牡蠣30克，龍骨30克，黃連30克，遠志30克，雞內金30克。研細末，為丸，如梧桐子大，每服9克，每日2次。功用：滋腎清心，澀精止遺。主治：腎虛水火不濟，白濁遺精，腰腳無力，日漸羸弱。

現代醫學用於治療遺精、慢性前列腺炎、遺尿、神經衰弱等病症。

3.芡實　金櫻子：澀精縮尿，化濁止帶

【配伍分析】 芡實為水中果實，味澀，入腎脾二經，功能益腎固精，兼補脾去濕；金櫻子為陸地果實，味酸澀，入腎、膀胱經，功專固澀，能固精，縮尿，兼澀腸止瀉。二藥相配，具澀精縮尿，化濁止帶之功。

【用藥經驗】 二藥配伍，適用於①下焦不固的遺精、尿頻、白濁、白帶過多等症。②脾虛引起的久瀉久痢。

芡實常用10～15克，金櫻子為10～15克。二藥配伍，與人參、白朮、淮山藥等同用，可治脾虛之久瀉久痢，少氣懶言，面色萎黃等症。與續斷、沙苑蒺藜、枸杞、菟絲子等同用，可治腎氣傷損，精滑不禁；與韭菜子同用，可治腎虛遺精、滑精，以及婦女體虛白帶過多等病症。然二藥配伍，滋補斂澀，有實火熱邪，小便不利者忌用。

【名方舉例】 水陸二仙丹（《洪氏集驗方》）芡實、

金櫻子各等份。金櫻子熬膏，芡實研為細粉，和為丸，每日服2次，每服9克，鹽湯送下。功用：補腎澀精。主治：腎虛不攝，男子遺精白濁，女子帶下。

現代醫學常用於治療遺精、滑精，婦女陰道炎，宮頸炎，膀胱癌等病症。

4.赤石脂　禹餘糧：澀腸止瀉，止血止帶

【配伍分析】 赤石脂甘酸性溫，入胃、大腸經，功具止瀉止血，兼有收濕作用；禹餘糧甘澀微寒，歸胃、大腸經，功具澀腸止瀉，收斂止血，兼有生津作用。二藥相須為用，功專力宏，固下焦，止久瀉，收濕止帶，共奏澀腸止瀉、止血、止帶之功。

【用藥經驗】 二藥配伍，適用於①下焦不固，腸滑不禁的久瀉久痢。②下元虛脫的崩漏帶下。

赤石脂常用10～20克，禹餘糧為10～20克。二藥配伍，與白朮、乾薑、黨參、牡蠣同用，可治虛寒瀉泄或下痢便血；與伏龍肝、烏賊骨、桂心等同用，可治下元不固的崩漏下血；與烏梅、補骨脂同用，可治虛寒性月經過多和便血；與補骨脂、肉豆蔻、吳茱萸等同用，可治腎陽虛所致的形寒肢冷，腰膝酸軟。然二藥配伍，味澀甘溫收斂，濕熱瀉痢者忌用，孕婦慎用。

【名方舉例】 赤石脂禹餘糧湯（《傷寒論》）赤石脂30克，禹餘糧30克。水煎服。功用：收斂固脫，澀腸止瀉。主治：瀉利日久，滑泄不禁。

現代醫學常用於治療慢性腸炎、慢性結腸炎、功能性子宮出血、陰道炎、宮頸炎等病症。

5.五味子　五倍子：斂肺止咳，固精止瀉

【配伍分析】 五味子味酸性溫，酸能收斂，性溫而潤，上斂肺氣，下滋腎陰，功擅斂肺益腎而澀精止瀉；五倍子味酸而澀，性寒，寒能清熱，酸澀而斂，長於斂肺降火，固精澀腸。二藥合用，斂澀之力倍增，既斂肺氣、清虛火而止咳化痰，又補虛固攝而澀精止瀉，具有澀中寓補，斂中兼清之特點，其斂肺止咳，固精止瀉之功顯著。

【用藥經驗】 二藥配伍，適用於①肺腎兩虛，虛火上浮之乾咳喘嗽。②久瀉久痢。③男子遺精、滑精，女子赤白帶下，崩漏。④自汗、盜汗。

五味子常用6～10克，五倍子為3～6克。二藥配伍，與罌粟殼、訶子同用，可治肺虛久咳；與訶子、枯礬等同用，可治久瀉便血；與龍骨、茯苓、桑椹、枸杞等同用，可治遺精遺尿；與黃耆、牡蠣、蕎麥麵同用，可治自汗、盜汗。然二藥配伍，其性酸澀，表邪未解，內有實熱，咳嗽初起、痲疹初發、外感咳嗽、潰瘍病、濕熱瀉痢均忌用。

【名方舉例】 玉關丸（《景岳全書》）五味子30克（炒），五倍子60克（炒黑），訶子60克（半生半炒），枯礬60克，白麵120克（炒熟）。上為末，用熟湯和丸，如梧子大。以溫補脾腎等藥隨證加減湯送下，或人參湯亦可。功用：固精止瀉，補腎止崩。主治：久瀉不止，腸風血脫，崩漏帶濁不固。

現代醫學常用於治療遺精、性功能減退、陰道炎、宮頸炎等病症。

第二章　異類相使配伍

異類相使配伍，指不屬同類的兩種藥物配伍在一起使用，使之互相增進療效，或各取所長，達到治療目的一致的效果。

在臨床遣藥中，異類相使配伍主要針對：表裏同病、上下同病、氣血同病；或本虛標實、正虛邪戀、寒熱互結；或多種致病因素所致的疑難雜病。但使用時必須掌握如下原則：

(1)兩藥配伍，必須具備性能上有共性、功用上有共性，或治療目的一致才能組合運用。一種藥可顯著增加另一種藥的作用，或兩種藥物的協同作用，大大超過單味藥問量的總和。(2)在酌定兩藥的用量時，必須分主次、明標本、權輕重。(3)有斯病用斯藥，「用藥以勝病為主」，擇對病之藥，杜絕誅伐無辜。

一、兩種藥物性能有共性的配伍

兩味藥物雖功效不同，但在性能上有可比性，性能上有共性是它們相互溝通之處，這兩味藥配合使用，可產生協同作用，而使療效增強。

1.木香　黃連：清熱燥濕，行氣導滯

【配伍分析】 木香辛苦性溫，通理三焦，既能行腸胃結氣而消脹止痛，又能芳香化濕而健脾開胃；黃連苦寒，燥濕清熱、涼血解毒而清腸止痢。兩藥功效雖不同，但均屬苦味藥，皆歸胃、大腸經，苦能燥能泄，兩者合用，共奏清熱燥濕，行氣導滯之功。

【用藥經驗】 二藥配伍，適用於①濕熱瀉痢、腹痛、裏急後重、痢下赤白症。②細菌性痢疾或腸炎。

木香常用6～9克，黃連為3～6克。二藥配伍，與黃芩同用，可治濕熱痢；與丹皮、赤芍、地榆炭等同用，可治血痢；與芍藥同用，可治濕熱痢疾而致的腹痛。然二藥配伍，寒濕所致的瀉痢，舌苔白滑，脈遲而緩者忌用。

【名方舉例】 香連丸（《太平惠民和劑局方》）黃連100克（用吳茱萸50克同炒令赤，去吳茱萸不用），木香22克。醋糊為丸，梧桐子大，每服20丸，米飲吞下。

功用：清熱燥濕，行氣化滯。主治：丈夫婦人腸胃虛弱，冷熱不調，泄瀉煩渴，米穀不化，腹脹腸鳴，胸膈痞悶，脇肋脹滿；或下痢膿血，裏急後重，夜起頻頻，不思飲食；或小便不利，肢體怠惰，漸漸瘦弱。

現代醫學常用於治療細菌性痢疾、阿米巴痢疾、急性腸炎、過敏性腸炎等屬濕熱為患者是。

2.黃芩　白芍：清熱止痢，堅陰止痛

【配伍分析】 黃芩苦能燥濕，寒能清熱，尤以清肺火為多用，且具解少陽清大腸之功；白芍甘酸化陰養

血，柔肝緩急，苦寒泄熱，且緩腸止痛。二藥皆苦涼清泄，合用則清熱止痢，堅陰止痛。另外，黃芩能泄血分之熱而清熱安胎，白芍益肝陰，開血之結，共起泄熱而不傷胎，養正而不滯氣之用。

【用藥經驗】 二藥配伍，適用於①熱病後期，餘熱未清，陰液虧損，虛煩不得眠。②濕熱積滯腸中所致熱痢腹痛，身熱口苦，裏急後重。③妊娠惡阻。

黃芩用量為9克，白芍為12～15克。二藥配伍，與炙甘草同用，可治濕熱瀉痢，熱痢後重者；與黃連、阿膠、雞子黃同用，可治陰虛火旺，心中煩熱，失眠，或熱病後期，餘熱未清，陰液虧損，虛損不得眠，以及心火亢盛，迫血妄行所致衄血等證；與當歸、黃連、木香等同用，可治濕熱痢，腹痛便膿血，赤白相兼，裏急後重，肛門灼熱，小便短赤等。然二藥配伍性苦寒，陽衰虛寒久痢忌用。

【名方舉例】 黃芩湯（《傷寒論》）黃芩9克，白芍9克，炙甘草9克，大棗4枚。水煎服。功用：清熱止痢，和中止痛。主治：邪熱入裏，身熱口苦，腹痛下利，或熱痢腹痛，舌紅苔黃，脈數。現代醫學常用於治療細菌性痢疾、阿米巴痢疾、過敏性結腸炎、急性腸炎。

3.黃耆　當歸：益氣補血，行氣活血

【配伍分析】 黃耆甘溫益氣，為補氣升陽的要藥且補中兼行，有補氣行滯之功；當歸甘溫，氣輕味濃，養血活血，為補血活血之要藥。二藥配伍，甘溫入脾，共奏益氣補血，行血活血之功。

【用藥經驗】 二藥配伍，適用於①血虛發熱、盜汗。②氣血虧虛的血腫、瘡瘍。③氣虛血滯的風濕痹痛、肢體麻木、中風後遺症。

黃耆常用10～30克，當歸為10克。二藥配伍，與麻黃根同用，可治產後自汗、盜汗；與羌活、防風、片薑黃同用，可治氣虛血滯的風濕痹痛；與白芍同用，可治產後失血過多，腰痛，身熱，自汗；與川芎、桃仁、紅花同用，可治氣虛血滯的半身不遂，中風後遺症；與川芎、皂角刺同用，可治癰疽膿成不潰；與人參、肉桂等同用，可治癰疽久潰不斂；與白朮、赤芍、熟地、雞血藤同用，可治白細胞減少症；與血餘炭、生甘草、仙鶴草同用，可治慢性原發性血小板減少性紫癜；與生苡仁、鬱金、石決明、丹參、天麻等同用，可治外傷性顱內血腫；與黃芩、地榆、甘草同用，可治氣不攝血之月經過多；與甘草、金銀花、蒲公英同用，可治無名腫毒。然二藥配伍，味甘性溫，內有實熱、肝陽上亢、氣火上沖、濕熱氣滯、陽症瘡癰、表實邪盛、濕盛中滿、大便溏瀉者忌用。

【名方舉例】 當歸補血湯（《內外傷辨惑論》）黃耆30克，當歸6克。水煎服。

功用：補氣生血。主治：勞倦內傷，氣弱血虛，陽浮外越，肌熱面赤，煩渴欲飲，脈洪大而虛；婦人經行，產後血虛發熱頭痛；瘡瘍潰後，久不癒合者。

現代醫學常用於治療血小板減少性紫癜、白細胞減少症、崩漏、閉經、瘡瘍久潰不癒、視網膜炎、肩周炎、血尿、產後便秘、咳喘、慢性口腔炎等。

4.麻黃　羌活：發汗解表，祛風除濕

【配伍分析】 麻黃辛苦性溫，開毛竅，通腠理，發汗解表力強；羌活辛苦性溫，氣味雄烈，長於發散風寒而解表，又能祛筋骨問的風濕而止痛。二藥伍用，性味相同，辛以祛風，苦可燥濕，溫可散寒。羌活助麻黃開泄腠理，發解解表；麻黃協羌活達肌表，走經絡以祛風除濕，同奏散風寒，祛濕痛之功效。

【用藥經驗】 二藥配伍，適用於①風寒濕邪所致惡寒發熱、頭身疼痛等證。②風濕相搏，一身盡痛。

麻黃常用3～6克，羌活為3～9克。羌活用治感冒，用量宜輕；羌活治風濕，用量宜重。二藥配伍，與防風、白芷、細辛等同用，可治外感風寒濕邪所致頭身疼痛；與防風、薑黃、當歸等同用，可治風寒濕痹、肩臂疼痛。然二藥配伍，味辛苦性溫，胃腸型感冒忌用，血虛痹痛者亦忌用。

【名方舉例】 麻黃湯（《傷寒全生集》）麻黃9克，桂枝6克，杏仁9克，炙甘草3克，川芎9克，防風9克，羌活6克。水煎服。功用：辛溫發汗，祛風解表。

主治：冬時正傷寒，頭痛如斧劈，發熱如火熾，惡寒無汗，身體疼痛，腰背項強拘急，脈浮緊。

現代醫學常用於治療感冒、流行性感冒、風濕性關節炎等病症。

5.赤芍　黃柏：清熱解毒，涼血止痢

【配伍分析】 赤芍苦微寒，清熱涼血，散瘀解毒；

黃柏苦寒，清熱燥濕，瀉火解毒，偏清中下二焦的濕熱。二藥配伍，性味相同，苦能燥濕，寒能清熱，共奏清熱解毒，涼血止痢之功。

【用藥經驗】 二藥配伍，適用於①血分熱毒，赤痢腹痛，赤多白少，裏急後重者。②濕熱阻滯的黃疸。

赤芍常用9克，黃柏為9克。二藥配伍，與黃連、白頭翁同用，可治濕熱瀉痢；與梔子、龍膽草等同用，可治濕熱黃疸。然二藥配伍，性苦寒，久痢、虛寒痢忌用。

【名方舉例】 赤芍藥散（《聖惠方》卷五十九）赤芍藥二兩、黃柏二兩（以蜜拌合，塗炙令盡，銼）上為散。每服三錢，以淡漿水一盅盞，煎至五分，去滓稍熱服，不拘時候。功用：清熱解毒，涼血止痢。主治：赤痢多，腹痛不可忍。

現代醫學可用於治療急性腸炎、急性細菌性痢疾。

6.大黃　枳實：瀉熱除積，利氣消痞

【配伍分析】 大黃苦寒，瀉下攻積，清熱瀉火，為治療積滯便秘的要藥；枳實味苦微寒，氣銳力猛，破氣散積，為消積導滯之要藥。二藥配伍，味苦性寒，苦降寒清，具瀉熱除積、利氣消痞之功。

【用藥經驗】 二藥配伍，適用於①腸胃食積化熱之腹脹便秘，胸腹痞滿，舌苔老黃，脈滑數。②濕熱積滯的膽石症。③痢疾初起，腹中脹痛，或脘腹脹滿，裏急後重者。

大黃常用3～10克，枳實為6～15克。二藥配伍，與厚朴同用，可治胃腸實熱積滯，熱結便秘，腹痛脹滿；與黃連、黃芩同用，可治濕熱積滯，瀉痢後重；與芍

藥、山梔、黃芩同用，可治眼暴熱痛，皆頭腫痛；與白芍、金錢草、海金沙、丹參等同用，可治膽道結石；與茯苓、白朮、澤瀉、川芎、黃芩同用，可治三叉神經痛；與厚朴、木香、陳皮、甘草同用，可治腹部手術後腹脹。然二藥配伍，大黃苦寒峻猛，枳實行氣也力猛氣銳，有「沖牆倒壁」之功。故孕婦、脾胃虛弱者，當慎用；陽虛寒凝及熱結津虧不大便者忌用。

【名方舉例】 枳實導滯丸（《內外傷辨惑論》）大黃30克，枳實15克，神麴15克，茯苓9克，黃連9克，白朮9克，澤瀉6克，黃芩9克。研為細末，湯浸蒸餅為丸，每服6～9克，溫開水送下；亦可作湯劑煎服，用量按原方比例酌情增減。功用：消積導滯，清利濕熱。主治：濕熱食積，內阻腸胃，胸脘痞悶，下痢泄瀉，或腹痛後重，或大便秘結，小便短赤，舌紅，苔黃膩，脈沉實。

現代醫學常用於治療消化不良、急性腸炎、急性菌痢等病症。

7. 生地黃　木通：清心養陰，利水通淋

【配伍分析】 生地黃苦甘而寒，入心清熱涼血，入腎養陰生津，腎陰充足則心火得降；木通味苦性寒，其性通利，上能清心降火，下能利水泄熱。二藥配伍，味苦性寒，同歸心經，清心與養陰兼顧，利水與導熱並行，利尿而不傷陰，滋陰而不戀邪，共奏清心養陰，利水通淋之功。

【用藥經驗】 二藥配伍，適用於①心經熱盛，心胸煩熱，口渴面赤，口舌生瘡之症。②心熱移於小腸。症見小便短澀刺痛，甚至血尿。

生地黃常用15～18克，木通為3～6克。二藥配伍，與黃連、麥冬、地骨皮等同用，可治心臟實熱，口乾煩渴，或口舌生瘡，驚恐不安；與梔子、黃柏、知母等同用，可治心經實熱，目大眥赤脈傳睛，視物不清；與麥冬、車前子、赤茯苓同用，可治熱閉，小便不通；與黃連等同用，可治心脾積熱上發，口舌瘡赤糜爛；與瞿麥、滑石、茵陳、豬苓等同用，可治熱淋，小便不通，淋漓澀痛。然二藥配伍，苦寒降泄，孕婦及中虛尿頻者忌用。

【名方舉例】 導赤散（《小兒藥證直訣》）生地黃9克，木通9克，淡竹葉6克，甘草梢9克。上藥為末，每服10克，水煎服。亦可改作湯劑，水煎服。

功用：清心養陰，利水通淋。主治：心經熱盛，心胸煩熱，口渴面赤，意欲飲冷，以及口舌生瘡；或心移熱於小腸，小溲赤澀刺痛，舌紅脈數。

現代醫學常用於治療急性泌尿系統感染、尿路結石、口腔潰瘍、小兒夜啼等。

8.陳皮　丁香：溫中和胃，降逆止嘔

【配伍分析】 陳皮辛散苦降，溫和不峻，長於健脾燥濕，和胃止嘔；丁香辛溫，溫中散寒，善於降逆。二藥均味辛性溫，同歸脾經，配伍應用，共奏溫中和胃，降逆止嘔之功。

【用藥經驗】 二藥配伍，適用於①脾胃虛寒之嘔吐呃逆。②小兒百日內，吐乳或大便青色。

陳皮常用6～12克，丁香為2～5克。二藥配伍，與白朮、砂仁等同用，可治脾胃虛寒，食少吐瀉；與附子、肉

桂、人參、黃耆等同用，可治慢脾風，吐瀉日久，閉目搖頭，虛汗昏睡，四肢厥冷，頻嘔清水。然二藥配伍宜虛寒呃逆，如治虛熱呃逆，須配滋陰清熱藥同用，實熱證忌用。

【名方舉例】 丁附湯（《證治要訣類方》）陳皮9克，青皮9克，丁香6克，附子9克，人參9克，白朮9克，炮薑9克，炙甘草9克。湯劑水煎。

功用：溫陽祛寒，降逆止嘔。

主治：寒嘔，中脘停寒，喜食辛熱，物人吐出。

現代醫學常用於治療胃及十二指腸潰瘍、慢性腸炎、消化道出血、心力衰竭等。

9.半夏 生薑：降逆化痰，溫胃散寒

【配伍分析】半夏辛溫而燥，為燥濕化痰、溫化寒痰之要藥，且和胃降逆而止嘔；乾薑辛熱，溫中祛寒，溫肺化飲，既能溫散肺中寒邪而利肺氣之肅降，使水道通調而痰飲可化，又能溫脾胃去濕濁而絕生痰之源。一為化痰止咳藥，一為溫裏藥，雖不同類，但性味相同，同歸肺、脾、胃經。二藥合用，共奏降逆化痰，溫胃散寒之功。

【用藥經驗】 二藥配伍，適用於①寒痰阻肺的咳嗽氣喘，咳痰清稀。②胃寒氣逆的乾嘔、吐涎沫。③懸癰，咽熱暴腫。

半夏常用6～10克，乾薑為3～10克。二藥配伍，與人參同用，可治妊娠及脾胃虛寒之嘔吐；與茯苓、陳皮同用，可治痰飲上逆嘔吐，胸脘痞悶，心悸眩暈；與神麴、山楂同用，可治飲食停滯，噯氣頻頻；與桔梗、牛蒡子、射干同用，可治懸癰。然二藥配伍性溫燥，熱痰、

燥痰、胃火上逆的嘔吐忌用。

【名方舉例】半夏乾薑散（《金匱要略》）半夏、乾薑各等份為散。每服方寸匕，漿水一升半，煎取七合，頓服之。功用：降逆化痰，溫胃散寒。主治：乾嘔吐逆，或嘔吐清涎。

現代醫學常用於治療胃神經官能症、梅尼埃綜合徵、不完全性幽門梗阻、胃腸炎、妊娠嘔吐等。

10.麻黃　乾薑：溫肺散寒，止咳平喘

【配伍分析】麻黃辛溫微苦，擅入肺經，發汗解表，利水準喘；乾薑辛熱，歸肺、脾、胃經，有溫肺化飲之功，既能溫散肺中寒邪而利肺氣之肅降，使水道通調而痰飲可化，又能溫脾胃去濕濁而絕生痰之源。一為解表藥，一為溫裏藥，二藥配伍，麻黃宣肺泄邪以治標，乾薑溫肺化飲而治本，標本兼顧，以增強溫肺散寒，止咳平喘之功。

【用藥經驗】二藥配伍，適用於①寒飲咳喘，形寒背冷、痰多清稀之證。②外有表寒，內有水飲證，症見惡寒發熱，無汗，咳痰量多而稀，苔薄白，脈浮緊。

麻黃常用6～10克，乾薑為6～10克。二藥配伍，與麻黃、細辛、五味子、半夏同用，可治寒飲咳喘，痰清稀，形寒畏冷者；與石膏、桑白皮、半夏、桂枝同用，可治肺脹，心下有水氣，咳而上氣，煩躁而喘，脈浮者；與茯苓、陳皮、半夏同用，可治痰飲較盛，喘咳不止；與葶藶子、萊菔子、厚朴同用，可治痰停胸脘，滿悶咳喘。然二藥配伍，味辛性熱，陰虛乾咳，肺虛咳喘、

腎虛喘促者忌用。

【名方舉例】 小青龍湯（《傷寒論》）麻黃9克，芍藥9克，細辛3克，乾薑3克，炙甘草6克，桂枝6克，五味子3克，半夏9克。水煎服。功用：解表蠲飲，止咳平喘。主治：風寒客表，水飲內停，惡寒發熱，無汗，喘咳，痰多而稀，或痰飲咳喘，不得平臥，或身體疼痛，頭面四肢浮腫，舌苔白滑，脈浮。

現代醫學常用於治療急、慢性支氣管炎、支氣管哮喘、百日咳、肺氣腫、肺源性心臟病、胸膜炎、腎炎、結膜炎、淚囊炎、過敏性鼻炎、卡他性中耳炎、老年遺尿等。

11.桂枝　川芎：疏風通絡，行氣活血

【配伍分析】 桂枝辛溫浮散，透達於肌腠之間，散風寒，逐表邪，發汗且溫經助陽；川芎辛散溫通，氣香走竄，能上行巔頂，下行血海，旁達四末，外徹皮膚，既能活血化瘀，又能行血中氣滯，並能疏散風邪，為血中之氣藥。一為發散風寒藥，一為活血祛瘀藥，但均具辛溫，性能上有共性。配合應用，共奏疏風寒、通經絡、開痹澀、行氣活血之功。

【用藥經驗】二藥配伍，適用於①風寒濕痹。一身肢節疼痛，重著酸楚之證，或寒阻脈絡所致的偏頭痛。②婦女經脈受寒，月經不調，痛經，癥瘕，產後腹痛及外傷受寒，腫痛不消等。

桂枝常用3～9克，川芎為3～15克，川芎若治外感風邪，所致病程較短者，則以小劑量為宜；若久病，或血瘀頭痛等，宜大劑量川芎，並配伍石膏、石決明等寒

涼清熱平肝之品。二藥配伍，與枳實、薤白、丹參、附子同用，可治心陽虛衰、寒凝血瘀的冠心病；與白芍、當歸、路路通、大棗同用，可治雷諾氏病；與生地、白芍、當歸等同用，可治婦人經來感寒，發熱有汗者；與獨活、秦艽、防風等同用，可治風濕痹痛；與當歸、人參、吳茱萸、丹皮等同用，可治衝任虛寒，瘀血阻滯，漏下不止，月經不調；與黃耆、續斷、杜仲等同用，可治血氣凝滯、手足拘攣、風痹等。然二藥辛溫升散，有助火傷陰，使氣火逆上之弊，對陰虛火旺、肝陽上亢及氣逆痰喘火證忌用。

【名方舉例】 溫經湯（《金匱要略》）吳茱萸9克，當歸9克，芍藥6克，川芎6克，人參6克，桂枝6克，阿膠9克，牡丹皮6克，生薑6克，甘草6克，半夏6克，麥冬9克。水煎服。功用：溫經散寒，祛瘀養血。主治：衝任虛寒，瘀血阻滯，漏下不止，月經不調，或前或後，或逾期不止，或一月再行，或經停不至，而見傍晚發熱，手心煩熱，口唇乾燥，少腹裏急，腹滿；婦人久不受孕等。

現代醫學常用於治療不孕症、功能失調性子宮出血、閉經、痛經、月經後期、子宮發育不良、卵巢囊腫、陰道炎、帶下、先兆流產、疝氣、遺尿症、新生兒硬腫症、男性不育等病。

12.桂枝　白朮：溫經通絡，健脾化濕

【配伍分析】 桂枝辛甘而溫，走表則溫經散寒，以驅表邪，入裏則溫陽化氣，「立中州之陽虛，療脾胃虛餒」；白朮甘溫苦燥，善補脾氣，燥化水濕，與脾喜燥惡

濕之性相合，為補脾要藥，除風痹之品。一為解表藥，一為補氣藥，雖不同類，但均甘溫，性能上有共性。桂枝配白朮，既可走表，溫經通絡，除痹止痛；又可走裏，以溫中健脾化濕。

【用藥經驗】 二藥配伍，適用於①風寒濕邪客於肌表經絡之四肢關節沉重疼痛，屈伸不利。②脾陽不振，寒濕內生，痰飲內停之胃脘冷痛，納呆，嘔惡下痢便溏等。

桂枝常用6～10克，白朮為6～15克，白朮生用長於燥濕利水，炒用長於補脾止瀉。二藥配伍，與附子、知母、麻黃、防風同用，可治風寒濕痹，邪有化熱之趨，肢節疼痛；與忍冬藤、海桐皮、桑枝等同用，可治關節疼痛灼熱；與澤瀉、豬苓同用，可治眩冒，小便不利；與蘇子、麻黃、杏仁等同用，可治哮喘。然二藥配伍，苦燥而性溫，實邪內壅、陰虛內熱、津液不足者忌用。

【名方舉例】 苓桂朮甘湯（《金匱要略》）茯苓12克，桂枝12克，白朮6克，炙甘草6克。水煎服。功用：溫化痰飲，健脾利濕。主治：中陽不足之痰飲病，胸脇支滿，目眩心悸，或短氣而咳，舌苔白滑，脈弦滑。

現代醫學常用於治療慢性支氣管炎、支氣管哮喘、冠心病、風濕性心臟病、心力衰竭、高血壓、慢性胃炎、胃及十二指腸潰瘍、幽門梗阻、慢性腎炎、內耳眩暈病、睾丸鞘膜積液等。

13.升麻　蒼朮：升陽解表，燥濕健脾

【配伍分析】 升麻辛甘微寒，升舉清陽而散風勝濕，且清熱解毒；蒼朮味辛苦性溫，內走脾土而燥濕健

脾，外解表而散寒。一為解表藥，一為芳香化濕藥，均味辛，同歸脾、胃經。二藥配伍，升清與燥濕運脾並用，相輔相成，合脾宜升喜燥惡濕、健運之特性，辛散風濕與苦溫燥濕並舉，內外皆治，共奏升陽解表，燥濕健脾之功。

【用藥經驗】 二藥配伍，適用於①脾為濕困，不思飲食，泄瀉無度，四肢困倦。②暑邪傷脾，納呆，便溏。

升麻常用3～6克，宜炙用，蒼朮5～10克，健脾燥濕多用製蒼朮。二藥配伍，與黃耆、人參、澤瀉等同用，可治平素氣虛，感受暑濕，脾濕不化證；與黃耆、枳殼、柴胡同用，可治胃、腎下垂；與當歸、熟地等同用，可滋補不礙中，振奮氣化，而治血小板減少症，粒細胞減少症。然二藥配伍，性苦溫，血虛氣弱、津虧液耗、表虛自汗者應慎用。

【名方舉例】 清暑益氣湯（《脾胃論》）黃耆18克，蒼朮9克，升麻3克，人參3克，神麴6克，陳皮3克，白朮6克，麥門冬9克，當歸9克，炙甘草3克，青皮3克，黃柏3克，葛根6克，澤瀉3克，五味子3克。水煎服。功用：清暑益氣，除濕健脾。主治：平素氣虛，又受暑濕，身熱頭痛，口渴自汗，四肢困倦，不思飲食，胸滿身重，大便溏薄，小便短赤，苔膩脈虛者。

現代醫學常用於治療夏日感冒、急性胃腸炎等。

14.升麻　生地：清熱涼血，散火解毒

【配伍分析】 升麻甘辛微寒，輕清升散，既能疏散風熱，又能清瀉肺胃之火而解毒；生地甘寒，功擅清熱涼血，又能養陰生津。一為辛涼解表藥，一為清熱涼血

藥，雖不同類，但均具甘寒之味，性能上有共性，二藥配用，相輔相成，升麻引生地入肺胃以清肺胃之積熱，生地養陰生津協升麻以清熱，共奏清熱涼血，散火解毒之功。

【用藥經驗】 二藥配伍，適用於①肺胃熱盛，迫血妄行而致的吐血、衄血、牙宣出血。②胃熱循足陽明胃經脈上攻所致的牙痛牽引頭痛，面頰發熱諸證。

升麻常用3～6克，生地黃為15～30克。二藥配伍，與石膏、黃芩、丹皮等同用，可治胃經實熱之牙衄，血出如湧，口臭牙不痛；與黃連、山梔、犀角、石膏等同用，可治脾胃積熱，鼻中出血；與犀角、連翹、甘草、丹皮等同用，可治婦人胃火傷血，唇裂內熱；與連翹、丹皮、黃連同用，可治走馬牙疳，牙間紅腫，漸變紫黑臭穢；與金銀花、燈芯、石膏，可治胃火上炎的小兒重顎、重齦。然二藥配伍，性寒而質潤，脾虛濕滯，腹滿便溏者忌用。

【名方舉例】 清胃散（《蘭室秘藏》）生地12克，當歸6克，牡丹皮9克，黃連3克，升麻6克。原為散劑，現多作湯劑，水煎服。功用：清胃涼血。

主治：胃有積熱。牙痛牽引頭腦，面頰發熱，其齒惡熱喜冷；或牙齦潰爛；或牙宣出血；或唇舌頰腮腫痛；或口氣熱臭，口舌乾燥，舌紅苔黃，脈滑大而數。

現代醫學常用於治療牙周炎、口腔炎、口腔潰瘍、三叉神經痛等。

15.枳實　檳榔：理氣消脹，行氣利水

【配伍分析】 枳實苦泄辛散，氣銳力猛，既行氣消

痰，可治胸痹結胸，又破氣除痞，可治食積不化；檳榔苦降辛散，既瀉下通便，能驅蟲而治多種腸道寄生蟲外，還能破氣除脹，消食導滯，治療食積氣滯，瀉痢後重，又能行氣利水，治療水腫實證，二便不利。二者合用，性能相同，味均苦辛，同歸胃、大腸經，共奏理氣消脹，行氣利水之功。

【用藥經驗】 二藥配伍，適用於①食積氣滯，瀉痢後重。②氣滯便秘，或水腫，腳氣腫痛。

枳實常用6～10克，檳榔為6～15克。二藥配伍，與鬱李仁、皂角、半夏同用，可治氣滯便秘、痰食停積；與生大黃、厚朴、連翹、紫草等同用，可治傷寒兼食滯，濕停化燥，內夾食滯的斑疹不能速透，大便秘結者；與神麴、炒麥芽、砂仁、丁香等同用，可治幼兒乳食不消。然二藥配伍，辛散苦泄，性烈而速，破氣力強，能傷正氣，耗散真氣，故無氣聚邪實者忌用，脾胃虛弱及孕婦慎用。

【名方舉例】 消食丸（《嬰童百問》）砂仁15克，陳皮15克，三棱15克，莪朮15克，神麴15克，炒麥芽15克，香附30克，炒枳殼30克，檳榔30克，烏梅30克，丁香3克。為細末，麵糊為丸，綠豆大，每服3克，紫蘇煎湯送下。功用：理氣消食。主治：小兒乳食不消。

現代醫學可用於治療幼兒消化不良等病症。

16.萊菔子　白芥子：利氣消食，祛痰止咳

【配伍分析】 萊菔子、白芥子均為辛散之品，同入肺經。萊菔子辛甚，長於順氣開鬱，下氣定喘，消食化痰，消脹除滿；白芥子辛能入肺，溫可散寒，長於利氣

豁痰，溫中散寒，通絡止痛。二藥相伍，白芥子既能助萊菔子溫肺豁痰，化積消痰，又能降氣平喘，合而用之，相互促進，利氣消食，祛痰止咳、降氣平喘之力增強。

【用藥經驗】 二藥配伍，適用於①痰濕內盛，氣機不暢，咳嗽痰多，胸悶嘔逆之證。②老年人，體虛咳嗽，食少難消。③久咳痰喘者。

萊菔子常用10克，白芥子為10克。二藥配伍，與蒼朮、白朮、肉桂、附子同用，可治久咳氣促，痰多稀薄，受寒易犯病者；與南沙參、杏仁、半夏、桑白皮、瓜蔞皮等同用，可治哮喘；與乾薑、細辛、杏仁、厚朴等同用，可治胸悶痰多不利者；與山楂、麥芽等同用，可治食痰積滯。然二藥配伍，辛散燥烈，易耗氣傷陰動火，久嗽肺虛、陰虛火旺者忌用。

【名方舉例】 三子養親湯（《韓氏醫通》）白芥子6克，蘇子9克，萊菔子9克。水煎服。

功用：降氣快膈，化痰消食。主治：痰壅氣滯，咳嗽喘逆，痰多胸痞，食少難消，舌苔白膩，脈滑。

現代醫學常用於治療支氣管炎、支氣管哮喘、肺氣腫、自發性氣胸。

二、兩種藥物功效上有共性的配伍

兩種藥物雖性能不同，但在功效上有可比性，功效上有共性是它們相互配伍的前提，配合應用，可產生協同作用。

1.黃耆　柴胡：升陽舉陷，行氣解鬱

【配伍分析】 黃耆甘溫益氣，歸肺、脾經，為補氣升陽的要藥，且有補氣行滯之功；柴胡味辛苦性寒，芳香疏泄，歸心包絡，肝、膽經，長於升舉脾胃清陽之氣，且條達肝氣，有疏肝解鬱之功。二藥配伍，性能不同，歸經不同，但在功效上有可比性，共奏升陽舉陷，行氣解鬱之功。

【用藥經驗】 二藥配伍，適用於①氣虛下陷的脫肛、胃下垂、子宮下垂。②清陽下陷的久瀉、久痢。③氣虛不能攝血的崩漏不止。

黃耆常用10～30克，柴胡為3～6克。二藥配伍，與升麻、桔梗、知母同用，可治胸中大氣下陷，氣促急短，呼吸困難，脈沉遲微弱；與升麻、當歸同用，可治氣機下陷，小便滴瀝不通；與黨參、白朮、阿膠、艾葉同用，可治體質素虛，妊娠四、五月，腰酸腹脹，胎動不安，陰道少許出血。然二藥配伍，升陽舉陷力強，故陰虛陽浮、肝陽上亢、喘滿氣逆者忌用。

【名方舉例】 補中益氣湯（《脾胃論》）黃耆15～20克，甘草5克，人參10克，當歸10克，橘皮6克，升麻3克，柴胡3克，白朮10克。水煎服。功用：補中益氣，升陽舉陷。主治：脾胃氣虛，發熱，自汗出，少氣懶言，體倦肢軟，大便稀溏，脈洪而虛，舌質淡，苔薄白；氣虛下陷，脫肛，子宮下垂，久瀉，久痢，久瘧。

現代醫學常用於治療胃下垂、胃黏膜脫垂、腎下垂、子宮下垂、重症肌無力、慢性肝炎、腹股溝疝、腸套疊、腸炎、乳糜尿、小兒神經性尿頻、尿失禁、腎絞痛、小兒

秋季腹瀉、放射性直腸炎、白細胞減少症、久瀉、崩漏、帶下、失眠、耳鳴、呃逆、鬱證、遺精、癲癇等。

2. 陳皮　甘草：燥濕化痰，解毒散結

【配伍分析】 陳皮辛苦而溫，功具燥濕化痰，理氣散結之功；甘草味甘而潤，祛痰止咳，清熱解毒。一為理氣藥，一為補氣藥，雖不同類，但均能祛痰，功效上有可比性，配合應用，既可燥濕化痰，又可解毒散結。

【用藥經驗】 二藥配伍，適用於①寒痰、濕痰咳嗽。②瘡癰初起，乳癰腫痛等症。

陳皮常用6～12克，甘草為3～10克。二藥配伍，與半夏、茯苓同用，可治濕痰咳嗽，胸膈痞悶；與砂仁、丁香同用，可治停痰結氣而嘔；與杏仁、白芥子同用，可治風寒咳嗽，痰滯氣逆等症；與白朮、蒼朮同用，可治脾虛痰盛不運；與炮薑、砂仁同用，可治胃寒生痰及氣滯噯氣；與蘇葉、杏仁同用，可治外感風寒，內有濕痰，傷風傷冷，咳喘痰多，胸悶氣促。然二藥配伍，味苦性溫且燥，熱痰、燥痰應慎用。

【名方舉例】 橘甘散（《醫學入門》卷七）橘皮四兩（去白），甘草一兩（炙），為末，每服二錢，白湯調下。功用：燥濕化痰。主治：痰嗽。

現代醫學常用於治療慢性支氣管炎。

3. 陳皮　茯苓：健脾滲濕，理氣和胃

【配伍分析】 陳皮辛散苦降，燥濕健脾，理氣化痰，和胃止嘔；茯苓甘淡性平，補中健脾，利水滲濕，

一為理氣藥，一為利水滲濕藥，雖性能有異，但均能健脾，功效上有可比性，二藥合用，共奏健脾滲濕，理氣和胃之功。

【用藥經驗】 二藥配伍，適用於①痰濕壅滯，肺失宣降，咳嗽痰多氣逆之症。②脾胃虛弱，食慾不振，胸脘痞悶，嘔吐泄瀉。

陳皮常用3～9克，茯苓為10～15克。二藥配伍，與半夏、甘草、生薑同用，可治濕痰咳嗽，胸膈痞悶，噁心嘔吐；與杏仁、白芥子同用，可治風寒咳嗽、痰滯氣逆；與蒼朮、厚朴同用，可治食積咳嗽，胸悶，泄瀉不止；與人參、白朮、甘草同用，可治脾胃氣虛，寒濕滯於中焦，脘腹脹滿，嘔吐，泄瀉；與藿香、砂仁、半夏、白朮等同用，可治脾胃虛寒，食少作嘔，脘腹痞悶。然二藥配伍，苦降淡利之品，孕婦慎用。

【名方舉例】 六君子湯（《校注婦人良方》）人參10克，白朮9克，茯苓9克，甘草6克，陳皮9克，半夏12克。水煎服。功用：健脾益氣，和胃化痰。

主治：脾胃氣虛，兼有痰濕，不思飲食，噁心嘔吐，胸脘痞悶，大便不實；或咳嗽痰多稀白等症。

現代醫學常用於治療慢性胃炎、胃及十二指腸潰瘍、慢性支氣管炎、嬰幼兒腹瀉、皮膚黑病變、眼球玻璃體混濁、鏈黴素副反應、嘔吐、泄瀉、帶下、慢驚風等。

4.白芍　甘草：益血養陰，緩急止痛

【配伍分析】 白芍味苦而酸，性微寒，酸斂苦泄，性寒陰柔，歸肝經，養血柔肝，緩急止痛；甘草味甘性

平，補脾益氣，緩急止痛。一為補血藥，一為補氣藥，雖性能有異，但功效上有可比性。二藥合用，酸甘化陰，肝脾同治，共奏緩肝和脾，益血養陰，緩急止痛之功。

【用藥經驗】 二藥配伍，適用於①肝脾不和，氣血失調之胸脇不適，腹中拘急疼痛，手足攣急。②血虛頭暈頭痛，痛經，經期腹痛等。

白芍常用15～30克，甘草為5～10克，緩急止痛時，白芍、甘草的比例應為3：1或4：1，其療效才為理想。二藥配伍，與附子同用，可治陰陽兩虛，惡寒肢冷，腳攣急，脈微細；與白朮同用，可治脾濕水瀉，身重困弱，腹痛甚者；與烏賊骨同用，可治胃及十二指腸潰瘍，見吐酸，胃痛；與烏賊骨、象貝同用，可治胃脘疼痛，時發時止，噁心嘔吐，泛酸噯氣；與木瓜、桂枝、牛膝同用，可治腓腸肌痙攣；與蟬蛻、葛根同用，可治面肌痙攣；與酸棗仁、木瓜同用，可治三叉神經痛；與牛膝、地龍、當歸、杜仲同用，可治腰腿痛；與延胡索、川楝子同用，可治脘腹疼痛；與冬葵子、滑石、車前子同用，可治泌尿系結石；與當歸、益母草同用，可治氣滯血瘀的痛經。然二藥配伍，甘柔酸斂，濕盛脹滿、浮腫、陽衰虛寒之證者不宜用。

【名方舉例】 芍藥甘草湯（《傷寒論》）白芍藥12克，炙甘草12克。水煎服。功用：益血養陰，緩急止痛。主治：腿腳攣急，或四肢攣急，或脘腹疼痛。

現代醫學常用於治療腓腸肌痙攣、面肌痙攣、出血熱後期下肢攣急、胃痙攣、胃扭轉、脘腹痛、膽絞痛、腎絞痛、肋間神經痛、三叉神經痛、偏頭痛、腰腿痛、足跟痛、消化性潰瘍、慢性胃炎、呃逆、便秘、細菌性痢疾、急性胰腺炎、膽道蛔蟲症、慢性結腸炎、泌尿系結石、哮喘、百日咳、糖尿病、肌強直症、骨質增生症、頸椎綜合徵、帕金森氏症、痛經、妊娠腹痛、不孕症等。

三、兩種藥物性能和功效均有共性的配伍

兩種藥物在性能和功效均有共性的藥物，可比性更強，更有許多溝通之處，配伍應用，更能產生多方面的協同作用而增強療效。

1.梔子　茵陳：清熱利濕，利膽退黃

【配伍分析】 梔子苦寒，苦能燥濕，寒能清熱，自上達下，使濕熱從二便分消，清上、中、下三焦的濕熱，而有清熱利濕，瀉火解毒之功；茵陳味苦性寒，滲濕而通利小便，功專清濕熱而退黃疸。二藥配伍，性味皆苦寒，功均具清熱利濕之能，茵陳為主，梔子為輔，茵陳得梔子之佐，導濕熱從小便而出。張景岳在《本草正》茵陳條下云：「治黃疸，宜佐梔子，黃而濕者多腫，再加滲利。」二藥配伍，共奏清熱利濕，利膽退黃之功。

【用藥經驗】 二藥配伍，適用於濕熱黃疸，身目發黃，黃色鮮明如橘子色。

梔子常用10～15克，茵陳為20～30克。二藥配伍，與大黃、木通、寒水石同用，可治小兒發黃、大便乾結；與女貞子、丹參、茯苓、醋柴胡等同用，可治急性

病毒性肝炎；與蒲公英、金錢草、大黃、鬱金等同用，可治急性重型肝火；與板藍根、敗醬草、茯苓等同用，可治急性黃疸性肝炎。然二藥配伍，味苦性寒，寒濕型黃疸忌用。

【名方舉例】 茵陳蒿湯（《傷寒論》）茵陳蒿18克，梔子9克，大黃6克。水煎服。

功用：清熱利濕退黃。主治：濕熱黃疸。一身面目俱黃，黃色鮮明，發熱，頭汗出，身無汗，口中渴，腹微滿，小便短赤，舌苔黃膩，脈滑數或沉實者。

現代醫學常用於治療急性傳染性肝炎、膽囊炎、膽石症、鉤端螺旋體病引起的黃疸屬於濕熱證型者。

2. 梔子　連翹：清心瀉火，涼血解毒

【配伍分析】 梔子苦寒清降，輕清上行，外解肌膚之熱，內清心肺三焦之火而利尿，且能涼血解毒；連翹味苦微寒，輕清而浮，能透達表裏，長於清心火、解瘡毒，又能涼解上焦之風熱。二藥皆為苦寒之品，皆具清心火，解毒之功，配伍使用，相輔相成，共奏清心瀉火、涼血解毒之功。

【用藥經驗】 二藥配伍，適用於①風熱感冒，心煩咽痛。②熱入心包，高熱神昏，煩躁不安，或口舌生瘡，尿赤短澀者。③癰瘍瘡毒，燙、燒傷。

梔子常用3～10克，連翹為6～15克。二藥配伍，與石膏、桔梗同用，可治熱毒壅阻上焦氣分，壯熱口渴煩躁，咽喉紅腫糜爛；與石膏、知母、粳米、黃芩等同用，可治肺胃熱盛，喘急，口乾舌燥作渴，面赤唇紅；

與荊芥、防風、牛蒡子、燈芯同用，可治風熱壅盛，咽喉腫痛；與薄荷、玄參、桔梗、麥冬等同用，可治肺熱失音；與防風、甘草同用，可治風熱感冒，心煩咽痛。然二藥配伍，苦寒傷胃，脾胃虛寒及癰疽屬陰證者忌用。

【名方舉例】涼膈散（《太平惠民和劑局方》）大黃600克，朴硝600克，甘草600克，山梔子仁300克，薄荷300克，黃芩300克，連翹1200克。上藥共為粗末，每服6～12克，加竹葉3克，蜜少許，水煎服。亦可作湯劑煎服，各藥用量按原方比例酌減。功用：瀉火通便，清上瀉下。主治：中上二焦邪鬱生熱，胸膈熱聚，症見身熱口渴，面赤唇焦，胸膈煩熱，口舌生瘡，或咽痛吐衄，便秘溲赤，或大便不暢，舌紅苔黃，脈滑數。

現代醫學常用於治療麻疹、B型腦炎、鉤端螺旋體病、急性扁桃體炎、急性咽一結膜炎、大葉性肺炎、支氣管擴張咯血、急性細菌性痢疾、膽道感染、急性闌尾炎等。

3.知母　川貝母：清熱化痰，潤肺止咳

【配伍分析】知母味苦甘性寒，既能清泄肺火，又能潤燥止咳；川貝母味苦甘微寒，既能清泄鬱熱，潤肺化痰，又能開鬱行氣，破結消腫。兩者均屬苦甘寒、歸肺經，苦寒歸肺而清瀉肺熱，甘寒入肺滋陰潤燥，二藥配伍，共奏清熱化痰，潤肺止咳之功。

【用藥經驗】二藥配伍，適用於①痰熱壅肺，氣逆咳痰，黏稠或黃稠，胸膈滿悶者。②陰虛燥痰、少痰或無痰。

知母常用6～15克，川貝母為3～10克，二藥配伍，與葶藶子同用，可治痰熱壅肺，喘咳不止；與桃仁、茯

芩同用，可治產後惡露上攻入肺，咳喘、腹痛；與黃芩、梔子等同用，可治胃火上逆之咳痰；與生薑同用，可治肺熱咳嗽及疹後嗽甚者；與杏仁、半夏、橘紅等同用，可治肺痨實熱，面目苦腫，咳嗽喘急；與麥冬、天冬同用，可治內傷燥痰，咳嗽喘逆，連嗽不已；與半夏、茯苓、陳皮等同用，可治燥咳發熱，喘咳短息，時作時止；與蚌粉、天南星、半夏等同用，可治濕痰在胃，上擾於肺的痰嗽，胸膈滿悶，面浮如盤；與黃芩、黃連、羚羊角等同用，可治心火妄動，迫血沸騰，復被外邪所搏，致生血癭、血瘤。然二藥配伍，性寒涼，對於寒痰、濕痰者忌用。

【名方舉例】 二母散（《醫方考》）知母9克，貝母9克。上藥為細末，每服3～6克。亦可作湯劑，水煎服。

功用：清熱化痰，潤肺止咳。

主治：肺熱燥咳，痰稠難出，或咳嗽痰多黃稠者。

現代醫學常用於治療支氣管炎、肺炎、肺結核等。

4.黃耆　升麻：補脾益氣，升陽舉陷

【配伍分析】 黃耆甘溫，益氣升陽，有補氣行滯之功；升麻甘辛，性主升散，善引清陽之氣上升，而有升陽舉陷之效，為治氣虛下陷的常用藥品。二藥皆味苦入脾，均能升陽，以黃耆為主，升麻為輔，升麻可提高黃耆的益氣升陽作用，共奏補脾益氣，升陽舉陷之功。

【用藥經驗】 二藥配伍，適用於①胸中大氣下陷，氣促急短，呼吸困難。②氣虛下陷的脫肛、子宮下垂、久瀉、久痢、血崩血脫。③氣機下陷，小便滴瀝不通。

黃耆常用10～30克，升麻為3～6克。升舉陽氣時應用炙升麻。二藥配伍，與人參、白朮、附子、甘草同用，可治氣虛下陷，血崩血脫，亡陽垂危；與柴胡、桔梗、知母同用，可治胸中大氣下陷，呼吸困難；與柴胡、當歸、人參等同用，可治氣虛下陷的脫肛、胃下垂、腎下垂。然二藥配伍，升陽舉陷，陰虛陽浮、肝陽上亢、胃氣上逆者忌用。

【名方舉例】 升麻黃耆湯（《醫學衷中參西錄》）生黃耆15克，當歸12克，升麻6克，柴胡6克。水煎服。

功用：益氣升陷。主治：氣機下陷，小便滴瀝不通，偶因嘔吐咳嗽，或側臥欠伸，可通少許。

現代醫學常用於治療產後尿瀦留，排尿異常等。

5.枸杞　菊花：補腎益精，養肝明目

【配伍分析】 枸杞甘平質潤，補肝腎，益精血，且能養肝明目；菊花味甘微寒，清輕發散，能疏散上焦風熱，清利頭目，既能清肝，又能益陰明目，二者均味甘歸脾，均能明目，配伍應用，共奏補腎益精，養肝明目之功。

【用藥經驗】 二藥配伍，適用於①肝經風熱，目赤腫痛。②肝腎不足，視物模糊，頭昏目眩。

枸杞常用10～15克，菊花為10～15克。二藥配伍，與桑葉、決明子、夏枯草同用，可治風熱目赤，目暗昏花；與首烏、桑椹、龜板等同用，可治肝腎陰虛的頭暈目眩，目暗不明。然二藥配伍，味甘潤性微寒，脾虛便溏者忌用。

【名方舉例】 杞菊地黃丸（《醫級》）熟地黃24

克，山茱萸12克，乾山藥12克，澤瀉9克，茯苓9克，丹皮9克，枸杞子9克，菊花9克。煉蜜為丸，每丸重15克，每服1丸，每日3次；亦可用飲片作湯劑，水煎服。功用：滋腎養肝，益精明目。主治：肝腎陰虛而致的兩眼昏花，視物不明；或眼睛乾澀，迎風流淚。

現代醫學常用於治療高血壓、視網膜炎、青光眼、眼底出血、眼疲勞、腦震盪後遺症、慢性結腸炎、腎上腺皮質激素亢進、倒經、月經不調、眩暈等。

6·金鈴子　延胡索：行氣疏肝，活血止痛

【配伍分析】 金鈴子苦寒，入肝經，有疏肝行氣、清火止痛之功；延胡索辛散苦降溫通，既入肝、心包二經血分，又入肺脾二經氣分，有活血祛瘀行氣止痛之功。兩者雖不同類，但均苦泄入肝，均有行氣止痛作用。二者合用，以金鈴子疏肝氣、泄肝火為主藥，延胡索行氣活血為輔藥，共奏行氣疏肝，活血止痛之功。

【用藥經驗】 二藥配伍，適用於①肝鬱氣滯血瘀、胸脅脘腹疼痛。②肝鬱化火、口苦脇痛。③濕熱壅滯肝脈，睾丸腫大、疝氣作痛。

金鈴子常用3～10克，延胡索為3～9克。二藥配伍，與香附、益母草、丹參、紅花同用，可治痛經；與橘核、柚核同用，可治疝氣痛；與瓦楞子、烏賊骨、白蔻仁等同用，可治肝胃不和的吞酸嘈雜；與瓜蔞、當歸、鬱金等同用，可治胸脇疼。然二藥配伍性苦寒，脾胃虛寒者忌用。又金鈴子有小毒，不可久服，肝功能不良者慎用。

【名方舉例】 金鈴子散（《素問病機氣宜保命集》）

金鈴子30克，玄胡30克。研細末，每服9克，酒或溫開水送下。亦可作湯劑，水煎服，用量按原方比例酌定。

功用：行氣疏肝，活血止痛。主治：肝鬱有熱，心腹脇肋疼痛，時發時止，口苦，舌紅苔黃，脈弦數。

現代醫學常用於治療胃及十二指腸潰瘍、慢性胃炎、慢性肝炎、膽囊炎、肋間神經痛、痛經、疝氣痛等。

7.阿膠　艾葉：補血止血，調經安胎

【配伍分析】 阿膠甘平滋潤，入肝補血，入腎補陰，既有補血滋陰之功，又有良好的止血之能；艾葉味苦性溫，能溫經止血，散寒止痛。一為補血藥，一為止血藥，二者不屬同一類，但均能入肝而止血，配合應用，具有補血止血，調經安胎之功。

【用藥經驗】 二藥配伍，適用於①婦人衝任虛損所致的崩漏、月經過多。②產後下血不絕、妊娠下血、腹中疼痛。

阿膠常用3～9克，烊化兌服，艾葉為3～10克，炒炭用。二藥配伍，與生地黃、川芎同用，可治婦女經脈不通；與熟地、當歸、黃耆等同用，可治胎漏不安；與乾薑、赤芍同用，可治跌打損傷吐血、婦人崩傷、產後下血不止。然二藥配伍，味苦性溫，陰虛血熱、熱證及氣滯血瘀之實證忌用。

【名方舉例】 膠艾湯（《金匱要略》）川芎6克，阿膠6克，艾葉9克，甘草6克，當歸9克，芍藥12克，乾地黃12克。水煎去渣，或加酒適量，入阿膠烊化，溫服。功用：補血止血，調經安胎。主治：婦人衝任虛

損，崩中漏下，月經過多，淋漓不止，或半產後下血不絕，或妊娠下血，腹中疼痛者。

現代醫學常用於治療月經過多、產後惡露不淨、功能性子宮出血、先兆流產、習慣性流產、宮外孕、取環後出血、潰瘍病合併出血、出血性紫癜、跌打損傷、流行性出血熱等。

8.黃柏　蒼朮：清熱除濕，瀉火堅陰

【配伍分析】 黃柏苦寒，善除下焦濕熱，清上炎之火而堅真陰；蒼朮辛香苦燥，內可燥濕健脾，外可發散風濕。一為清熱燥濕藥，一為芳香化濕藥，但二者味苦燥濕，配伍應用，蒼朮直達中州燥濕健脾治其本，黃柏下降肝腎清下焦濕熱治其標，標本並治，中化下清宣，共奏清熱除濕、瀉火堅陰之功。

【用藥經驗】 二藥配伍，適用於①濕熱下注經絡，鬱而化熱所致腳膝浮腫，麻木重著，筋骨疼痛，軟弱無力，小便不利之腳氣證。②濕熱腰痛，臁瘡，白帶，陰囊濕疹等。③熱痹，肌肉熱極，唇乾燥，筋骨痛不可按，體上如鼠走狀，屬濕熱傷氣分者。

黃柏常用9克，蒼朮為9克。二藥配伍，與牛膝同用，可治濕熱下注，兩腳麻木，或如火烙之熱；與檳榔同用，可治臍中出水及濕癬；與苡仁、懷牛膝同用，可治濕熱下注，兩足萎弱麻木，腫痛不已；與川牛膝、歸尾、防己、萆薢、龜板同用，可治肢體困重，痿弱無力，或微腫麻木。然二藥配伍，味苦性燥，孕婦忌用。

【名方舉例】 二妙散（《丹溪心法》）黃柏、蒼朮各

等份。散劑，每服3～9克，白開水或生薑湯送下。亦可作湯劑，水煎服，用量根據病情酌定。功用：清熱燥濕。主治：濕熱下注證。筋骨疼痛，或兩足痿軟，或足膝紅腫疼痛，或濕熱帶下，下部濕瘡，小便短赤，舌苔黃膩。

現代醫學常用於治療風濕熱、陰道炎、陰囊濕疹、重症肌無力、痛風、坐骨神經痛等屬於濕熱下注者。

9.黃耆　茯苓：健脾益氣，利水消腫

【配伍分析】 黃耆甘溫，健脾益氣，補氣利水；茯苓甘淡，健脾補中，利水滲濕。兩藥均有味甘歸脾經的共性，有健脾利水之能。配合應用，既補又行，補而不壅，行不傷脾，互制其短，互呈其長，共奏健脾益氣，利水消腫之功。

【用藥經驗】 二藥配伍，適用於①皮水，四肢浮腫。②脾虛不攝精的小便混濁，或如米泔之膏淋、白濁。③濕痹，肢體重著麻木。

黃耆常用10～30克，茯苓10～15克。二藥配伍，與益智仁、白朮、甘草同用，可治白濁；與防己、桂枝同用，可治皮水，四肢浮腫；與台烏、蒼朮、辛夷等同用，可治肺腎陽虛，感受風寒而致的噴嚏頻頻，流清涕如水樣；與獨活、薏苡仁、蒼朮同用，可治風濕，關節重著疼痛。然二藥配伍，味甘，表實邪盛、濕熱積滯、陰虛陽亢者忌用。

【名方舉例】 防己茯苓湯（《金匱要略》）防己12克，黃耆15克，甘草6克，桂枝6克，茯苓9克。加生薑、大棗，水煎服。功用：益氣通陽利水。主治：皮

水，見四肢腫，水氣在皮膚中，四肢聶聶動者。

現代醫學常用於治療慢性腎小球腎炎、風濕性關節炎、尿濁。

10.半夏 陳皮：燥濕化痰，和胃止嘔

【配伍分析】 半夏辛溫燥烈，功用燥濕化痰，降逆和胃止嘔；陳皮辛苦而溫，芳香醒脾，長於健脾燥濕，和胃止嘔，調中快膈。二藥組合，一為化痰藥，一為理氣藥，雖不同類，但性均屬溫，同歸脾肺二經。配伍應用，半夏得陳皮之助，則氣順而痰自消，化痰濕之力尤勝；陳皮得半夏之輔，則痰除而氣自下，理氣和胃之功更著。二者相使相助，共奏燥濕化痰，和胃止嘔之功。

【用藥經驗】 二藥配伍，適用於①痰濕上犯之胸膈脹滿、咳嗽痰多。②脾胃失和、濕濁內蘊而致脘腹脹滿，噁心嘔吐等。

半夏常用6～10克，陳皮為6～10克。二藥配伍，與膽南星、杏仁、蘇子、萊菔子等同用，可治咳嗽痰多，胸膈痞滿，納穀減；與砂仁、丁香同用，可治停痰結氣而嘔；與蒼朮、香附、川芎、木香等同用，可治肝鬱氣滯，痰濕內阻的經閉；與蒼朮、神麴、黃連、梔子等同用，可治膈有痰熱，吞酸嘈雜；與杏仁、白芥子等同用，可治風寒咳嗽及非風初感，痰滯氣逆等症；與白朮、蒼朮等同用，可治脾虛痰盛不運；與知母、貝母等同用，可治燥咳發熱唇焦，煩渴引飲，喘咳短息；與蒼朮、厚朴同用，可治食積咳嗽，胸悶；與僵蠶、黃連、荷葉等同用，可治眼胞及周身痰核；與炮薑、砂仁、大

棗同用，可治傷飲惡飲，傷食惡食，嘔而腹滿；與檀香、砂仁同用，可治胃有停飲，或傷冷食，胸痞脘痛，嘔吐黃水；與天麻、菊花、鉤藤等同用，可治痰暈、風痰上擾，頭昏目眩，猝然暈倒；與麻黃、杏仁同用，可治外感風寒，內有濕痰，傷風傷冷，咳喘痰多，胸悶氣促。然二藥配伍，性溫燥，故熱痰、燥痰之證忌用。

【名方舉例】 二陳湯（《太平惠民和劑局方》）半夏9克，陳皮9克，白茯苓9克，炙甘草5克，生薑3克，烏梅1個。水煎服。功用：燥濕化痰，理氣和中。主治：濕痰咳嗽，痰多色白易咳，胸膈痞悶，噁心嘔吐，肢體困倦，或頭眩心悸，舌苔白潤，脈滑。

現代常用於治療支氣管炎、肺炎、哮喘、胃炎、胃潰瘍、嘔吐、慢性膽囊炎、遷延性肝炎、中風失語、失眠、痛經、不孕、小兒流涎等。

11.香附　艾葉：溫經散寒，調經止痛

【配伍分析】 香附味辛能散，微苦能降，微甘能和，芳香走竄，善於疏肝理氣解鬱，通調三焦氣滯，為婦科調經止痛之要藥；艾葉苦辛微溫，溫通經脈而止血，逐寒濕而止冷痛。二藥味具辛苦，均有止痛之能。配伍應用，艾葉溫散血中寒凝，香附疏理氣中之鬱滯，一氣一血，氣血雙調，溫經散寒，調經止痛之功顯著。

【用藥經驗】 二藥配伍，適用於①下焦虛寒，腹中冷痛。②肝鬱挾寒的月經不調、經行腹痛，或宮冷不孕，胎動不安。

香附常用6～10克，艾葉為6～12克。二藥配伍，與

當歸、川芎、白芍、小茴香同用，可治寒凝氣滯的月經不調，腹痛；與當歸、吳茱萸同用，可治虛寒性脘腹疼痛，少腹冷痛，痛經；與當歸、川芎、杜仲同用，可治婦女經來後期，少腹虛寒作痛。然二藥配伍，味苦辛，血熱妄行者忌用。

【名方舉例】 艾附暖宮丸（《仁齋直指方論》）香附180克，艾葉90克，當歸90克，黃耆90克，吳茱萸90克，川芎90克，白芍90克，地黃30克，肉桂15克，續斷45克。研末，醋糊為丸，梧桐子大，每服6～9克，每日服2次。亦可作湯劑，水煎服，用量按原方比例增減。

功用：溫經暖宮，養血活血。

主治：子宮虛寒不孕，月經不調，經行腹痛，腰脊酸冷，帶下稀薄，面色萎黃，四肢疼痛，倦怠無力等。

現代醫學常用於治療不孕症、痛經、崩漏、習慣性流產、帶下病、輸卵管囊腫、泄瀉、腹痛、尿頻等。

12. 藿香　陳皮：化濕醒脾，和胃止嘔

【配伍分析】 藿香氣芳香而不燥烈，辛溫而不燥熱，既能溫中化濕醒脾，又能和中止嘔；陳皮辛散苦降，溫和不峻，芳香醒脾，長於健脾燥濕，和胃止嘔。一為芳香化濕藥，一為理氣藥，但性味均辛溫，同歸脾經，同具醒脾止嘔之功，配合應用，其化濕醒脾，和胃止嘔之功尤著。

【用藥經驗】 二藥配伍，適用於①濕濁阻胃，脘腹脹滿，不思飲食，嘔惡吞酸，大便溏瀉。②外感暑濕，內傷濕滯的惡寒發熱，胸腹脹悶，噁心嘔吐，腸鳴泄瀉。

藿香常用10～15克，鮮者加倍，陳皮為3～10克。二藥配伍，與茵陳、杏仁、神麴、麥芽等同用，可治三焦濕鬱，脘腹脹滿，或兼食滯，或發黃疸等；與木防己、通草、薏苡仁等同用，可治濕阻脘悶、身痛、便溏等症；與滑石、杏仁等同用，可治濕困化熱，脘腹脹滿、苔黃、尿赤等症；與草果、山楂、神麴等同用，可治濕阻、食滯、脘腹脹悶等症；與蒼朮、穀芽等同用，可治寒濕中阻、脘悶、便溏等症。然二藥配伍，辛溫香燥，易耗氣傷陰，故氣虛、陰虛者忌用。

【名方舉例】不換金正氣散（《太平惠民和劑局方》）白芷30克，藿香90克，法半夏60克，陳皮60克，蒼朮60克，厚朴60克，苦桔梗60克，甘草75克。為散，每服6～9克，生薑、大棗煎水調下。亦可作湯劑水煎服，用量按原方比例酌減。功用：化濕解表，和中止嘔。主治：濕濁內停，兼有外感之證。

現代醫學常用於治療胃腸型感冒、急性胃腸炎、慢性結腸炎、妊娠惡阻等。

13. 金銀花　貝母：清熱解毒，消癰散結

【配伍分析】金銀花甘寒，芳香疏散，清熱解毒，散癰消腫，為治療瘡瘍腫毒陽證的要藥；貝母味苦性寒，開鬱行滯，消痰散結，長於清熱散結消腫。一為清熱解毒藥，一為化痰藥，但均具性寒，同歸肺經，均有清熱消腫之功，配伍應用，相輔相成，共奏清熱解毒，消癰散結之功。

【用藥經驗】二藥配伍，適用於①癰疽瘡瘍初起，

局部紅腫熱痛。②小兒內稟胎毒或外感風濕熱毒所致的奶癬瘡。

金銀花常用10～15克，浙貝母為3～10克；二藥配伍，與白芷、赤芍、天花粉同用，可治癰疽初起，局部紅腫熱痛；與蒲公英、連翹、青皮等同用，可治乳癰腫痛；與桔梗、牛蒡子等同用，可治化膿性扁桃體炎。然二藥配伍性寒，脾胃虛寒的泄瀉、寒痰及瘡瘍已潰，膿汁清稀者忌用。

【名方舉例】仙方活命飲（《校注婦人良方》）白芷3克，貝母3克，防風3克，赤芍藥3克，當歸尾3克，甘草節3克，皂角刺3克（炒），穿山甲3克（炙），天花粉3克，乳香3克，沒藥3克，金銀花9克，陳皮9克。水煎服，或水酒各半煎服。功用：清熱解毒，消腫潰堅，活血止痛。主治：外瘍。瘡瘍腫毒初起，紅腫熱痛，或身熱微惡寒，苔薄白或微黃，脈數有力。

現代醫學常用於治療小兒多發性膿腫、蜂窩組織炎、膿疱瘡、癤癰、乳腺炎、化膿性扁桃體炎等。

14.蒼朮　陳皮：燥濕健脾，行氣化痰

【配伍分析】蒼朮芳香辛散，有祛風散寒除濕之功，苦溫燥烈，長於燥濕健脾，為治濕阻中焦之要藥；陳皮辛散苦降，溫和不峻，長於理氣健脾，燥濕化痰。一為芳香化濕藥，一為理氣藥，但均具味辛性溫，同歸脾經。均有健脾燥濕之功，配合應用，相輔相成，共奏燥濕健脾，行氣化痰之功。

【用藥經驗】二藥配伍，適用於①濕困脾胃，氣滯

不通，脘腹脹痛，噁心嘔吐，泄瀉。②寒痰積濕，痰飲腹痛，食滯不化。

蒼朮常用6～10克，陳皮為5～10克。二藥配伍，與砂仁、香附、山楂等同用，可治傷食或濕阻，脘腹脹痛，惡食吐酸；與人參、茯苓同用，可治脾虛飲食不化，大便不實；與黃連、木香等同用，可治食積發熱，腹痛作瀉；與防風、葛根同用，可治風氣嘔吐，頭額疼痛，面赤面熱。與枳殼、桔梗同用，可治氣結腹脹，胸前懲悶；與藿香、紫蘇同用，可治濕氣嘔吐，身熱脈浮；與防風、石膏、知母同用，可治外感濕熱，胃脘作痛；與砂仁殼、丁香、雞內金同用，可治多食生冷，脾陽受傷，寒濕積滯，泄瀉下痢。然二藥配伍，味辛性溫燥烈，素體陰虛，無濕者忌用。

【名方舉例】 平胃散（《太平惠民和劑局方》）蒼朮2500克，厚朴1560克，陳皮1560克，甘草900克。共為末，每服6～9克，生薑、大棗煮水調下。亦可作湯劑，水煎服，用量按原方比例酌減。功用：燥濕運脾，行氣和胃。主治：濕困脾胃，運化失常，症見脘腹脹滿，口淡食少，嘔吐噁心，噯氣吞酸，倦怠嗜臥，身重酸楚，大便溏薄，舌苔白膩而厚，脈緩。

現代醫學常用於治療消化不良、慢性胃炎、潰瘍性結腸炎等，並可引產。

15. 丁香　沉香：溫中降逆，行氣止痛

【配伍分析】 丁香味辛性溫，暖脾胃，快氣機而散寒止痛，降濁氣而止嘔；沉香辛香溫通且苦降，除胸腹

陰寒而行氣止痛，納氣降逆平喘而止嘔。一為溫裏藥，一為理氣藥。雖不同類，但均味辛性溫，同歸脾、胃、腎三經，均有溫中降逆止嘔之功，配合應用，共奏溫中降逆，行氣止痛之功。

【用藥經驗】 二藥配伍，適用於①虛寒呃逆等症。②胃寒嘔吐、腹痛等症。

丁香常用3克，沉香為1～3克，後下，或磨汁，銼末，每次0.5～1.5克。二藥配伍，與香附、枳殼、白朮、柿蒂同用，可治中氣失其和降的嘔吐泄瀉；與肉桂、良薑、人參等同用，可治脾胃受寒的心腹疼痛，大便溏瀉；與附子、麝香等同用，可治陰寒內盛，真陽衰微，手足厥冷，臍腹疼痛；與白豆蔻、紫蘇、柿蒂等同用，可治胃寒嘔吐呃逆。然二藥配伍性溫熱，久吐傷津，熱病及陰虛內熱者忌用。

【名方舉例】 丁沉透膈湯（《太平惠民和劑局方》）丁香45克，沉香23克，白朮60克，香附30克，人參30克，砂仁30克，麥櫱15克，肉豆蔻15克，白豆蔻15克，木香15克，青皮15克，甘草45克，半夏8克，藿香23克，厚朴23克，神麴8克，草果8克，陳皮23克。上藥共研粗末，每服12～15克，加生薑、大棗，水煎服，每日服2次。亦可用飲片作湯劑，各藥用量按常規劑量酌情增減。功用：降逆和中，健脾燥濕。

主治：中虛氣滯濕阻之反胃，食後脘腹脹滿，朝食暮吐，暮食朝吐，吐出宿食不化，吐後即覺舒服，全身乏力，肢體困重，舌淡苔白膩，脈濡弱。

現代醫學常用於治療幽門痙攣或梗阻、神經性嘔吐、胃及十二指腸潰瘍、急慢性胃炎、胃十二指腸憩室、胃神經官能症、胃部腫瘤等。

16.石膏　甘草：清熱化痰，止咳平喘

【配伍分析】 石膏辛甘大寒，外能清熱解肌，達熱出表，內能清肺胃之火而止咳平喘；甘草味甘而潤，能散邪瀉火，清熱祛痰止咳。一為清熱瀉火藥，一為補氣藥，雖不同類，但均味甘，歸肺經，均具清熱，止咳之功。配合應用，甘草合石膏能甘寒生津，成清熱化痰之功，石膏得甘草能甘緩其性，以防寒涼傷胃，祛邪不傷正，共奏清熱化痰，止咳平喘之功。

【用藥經驗】 二藥配伍，適用於①陽明氣分熱盛而見面赤，煩渴引飲，汗出惡熱等症。②肺熱壅盛而見身熱不解，咳喘氣急等症。

石膏常用15～30克，生用，入湯劑宜打碎先煎，甘草為6～12克，宜炙用。二藥配伍，與天麻、杏仁同用，可治風熱咳嗽、肺熱咳喘；與銀柴胡、地骨皮、知母同用，可治骨蒸勞熱久嗽；與生薑汁、蜂蜜同用，可治熱嗽喘甚；與知母、粳米同用，可治胃火亢盛的頭痛、鼻衄、牙痛、牙齦出血、消渴等；與麻黃、杏仁、半夏、枳實等同用，可治外感寒邪，鬱而化火，咳嗽氣喘，熱盛痰壅。然二藥配伍，性甘寒，凡風寒實喘，久病虛喘忌用。

【名方舉例】 麻杏甘石湯（《傷寒論》）麻黃9克，杏仁9克，炙甘草6克，石膏18克。水煎服。

功用：辛涼宣洩，清肺平喘。主治：外感風邪，熱壅於肺，身熱不解，有汗或無汗，咳喘氣急，甚或鼻煽，

口渴，舌苔薄白或黃，脈浮滑而數。

現代醫學常用於治療肺炎、急性及慢性支氣管炎、支氣管哮喘、肺癰、百日咳、小兒咳喘、小兒夏季熱、麻疹、憂鬱症、遺尿、盜汗、眼科疾患、鼻竇炎、爛喉痧、白喉、喉炎、流行性腮腺炎、痔瘡、蕁麻疹、皮膚瘙癢症等。

17.黃連　朱砂：清心安神，瀉火解毒

【配伍分析】 黃連大苦大寒，善入心經，瀉火解毒，為清降心火之要藥；朱砂味甘氣寒，質重主降，入心經，清心火，解熱毒，鎮心神，定魂魄。一為清熱燥濕藥，一為安神藥。雖不同類，但性寒，同入心經，均具清心瀉火解毒之功，配伍應用，相輔相成，共奏清心安神，瀉火解毒之功。

【用藥經驗】 二藥配伍，適用於①心火亢盛擾及心神，煩躁不眠。②瘡瘍腫毒（外用）。

黃連常用6～9克，朱砂0.3～1克。二藥配伍，與生地、炙甘草同用，可治心火偏亢，心神煩亂，驚悸失眠；與知母、天冬、麥冬同用，可治膽怯心悸，煩躁口苦；與當歸、甘草、生薑汁同用，可治妊娠陰虛火擾，煩悶不安，心悸膽怯；與當歸、茯苓、冰片等同用，可治心經蘊熱，驚悸不安。然二藥配伍，大苦大寒，過服久服易傷脾胃，脾胃虛寒者忌用；又苦燥傷津，陰虛津傷者亦應慎用。

【名方舉例】 朱砂安神丸（《醫學發明》）朱砂15克，黃連18克，炙甘草16克，生地黃8克，當歸8克。

上藥為丸，每次服6～9克，臨睡前開水送服。功用：鎮心安神，清熱養陰。主治：心火偏亢，陰血不足，心神煩亂，怔忡驚悸，失眠多夢，胸中煩熱，舌紅，脈細數。

現代醫學常用於治療神經衰弱、失眠、癔症、抑鬱症。

18.香附　小茴香：溫中散寒，行氣止痛

【配伍分析】香附味辛性平，微苦微甘，行氣疏肝而解鬱，調經活血而止痛，有「氣病之總司，女科之主帥」之稱；小茴香性味辛溫，具祛寒止痛、疏肝理氣和胃之功，為肝經受寒，經氣鬱滯之痛證的要藥。一為理氣藥，一為溫裏藥。雖不同類，但味辛，同歸肝經，均有疏肝理氣解鬱之能，配伍應用，共奏溫中散寒，行氣止痛之功。

【用藥經驗】二藥配伍，適用於①氣滯疼痛，時作時止，或陰囊偏墜硬痛。②脾胃虛寒，脘腹隱痛，神疲食少，便溏。③肝鬱氣滯，月經不調。

香附常用6～10克，小茴香為3～6克。二藥配伍，與烏藥同用，可治胃寒氣滯的脘腹脹痛；與當歸、延胡索同用，可治婦女痛經；與黨參、白朮、陳皮、高良薑同用，可治脾胃虛寒，脘腹隱痛，神疲食少，便溏者。然二藥配伍辛散溫燥，濕熱帶下，陰虛火旺者慎用。

【名方舉例】十香丸（《景岳全書》）木香60克，沉香60克，澤瀉45克，烏藥30克，陳皮30克，丁香15克，小茴香30克，香附30克，煨荔枝核15克，皂角15克。上藥共研細末，蜜為丸，每粒6克，每服1丸，每日服2次，開水化開服用。

功用：行氣止痛。主治：寒凝諸痛。

現代醫學常用於治療急慢性胃炎、膽石症、腸沾黏、腹膜炎所致的脘腹脹痛等病症。

19.香附　川芎：理氣解鬱，活血止痛

【配伍分析】 香附辛散苦降甘緩，性平無寒熱之偏，疏肝解鬱，理氣止痛；川芎辛散溫通，上行頭面，下行血海，外達肌膚，善開氣血瘀結而活血行氣，兼祛風止痛之功。一為理氣藥，一為活血藥，雖不同類，但味辛，均歸肝經，具理氣止痛之效，配合應用，氣血並調，共奏理氣解鬱，活血止痛之功。

【用藥經驗】 二藥配伍，適用於①氣鬱血滯所致的脇痛、頭痛或痛經等。②肝氣鬱滯所致的脘腹脹痛、胸脇痛、疝痛、月經不調等。

香附常用10克，川芎為10克。二藥配伍，與荊芥、石膏、甘草同用，可治一切頭痛；與白芷、白芍、白芥子、柴胡等同用，可治偏頭痛。然二藥配伍，辛香溫燥，凡陰虛火旺、肝陽上亢的頭痛、婦女月經過多及出血性疾病，均不宜使用。

【名方舉例】 散偏湯（《辨證錄》）白芍15克，川芎30克，鬱李仁3克，柴胡3克，白芥子9克，香附6克，甘草3克，白芷1.5克。水煎服。

功用：祛風止痛，疏肝解鬱。主治：鬱氣不宣，又加風邪襲於少陽經，遂致半邊頭風，或痛在右，或痛在左，其痛時輕時重，遇順境則痛輕，遇逆經則痛重，遇拂抑之事而加風寒之天，則大痛而不能出戶。

現代醫學常用於治療血管性頭痛。

20.香附　當歸：理氣活血，調經止痛

【配伍分析】 香附辛平，通行三焦，尤長於疏肝解鬱，調經止痛；當歸辛散溫通，氣輕味濃，可補可行，入心肝，養血活血，行血散寒，為婦科調經要藥。一為理氣藥，一為補血藥。雖不同類，但味辛，同歸肝經，均具調經止痛之功。配合應用，氣血並治，共奏理氣活血，調經止痛之功。

【用藥經驗】 二藥配伍，適用於①氣滯血瘀所致的婦女痛經。②肝鬱氣滯的頭痛，胸脇脹痛。月經不調。

香附常用10克，當歸為10～15克。二藥配伍，與延胡索、益母草、白芍同用，可治經行腹痛；與川芎、澤蘭、赤芍、柴胡同用，可治婦女氣滯血瘀的痛經；與川芎、柴胡、白芷同用，可治偏頭痛。然二藥配伍，當歸助濕滑腸，香附雖能部分制約其偏性，但凡濕盛中滿、大便溏泄者仍宜慎用。

【名方舉例】 歸附丸（《杏苑生春》卷八）香附子八兩（一半醋浸一宿，煮乾，切；一半童便浸一宿，煮乾，切，焙），當歸四兩。為細末，米醋煮麵糊為丸，如梧桐子大，每服50丸，空心淡醋湯送下。功用：順氣調經。主治：月經不調。

現代常用於治療婦女痛經、月經不調、血管性頭痛。

21.沉香　肉桂：溫腎壯元，散寒止痛

【配伍分析】 沉香辛苦芳香，性溫下降，行氣止痛，溫中散寒，降逆平喘；肉桂辛甘大熱，走肝腎血

分，溫補脾腎陽氣而溫經散寒止痛。一為理氣藥，一為溫裏藥，雖不同類，但均味辛而溫。同入肝、腎經，均有散寒止痛之功，配合應用，一走於氣，一行於血，共奏溫腎壯元，散寒止痛之功。

【用藥經驗】 二藥配伍，適用於①肝腎陰寒，小腹疼痛，疝氣等症。②脾胃虛寒，腹中雷鳴，便利無度。

沉香常用1～3克，後下，或磨汁，銼末，每次0.5～1.5克；肉桂3～10克，後下或研末沖服。二藥配伍，與附子、補骨脂、肉豆蔻、木香同用，可治腎陽虛寒所致的腰膝冷痛、陽痿滑精，呼吸困難；與附子、乾薑、川烏等同用，可治脾胃虛寒，手足厥冷，便利無度；與琥珀、車前子、澤瀉等同用，可治產後尿瀦留。然二藥配伍，辛熱燥烈，有出血傾向及孕婦慎用。

【名方舉例】 黑錫丹（《太平惠民和劑局方》）金鈴子30克，胡盧巴30克，木香30克，附子30克，肉豆蔻30克，破故紙30克，沉香30克，肉桂15克，茴香30克，陽起石30克，黑錫60克，硫磺60克。上藥共研細末，酒糊丸如梧桐子大。成人每服5克，小兒每服2～3克，溫開水送下，急救可用至9克。

功用：溫壯下元，鎮納浮陽。

主治：真陽不足，腎不納氣，濁陰上泛，上盛下虛，痰壅胸中，上氣喘促，四肢厥逆，冷汗不止，舌淡苔白，脈沉微；奔豚，氣從小腹上沖胸，胸脇脘腹脹痛，或寒疝腹痛，腸鳴滑泄，或男子陽痿精冷，女子血海虛寒，月經不調，帶下清稀、不孕等症。

現代醫學常用於治療哮喘、肺氣腫等病。

22.半夏　生薑：祛痰和胃，降逆止嘔

【配伍分析】 半夏生薑味辛性溫，同歸肺脾經，均具降逆止嘔，和胃化痰之功。二藥配伍，協同為用，半夏降逆止嘔為主，生薑溫中止嘔為輔，且又具溫中化飲之功，以見「佐」效；半夏降氣化痰，生薑化痰止咳，「使」意顯見，各身兼雙職，藥半功倍，堪稱配伍一絕。另外，半夏為有毒之品，生薑可制半夏之毒，自屬相畏配對，制其所短，展其所功，更好地發揮和胃降逆作用。

【用藥經驗】 二藥配伍，適用於①水飲停胃而見嘔吐清水痰涎，苔白膩等症。②胸中似喘非喘，似嘔非嘔，似呃非呃，煩悶不舒。③外感風寒，咳嗽痰多。

半夏常用6～10克，生薑為10克。二藥配伍，與杏仁、蘇葉、陳皮等同用，可治外感風寒，咳嗽痰多；與茯苓同用，可治痰飲上逆嘔吐，胸脘痞悶，眩暈心悸等；與山楂、神麴同用，可治飲食停滯的嘔吐；與蘇葉、白朮、黃芩、竹茹同用，可治妊娠惡阻。然二藥配伍，味辛性溫，陰虛內熱及熱盛之證忌用。熱痰、燥痰忌用。

【名方舉例】 小半夏湯（《金匱要略》）半夏9克，生薑3片。水煎服。

功用：祛痰和胃，降逆止嘔。

主治：痰飲嘔吐，反不渴，以及嘔吐穀食不得下，苔白膩，脈弦滑。

現代醫學常用於治療胃神經官能症、梅尼埃綜合徵、不完全性幽門梗阻、胃腸炎、病毒性心肌炎、食物中毒、妊娠惡阻等。

23.滑石　山梔：清熱瀉火，利水通淋

【配伍分析】 滑石甘寒而滑，寒能清熱，滑能利竅，入膀胱經而有利尿通淋，排石止痛之功；山梔苦寒清降，善清心、肺、胃、三焦之火邪而瀉火除煩，並有清熱利濕通淋之功。二藥性能均味寒，歸肺、胃經，均有清熱利水通淋之功。合用配伍，共奏清熱瀉火，利水通淋之功。

【用藥經驗】 二藥配伍，適用於①下焦濕熱內蘊，小便淋瀝澀痛，尿道灼熱，小腹脹滿，口燥咽乾，舌苔黃膩。②熱淋血淋諸症。

滑石常用10～20克，山梔為10～15克。二藥配伍，與車前、萹蓄、瞿麥、大黃等同用，可治膀胱濕熱，尿頻急，溺時澀痛；與赤茯苓、當歸、生甘草、小薊等同用，可治濕熱血淋，尿如豆汁，臍腹絞痛；與石葦、冬葵子、金錢草、雞內金等同用，可治石淋，小便艱澀，點滴而出，少腹絞痛。然二藥配伍，利尿作用較強，陰虛津少者忌用。

【名方舉例】 木通散（《醫宗金鑒》）車前子500克，瞿麥500克，萹蓄500克，滑石500克，山梔仁500克，甘草500克，大黃500克，木通500克，黃芩500克，赤茯苓500克。上為散，每服6克，人燈芯水煎，去滓，溫服，食後，臨臥。亦可水煎服，用量按原方比例酌減。功用：清熱瀉火，利水通淋。主治：濕熱淋證。尿頻尿急，溺時澀痛，淋瀝不暢，尿色渾赤，甚則癃閉不通，小腹急滿，口燥咽乾，舌紅苔黃膩，脈象數實。

現代醫學常用於治療膀胱炎、尿道炎、泌尿系結石、

急性腎盂腎炎等屬於濕熱證型者。

24.防風　秦艽：祛風除濕，活絡止痛

【配伍分析】 防風辛甘微溫，升發而能散，為治風通用之品，兼能勝濕止痛，而無疏散辛燥之弊；秦艽辛散苦泄，性平質潤，為風藥中潤劑，外達肌肉關節以祛風除濕，通行經絡而止痛。二藥均味辛，同歸肝經，均具祛風濕之功，配合應用，一微溫，一微寒，寒溫相使，祛風除濕，活絡止痛之效顯著。

【用藥經驗】 二藥配伍，適用於風寒濕痹，筋脈拘急，肢體麻木等無論病之新久，均可用之。

防風常用6～12克，秦艽為3～10克。二藥配伍，與麻黃、葛根、桂枝同用，可治風盛行痹，部位游走不定；與威靈仙、防己、絡石藤同用，可治痹痛游走周身；與當歸、人參、升麻、黃芩、石膏等同用，可治虛風發熱，肢節不隨，腳弱無力。然二藥配伍，如秦艽用量過多，有滑腸之弊，久痛虛羸，溲多，便溏者忌用。

【名方舉例】 防風湯（《宣明論》）防風30克，秦艽9克，甘草30克，當歸30克，赤茯苓30克，杏仁30克，桂枝30克，黃芩9克，葛根9克，麻黃15克。上藥研末，每用15克，加大棗3枚，生薑5片，水煎服。

功用：祛風通絡，散寒除濕。

主治：行痹，肢體關節疼痛，游走不定，關節屈伸不利，或見惡寒發熱，苔薄白或膩，脈浮。

現代醫學常用於治療風濕性關節炎、類風濕性關節炎、肩關節周圍炎等。

25.防風　蒼朮：燥濕祛風，通絡止痛

【配伍分析】 防風辛溫升散，溫而不燥，長於疏風解表，勝濕止痛；蒼朮辛苦性溫，內走脾土能燥濕健脾，外行上下，祛風除濕。二藥均辛溫，同歸肝、脾經，均具祛風散寒解表之功。配伍應用，防風以祛風止痛為主，蒼朮以燥濕化濕為要，共奏燥濕祛風，通絡止痛之功。

【用藥經驗】 二藥配伍，適用於①風寒感冒，發熱惡寒，無汗頭痛，肢體酸痛者。②風寒濕痹，關節疼痛，四肢活動不利者。

防風常用6～10克，蒼朮為6～10克。二藥配伍，與羌活、細辛、川芎等同用，可治外感風寒濕邪，頭痛項強，鼻塞聲重；與生薑、蔥白同用，可治風濕表症，惡寒無汗，身體疼痛；與澤瀉、茯苓同用，可治風濕所致的腹瀉、頭痛；與桂枝、羌活、獨活、秦艽等同用，可治風寒濕痹，關節疼痛。然二藥配伍，苦溫燥烈，陰虛內熱及氣虛多汗者忌用。

【名方舉例】 神朮散（《陰證略例》）蒼朮60克，防風60克，甘草30克。共研為末，另生薑、蔥白，水煎服。功用：祛風解表，散寒化濕。

主治：內傷冷飲，外感寒邪而無汗者。

現代醫學常用於治療感冒。

26.防風　天南星：祛風止痙，通絡止痛

【配伍分析】 防風辛溫，辛以條達氣機，既祛外風，又息內風，為止痙之良藥，且勝濕止痛；天南星苦

溫辛烈，燥散力強，開泄走竄之力尤甚，善祛經絡之風痰而解痙。二藥均辛溫，同歸肝、脾經，均具祛風止痙之功，配合應用，防風既制天南星之毒，有相畏相制之用，又協同天南星祛風解痙，有相使相助之意，共奏祛風止痙，通絡止痛之功。

【用藥經驗】 二藥配伍，適用於①破傷風，症見牙關緊閉，口撮唇緊，身體強直，角弓反張，甚則咬牙縮舌。②損傷日久，關節疼痛，遇勞及陰雨天加重者。

防風常用10克，天南星為10克。二藥配伍，與天麻、白附子、羌活、白芷等同用，可治破傷風，角弓反張，口噤項強；與當歸、紅花、天南星、白芷等同用，可治跌打損傷，肢節腫痛，遇勞及陰雨天加重者；與蜈蚣、江鰾同用，可治破傷風之邪在表，寒熱拘急，口噤咬牙者。然二藥配伍，溫燥辛烈，陰虛燥痰及孕婦忌用。

【名方舉例】 蜈蚣星風散（《醫宗金鑒》）蜈蚣、江鰾、天南星、防風各等份，共研細末，每服3～6克，用熱酒服。功用：祛風化痰解痙。主治：破傷風邪在表，寒熱拘急，口噤咬牙者。

現代醫學常用於治療破傷風、面神經麻痹等。

27.羌活　川芎：散風行氣，活血止痛

【配伍分析】 羌活辛能升散，溫能祛寒，苦能燥濕，既能發表散寒，又能除濕止痛，尤其善於祛上半身的風寒濕邪；川芎辛散溫通，氣香走竄，旁達四肢，外徹皮膚而疏散風邪，行血中氣滯而活血祛瘀，具有較強的祛風止痛作用。二藥均辛溫升散，有祛風止痛之功。配伍應

用，散風行氣，活血止痛之功增強。

【用藥經驗】二藥配伍，適用於①風寒濕邪侵襲肌表，凝阻脈絡所致的外感頭痛，肢體疼痛。②風寒、肝火、痰濁、瘀血等引起的頑固性偏頭痛。③風濕性關節炎，類風濕性關節炎。

羌活常用3～9克，川芎為9～30克。二藥配伍，與獨活、荊芥、防風等同用，可治外感風寒濕邪，頭身重痛；與細辛、白芷、黃芩等同用，可治風寒濕頭痛，兼有裏熱；與藁本、細辛、白芷等同用，可治風寒、風濕所致的頭痛；與桃仁、紅花等同用，可治血氣痹阻之肢體疼痛。然二藥配伍，辛散溫通，凡陰虛火旺，勞熱多汗者不宜用，對婦女月經過多及出血性疾病亦當禁用。

【名方舉例】九味羌活湯（《此事難知》）羌活5克，防風5克，蒼朮5克，細辛1克，川芎3克，白芷3克，生地黃3克，黃芩3克，甘草3克。水煎服。

功用：發汗祛濕，兼清裏熱。

主治：外感風寒濕邪，兼有裏熱，惡寒發熱，肌表無汗，頭痛項強，肢體酸楚疼痛，口苦而渴。

現代醫學常用於治療感冒、風濕性關節炎、面神經麻痹、蕁麻疹、落枕、下頜關節炎等。

28.羌活　蒼朮：祛風除濕，散寒止痛

【配伍分析】羌活辛溫且苦，能搜風除濕，通痹止痛，善行氣分，長於治風濕偏盛而出現的關節疼痛游走不定，尤以上半身風濕痹痛為主；蒼朮苦溫燥烈，辛香氣散，內能燥脾濕，統治三焦濕邪，外能散風濕，長於治寒

濕偏盛而出現的關節酸痛。二藥均味辛苦性溫，同具祛風散寒除濕之功，配合應用，蒼朮得羌活之引，可行太陽之表；羌活得蒼朮之助，則勝濕之力大增，共奏祛風除濕，散寒止痛之功。

【用藥經驗】 二藥配伍，適用於①風寒感冒，發熱惡寒，無汗頭痛；肢體酸痛者。②風寒濕痹，關節疼痛，四肢活動不利者。

羌活常用6～12克，蒼朮為6～12克，二藥配伍，與威靈仙、白朮、澤瀉同用，可治風濕傷人，肢節疼痛，屈伸不利，心下痞滿；與黃耆、葛根等同用，可治肺氣不足，感受風寒，鼻塞不通；與防風、細辛、川芎、生地、黃芩等同用，可治惡寒發熱，肢體酸痛，口苦而渴；與白朮、茯苓、澤瀉等同用，可治著痹，身重酸痛。然二藥配伍，苦溫燥烈，陰虛內熱，熱痹者忌用。

【名方舉例】 除濕蠲痹湯（《類證治載》）蒼朮9克，羌活9克，白朮9克，茯苓6克，澤瀉9克，陳皮3克，甘草3克。水煎服。時兌薑汁或竹瀝。

功用：健脾利濕，通痹止痛。

主治：著痹，身重酸痛，痛有定處。

現代醫學常用於治療風濕性關節炎、類風濕性關節炎、腰腿痛、肩周炎。

29.石膏　生地：清熱涼血，生津止渴

【配伍分析】 石膏辛甘大寒，外能解肌退熱，內能降火除煩，長於洩氣分壯熱；生地甘寒微苦，質潤性寒而不傷胃氣，既能清熱涼血，又能養陰生津。二藥配伍，

其性皆寒味甘，均有清熱作用，石膏偏於清氣分之熱，生地偏於涼血分之熱，從而達到氣血雙清，共奏清熱涼血，生津止渴之功。

【用藥經驗】 二藥配伍，適用於①溫病氣血兩燔，高熱口渴發斑。②熱在氣分而津傷，症見身熱，煩渴，脈浮滑大數。

石膏常用6～30克，打碎先煎，生地為10～20克。二藥配伍，與防風、薄荷同用，可治風火牙痛；與當歸、蟬蛻、白蒺藜、荊芥同用，可治脂溢性皮炎、蕁麻疹、玫瑰糠疹；與丹皮、赤芍、馬勃、紫花地丁等同用，可治頭面腫大；與犀角、梔子、丹皮、玄參、連翹等同用，可治痧疹滿布，壯熱煩躁，渴欲飲冷，咽喉腫痛腐爛。然二藥配伍，性寒且潤，脾虛濕滯、脹滿便溏者忌用。

【名方舉例】 清瘟敗毒飲（《疫疹一得》）生石膏15～60克，生地黃9～30克，犀角1～3克，黃連3～9克，梔子9克，桔梗6克，黃芩9克，知母9克，赤芍9克，玄參9克，連翹9克，甘草6克，丹皮9克，鮮竹葉6克。水煎服。

功用：清熱解毒，涼血瀉火。

主治：瘟疫熱毒，充斥內外，氣血兩燔，大熱渴飲，頭痛如劈，乾嘔狂躁，視物昏瞀，或發斑疹，或吐血，鼻衄，四肢或抽搐、或厥逆，脈沉數，或沉細而數，或浮大而數，舌絳唇焦。

現代醫學常用於治療流行性B型腦炎、流行性腦脊髓炎、流行性出血熱、鉤端螺旋體病、敗血症、肺炎、小兒急驚風、產後高熱等。

30.知母　地骨皮：清泄肺熱，涼血退蒸

【配伍分析】 知母甘寒且苦，上行潤肺瀉火，下行補腎陰瀉虛火，中能清裏熱，清躁除煩；地骨皮甘寒且淡，能上行下達，走氣分，能清泄肺熱，除肺中伏火；入血分能涼血退蒸。二藥性味相同，甘寒同歸肺、胃經，皆為清降實熱、虛熱之要藥，配合應用，清泄肺熱、涼血退蒸功效更著。

【用藥經驗】 二藥配伍，適用於①肺火鬱結，或熱邪犯肺所致咳嗽氣喘，吐痰黏稠而黃者。②陰虛發熱，骨蒸潮熱，五心煩熱，盜汗遺精者。

知母常用6～9克，地骨皮為6～15克。二藥配伍，與升麻、大青葉等同用，可治壯熱頭痛、心煩、熱病口瘡；與鱉甲、常山、竹葉同用，可治溫瘧，壯熱煩躁者；與石膏、桔梗、甘草同用，可治肺家受燥，咳嗽氣逆；與胡黃連、陳皮等同用，可治傳屍癆熱，面紅咳嗽；與秦艽、鱉甲、胡黃連、銀柴胡等同用，可治陰虛內熱，虛勞骨蒸。然二藥配伍，性寒味甘，外感風寒發熱及脾虛便溏者忌用。

【名方舉例】 秦艽鱉甲散（《衛生寶鑒》）地骨皮30克，知母15克，柴胡30克，鱉甲30克，秦艽15克，當歸15克。上藥為粗末，每服15克，加青蒿5葉、烏梅1個，水煎去渣溫服。亦可作湯劑水煎服，用量按原方比例酌情增減。功用：滋陰養血，清熱除蒸。

主治：風勞病，骨蒸盜汗，肌肉消瘦，唇紅頰赤，午後潮熱，咳嗽困倦，脈細數。

現代醫學常用於治療結核病的潮熱、原因不明的長期低熱。

31.黃芩　知母：清瀉肺火，養陰潤燥

【配伍分析】 黃芩性寒氣薄，能除上、中焦火邪，善瀉肺火解肌熱；知母甘苦寒涼，氣味俱厚，不僅善於上清肺火，中涼胃熱，下瀉腎火，而且又能滋養肺、胃、腎三臟之陰。二藥性味皆苦寒，同歸肺、胃經，均有清熱瀉火之功。配伍應用，清解與清養並施，共奏清瀉肺火，養陰潤燥之功。

【用藥經驗】 二藥配伍，適用於①肺胃實熱證，發熱，咳嗽，痰黃黏稠者。②大便秘結，數日不下，伴咳喘氣粗，面紅目赤屬大腸熱結，氣壅上薰於肺者。

黃芩常用9克，知母為6克。二藥配伍，與梔子、瓜蔞同用，可治肺熱咳嗽，痰黃黏稠，熱重者；與檳榔、厚朴、草果等同用，可治瘟疫與瘧疾，邪伏膜原，胸悶嘔惡，頭痛煩躁；與大黃、芒硝、玄參、厚朴同用，可治便秘，氣喘，面紅目赤者。然二藥配伍，性寒涼，表證未解而有發熱者忌用。

【名方舉例】 清金化痰湯（《雜病廣要》）黃芩9克，知母9克，桔梗6克，麥門冬9克，貝母9克，橘紅6克，茯苓6克，桑皮6克，瓜蔞仁9克，甘草3克。水煎服。功用：清肺化痰。

主治：咳嗽，咳痰黃稠腥臭，或帶血絲，面赤，鼻出熱氣，咽喉乾痛，舌苔黃膩，脈象濡數。

現代醫學常用於治療支氣管炎、肺炎、肺膿腫等。

32.黃芩　槐花：清熱瀉火，涼血止血

【配伍分析】 黃芩苦寒，功長清熱瀉火，尤善清解肺與大腸之火熱邪毒；槐花苦寒清降，偏行下焦，善清肝與大腸之實熱，且涼血止血。二藥性味相同，苦寒同歸胃、大腸經，均能清熱瀉火，配合應用，氣血雙清，相輔相助，清熱瀉火，涼血止血之功尤著，且專走下焦，善治下部出血。

【用藥經驗】 二藥配伍，適用於①熱傷血絡所致的痔血，腸風便血。②婦女月經過多，崩漏屬血熱者。

黃芩常用10克，槐花為10～15克。二藥配伍，與瓜蔞仁、火麻仁同用，可治大腸火盛或濕熱蘊結引起的便血、痔血；與夏枯草、菊花等同用，可治肝火上炎，頭痛目赤，眩暈；與防風、地榆、當歸、枳殼同用，可治腸風下血，痔瘡，脫肛屬風熱邪毒或濕熱者。現代醫學藥理研究，二藥有一定的降壓作用。然二藥配伍，性苦寒，易傷脾胃，故脾胃虛寒者忌用。

【名方舉例】 槐芩丸（《女科切要》卷二）炒槐米90克（或用鮮槐花90克），黃芩60克，土炒，研為末。每服五錢，霹靂酒調服。

功用：涼血止血。主治：婦女崩中不止。

現代醫學常用於治療痔瘡、肛裂出血、功能性子宮出血等。

33.牡丹皮　大黃：清熱涼血，散瘀解毒

【配伍分析】 丹皮辛苦微寒，辛能散血，苦能泄

熱，入血分，有清熱涼血，活血化瘀之功；大黃苦寒沉降，引熱下行，既能清氣分實火，又能泄血分之熱，有瀉火解毒，活血祛瘀之功。二藥性味相同，寒清苦泄，同歸心、肝經，均具清熱活血祛瘀之功，相使為用，辛散苦降，氣血雙清，共奏清熱涼血，散瘀解毒之功。

【用藥經驗】 二藥配伍，適用於①溫熱發斑，身熱煩渴。②血熱瘀滯，月經不行。③熱毒熾盛，癰腫瘡毒。腸癰初起，少腹腫痞，按之即痛。

牡丹皮常用10克，大黃為3～9克，水煎後下。二藥配伍，與梔子、黃芩同用，可治溫毒發斑，身熱煩渴；與川芎、苦參同用，可治血熱瘀滯的閉經；與金銀花、蒲公英、敗醬草、赤芍等同用，可治腸癰膿已成未潰或膿未成者。然二藥配伍，性苦寒峻烈，婦女孕期、產後、月經期間、腸癰已潰者忌用。

【名方舉例】 大黃牡丹湯（《金匱要略》）大黃18克，牡丹9克，桃仁12克，冬瓜子30克，芒硝9克。水煎服。功用：瀉熱破瘀，散結消腫。主治：腸癰初起，右少腹疼痛拒按，甚則局部有痞塊，小便自調，時時發熱，自汗出，復惡寒，或右足屈而不伸，脈滑數。

現代常用於治療急性闌尾炎屬濕熱內蘊者、子宮附件炎、盆腔炎、輸精管結紮術後感染等證屬裏熱實證者。

34.黃連　連翹：瀉火解毒，散結消腫

【配伍分析】 黃連大苦大寒，苦能燥濕，寒能清熱，既有清熱瀉火之功，又兼解毒治療之效；連翹味苦微寒，輕宣透邪，既能透達表邪外出，消癰散結，又能清

心經之熱，瀉火解毒。二藥伍用，一為清熱燥濕藥，一為清熱解毒藥，皆為苦寒之品，同歸心經，均有瀉火解毒之能。相須為用，瀉火解毒，散結消腫之功增強。

【用藥經驗】二藥配伍，適用於熱毒熾盛所致疔瘡癰疽，局部紅腫熱痛者。

黃連常用3～6克，連翹為6～12克。二藥配伍，與黃柏、生地等同用，可治火毒熾盛，癰疽疔瘍，紅腫熱痛；與當歸、赤芍等同用，可治熱毒結聚，瘡瘍腫硬，皮色不變；與牛蒡子、黃芩、黃柏、甘草等同用，可治疔毒入心，內熱口乾，煩悶恍惚，脈實者；與大黃、赤芍、枳殼、甘草等同用，可治下焦熱毒熾盛，大便下血，大腸痛不可忍，肛門腫起；與薄荷、菊花、葛根、天花粉等同用，可治邪火熾盛，頭痛，目赤，咽痛，口舌生瘡；與菊花、蟬蛻、蒺藜、玄參等同用，可治風熱邪火所致的目赤腫痛。然二藥配伍，味苦性寒，易化燥傷陰，故熱傷陰津明顯，舌質紅絳而乾，不宜使用。若火熱熾盛，陰液已傷，需瀉火以救陰液，亦不宜久用。必要時要與生津養陰之品合用，脾胃虛弱者忌用。

【名方舉例】 黃連解毒湯（《外科正宗》）黃連3～9克，黃芩6克，黃柏6克，梔子9克，連翹9克，牛蒡子9克，甘草6克。水煎服。

功用：清熱解毒。

主治：疔毒入心，內熱口乾，煩悶恍惚，脈實者。

現代常用於治療流行性腦脊髓膜炎、B型腦炎、鉤端螺旋體病、尿路感染、膽道感染、肺炎、腸炎、痢疾、敗血症、出血、丹毒、膿疱瘡等。

35.地骨皮　桑白皮：瀉肺清熱，止咳平喘

【配伍分析】 地骨皮甘寒，清肺熱，降肝腎虛火，除陰分伏熱，偏於入血分清肺中伏火；桑白皮苦寒，既清肺熱而平喘，又肅降肺氣，利水道，偏入氣分瀉肺中邪熱。一為清虛熱藥，一為化痰止咳平喘藥，性寒，同歸肺經，均有清肺熱之功，相須為用，一氣一血，具有清肺熱而不傷陰，護陰液而不致戀邪的特點，共收瀉肺清熱、止咳平喘之功。正如《臟腑藥式補正》云：「地骨皮能清暑中之熱，瀉火下行，以似桑白皮則寒涼又勝一籌；而清肺熱，導氣火，亦引皮膚水氣順流而下，又嫌燥烈傷津，破耗正氣，則與桑白皮異曲同工。」

【用藥經驗】 二藥配伍，適用於①肺熱陰傷，肺失清肅宣降之喘咳或咳血之症。②痰熱壅肺的身熱，心煩口渴，喘嗽痰稠不利等症。③風水證，面目腫甚，小便不利諸症。

地骨皮常用9～12克，桑白皮為3～9克。二藥配伍，與防風、甘草同用，可治哮喘，外感表邪，發熱，喘息倚肩；與黃芩、甘草同用，可治肺經有熱，喘咳面腫，氣逆胸滿；與石膏、知母、甘草同用，可治燥火傷肺，咳嗽氣喘；與桔梗、知母、麥冬、黃芩等同用，可治肺經伏火，咳嗽氣喘，氣息腥臭，涕唾稠黏；與桔梗、陳皮同用，可治小兒久咳，兩目黑腫，白珠如血；與人參、茯苓、知母、黃芩同用，可治肺熱咳嗽，晨起尤甚者；與貝母、桔梗、當歸、瓜蔞等同用，可治肺癰初期，尚未成膿。然二藥配伍，性偏涼，清中有潤，故風寒咳嗽及虛

寒性咳嗽忌用。

【名方舉例】 瀉白散（《小兒藥證直訣》）地骨皮10克，桑白皮10克，炙甘草6克，粳米9克。原為散劑，現多作湯劑，水煎服。功用：瀉肺清熱，止咳平喘。

主治：肺熱咳嗽，甚至氣急欲喘，皮膚蒸熱，日曬尤甚，舌紅苔黃，脈細數。

現代醫學常用於治療百日咳、肺炎、氣管炎、肺膿腫、慢性肺源性心臟病、哮喘、聲音嘶啞、鼻衄、小兒多汗症、盜汗、蕁麻疹。

36.赤芍 川芎：活血祛瘀，行氣止痛

【配伍分析】 赤芍味苦性寒，歸肝經，善走血分，活血通經，散瘀消腫，行滯止痛；川芎辛散溫通，氣香走竄，善開氣血瘀結，有活血行氣止痛之功，為血中之氣藥。二藥伍用，一為清熱涼血藥，一為活血祛瘀藥，均歸肝經，走而不守，有活血行滯止痛之功，相須為用，既增活血化瘀之功，又借氣行血行之力，使行血破滯之功倍增，共奏活血祛瘀，行氣止痛之功。

【用藥經驗】 二藥配伍，適用於①跌打損傷而致的腫塊瘀滯。②癰腫瘡毒。③瘀血痹阻經絡所致的肢體痹痛。

赤芍常用12克，川芎為6～9克。二藥配伍，與桃紅、紅花、麝香等同用，可治瘀阻頭面，官竅疼痛，皮膚瘀黯；與紅花、桃仁、枳殼、桔梗等同用，可治胸脇瘀滯刺痛，經閉痛經；與當歸、小茴香、官桂、乾薑等同用，可治少腹瘀血積塊，或有疼痛，經血或紫或黑；與黃耆、當歸、地龍、桃仁等同用，可治半身不遂，下肢痿

軟的中風後遺症；與香附、當歸、白朮、熟地等同用，可治經行腹痛，量少，經色黯黑有血塊。然二藥配伍，辛開苦降，陰虛火旺，勞熱多汗，婦女月經過多及出血性疾病忌用。

【名方舉例】 血府逐瘀湯（《醫林改錯》）桃仁12克，紅花9克，當歸9克，生地黃9克，川芎5克，赤芍6克，牛膝9克，桔梗5克，柴胡3克，枳殼6克，甘草3克。水煎服。功用：活血祛瘀，行氣止痛。

主治：胸中血瘀，血行不暢，胸痛、頭痛日久不癒，痛如針刺而有定處；或呃逆日久不止，或飲水即嗆，乾嘔，或內熱瞀悶，或心悸怔忡，或夜不能睡，或夜寐不安，或急躁善怒，或入暮潮熱，或舌質黯紅，舌邊有瘀斑，或舌面有瘀點，唇暗或兩目黯黑，脈澀或弦緊。

現代醫學常用於治療冠心病心絞痛、風濕性心臟病、腦血栓、腦梗塞、血管神經性頭痛、顱腦損傷後遺症、胸部挫傷、肋軟骨炎、神經官能症、失眠、自汗、盜汗、乳腺炎、乳腺增生、痛經、宮外孕等。

37.續斷 桑寄生：補腎安胎，強筋壯骨

【配伍分析】 續斷、桑寄生均味甘苦，歸肝腎經，均有補肝腎、強筋骨、安胎之功。續斷味苦辛而甘，性微溫，為補陽藥，偏補肝腎、通血脈，以補腎陽為主；桑寄生味甘微苦，性平，為祛風濕藥，偏益血脈，且有祛風濕之力，以滋補陰血為先。二藥相伍，肝腎並補，陰陽兼顧，既增強補益肝腎、通利關節的作用，又增強補腎安胎之力。

【用藥經驗】二藥配伍，適用於①肝腎不足，衝任不固之胎漏、胎動不安。②肝腎不足，或痹證日久，肝腎虛損之腰痛、腿軟等。

續斷常用10～30克，桑寄生為10～30克。二藥配伍，與當歸、白朮、人參、香附等同用，可治胎漏，月水妄行，淋瀝不已；與菟絲子、阿膠、山藥、白芍等同用，可治胎元不固的滑胎；與菟絲子、益智仁、覆盆子同用，可治妊娠小便失禁者；與獨活、牛膝、秦艽、當歸等同用，可治痹證日久，肝腎兩虧的腰膝酸軟，肢節屈伸不利。然二藥配伍，性苦燥，陰虛火旺者忌用。

【名方舉例】壽胎丸（《醫學衷中參西錄》）菟絲子120克，桑寄生60克，川斷60克，阿膠60克。前三味研末，另用開水烊化阿膠，和末為丸，每丸重0.3克；每服20丸，每日服2次，開水送下。亦可用飲片作湯劑水煎服，用量按原方比例酌減。功用：補腎固胎。

主治：妊娠婦女胎元不固，胎動不安，腰酸腹墜，下血見紅；或屢有滑胎；胎萎不長，胎音微弱。

現代醫學常用於治療先兆流產、習慣性流產、胎兒宮內發育遲緩、月經不調、更年期綜合徵、放環後副反應等。

四、兩種藥物治療目的一致的配伍

兩種藥物相互配合，不是性能上有共性，也不是功效上有共性，而是在治療目的上一致按相使關係配合使用。

1.人參 柴胡：補中益氣，升陽舉陷

【配伍分析】 人參味甘而溫，能緩中補虛，助陽益氣；柴胡苦辛，長於升舉脾胃清陽之氣，而有舉陷之功。二者性能不同，功效不一，配合應用，補中寓疏，補而不滯，升中得助，升而不降，共奏補中益氣，升陽舉陷之功。

【用藥經驗】 二藥配伍，適用於①氣虛下陷所致的脫肛、子宮下垂、胃下垂，血崩血脫。②脾胃虛弱，肢體酸重，食少吐瀉，怠惰嗜臥。

人參常用5～10克，柴胡為3～9克。二藥配伍，與黃耆、白朮等同用，可治氣虛下陷所致的短氣疲乏，以及胃下垂、脫肛、子宮脫出等症；與黃耆、當歸、生地、丹皮同用，可治腸壁下血，血出如箭；與黃耆、當歸、升麻等同用，可治氣機下陷，小便滴瀝不通。然二藥配伍，性能升發，喘滿氣逆，陰虛陽亢者忌用。

【名方舉例】 升陽益胃湯（《脾胃論》）黃耆30克，人參9克，甘草5克，白朮9克，陳皮6克，半夏9克，羌活6克，獨活6克，防風6克，白芍9克，茯苓9克，澤瀉9克，黃連3克，柴胡9克。加生薑3片，大棗2枚，水煎服。功用：健脾祛濕，升發陽氣。

主治：脾胃虛弱，肢體酸重疼痛，口苦舌乾，飲食無味，大便失常，小便頻數，怠惰嗜臥。

現代醫學常用於治療泄瀉、胃黏膜脫垂、低血壓病、慢性膽囊炎、發作性睡病、蕁麻疹、多發性神經根炎、慢性萎縮性胃炎、胃扭轉、眩暈、帶下病等。

2.陳皮　當歸：健脾和胃，調氣和血

【配伍分析】陳皮理氣化痰，兼健脾和胃，以資氣血生化之源；當歸養血柔筋，兼溫通經脈，以暢氣血之用。當歸得陳皮，緩其滋膩之性，增強胃腸消化，更好地發揮補血作用；陳皮得當歸，不致因辛散耗氣。二藥相輔相成，使瘀者通，虛者補，共奏健脾和胃，調氣和血之功。

【用藥經驗】二藥配伍，適用於①心肝血虛，面色萎黃，眩暈心悸。②氣滯血瘀，月經不調，痛經，經閉等症。

陳皮常用6～12克，當歸為5～15克。二藥配伍，與炙甘草、丹參、棗仁同用，可治竇性心律失常；與香附、益母草、川芎等同用，可治氣滯血瘀的痛經，月經不調；與桂枝、薑黃、防風同用，可治久患風疾，手足不遂。然二藥配伍，陳皮理氣，當歸為血中之氣藥，行氣力強，婦女月經期慎用。

【名方舉例】人參養榮湯（《太平惠民和劑局方》）白芍藥90克，當歸30克，陳皮30克，黃耆30克，桂心30克，人參30克，白朮30克，炙甘草30克，熟地黃20克，五味子20克，茯苓20克，遠志15克。上藥研成末，每服12克，加生薑3片，大棗2枚，水煎服。亦可用飲片作湯劑煎服，用量按原方比例酌情增減。丸劑，每服9克，每日服2～3次，溫開水送服。功用：益氣補血，養心安神。主治：勞積虛損，呼吸少氣，行動喘息，心虛驚悸，咽乾唇燥，瘡瘍潰後久不收斂。

現代醫學常用於治療貧血、失眠、慢性骨髓炎、潰瘍久不收斂，低血壓病、慢性肝炎、小兒多動症、厭食症、

智力偏低、脫髮、血枯經閉、產後體虛等。

3.防己　桂枝：利水消腫，祛風除濕

【配伍分析】 木防己苦寒降泄，善走下，利水清熱，味辛能散，可祛風，更善泄下焦血分濕熱，使水飲之邪從小便而出，為利水祛風通絡止痛之要藥；桂枝辛溫性散，善通陽氣，走竄通經，能溫通經絡，除痹止痛，又能溫陽化氣，利水除濕。木防己與桂枝相合，二者一苦一辛，相使相助，既可行水飲而散結氣，通陽化飲，消散心下痞堅，使利水消腫之功倍增，又可增強其祛風除濕，除痹止痛的作用。

【用藥經驗】 二藥配伍，適用於①支飲痞堅，咳逆倚息不得臥，其形如腫，胸悶滿。心下痞硬。②著痹，即下肢疼痛重著有腫脹者。③風寒濕邪侵襲經絡所致的痹證。

木防己常用6～10克，桂枝為6～10克。二藥配伍，與防風、羌活、秦艽、當歸同用，可治風濕痹痛，肩背酸痛；與葛根、白芍、大棗同用，可治強直性痙攣性持續頸斜；與白朮、茯苓、黃耆等同用，可治皮水，四肢浮腫。然二藥配伍，味辛性寒，膈間寒飲者忌用。

【名方舉例】 木防己湯（《金匱要略》）木防己三兩，桂枝二兩，人參四兩，石膏十二枚雞蛋大。水煎服。

功用：溫陽化飲，清熱除濕。主治：膈間支飲，喘滿，心下痞堅，面色黧黑，其脈沉緊。

現代醫學常用於治療急性腎炎、心衰、風濕性關節炎、肝硬化腹水。

4.茵陳　附子：溫陽祛寒，利濕退黃

【配伍分析】茵陳苦降微寒，清熱除濕而退黃，且通利小便；附子大辛大熱，補火助陽，散寒除濕。二藥配伍，茵陳得附子之溫陽，利濕之功尤著，無苦寒傷陽之弊；附子得茵陳之利濕，溫腎暖脾之功尤顯，無辛熱耗陰之虞，共奏溫陽祛寒，利濕退黃之功。

【用藥經驗】二藥配伍，適用於寒濕黃疸（陰黃），黃色晦暗，胸痞脘脹，神疲畏寒，大便不實，舌苔白膩，脈沉細無力。

茵陳常用20～30克，附子為5～10克。二藥配伍，與乾薑、甘草同用，可治陰黃，脈沉細遲，肢體逆冷，腰以上自汗等症；與乾薑、白朮、茯苓、澤瀉同用，可治寒濕性黃疸；與乾薑、肉桂、白朮、炙甘草同用，可治寒濕阻滯，身目薰黃，身冷不渴，小便不利，脈沉細。然二藥配伍，味苦性熱，濕熱陽黃及血虛萎黃忌用。

【名方舉例】茵陳四逆湯（《玉肌微義》）茵陳蒿18克，附子15克，乾薑9克，甘草6克。水煎服。功用：溫陽退黃。主治：陰黃色晦，手足逆冷，脈沉微細者。

現代醫學常用於治療慢性肝炎、慢性膽囊炎、膽石症引起的黃疸屬於寒濕證型者。

5.乾薑　赤石脂：溫中散寒，澀腸止瀉

【配伍分析】乾薑味辛性熱，能祛胃中寒邪，助脾胃陽氣，有溫中散寒之功；赤石脂味酸澀性溫，善固澀下焦滑脫，澀腸止瀉，收濕斂瘡。二藥相使合用，溫澀並

行，標本兼顧，既能溫中散寒，又可澀腸止瀉。

【用藥經驗】 二藥配伍，適用於①脾胃陽虛，腸胃不固之久瀉久痢，或下痢膿血，色暗不鮮者。②小兒脫肛。

乾薑常用10克，赤石脂為10～15克（打碎先煎）。二藥配伍，與高良薑、五靈脂同用，可治泄瀉不止；與當歸、龍骨、牡蠣、附子、白朮等同用，可治冷白滯痢腹痛；與黃連、當歸、阿膠、龍骨等同用，可治赤白痢，日夜不絕；與附子、黨參、牡蠣同用，可治虛寒泄瀉或下痢便血等症。然二藥配伍，性溫熱，對素體陰虛、濕熱積滯者忌用。

【名方舉例】 桃花湯（《傷寒論》）赤石脂30克，乾薑9克，粳米30克。水煎服。功用：溫中澀腸。

主治：久痢不癒，便膿血，色暗不鮮，小便不利，腹痛喜按喜溫，舌淡苔白，脈遲弱或微細。

現代醫學常用於治療慢性結腸炎、慢性痢疾；也可以用於治療胃、十二指腸潰瘍出血、宮頸炎等病症。

6.枳實　肉桂：溫陽散寒，行氣祛痰

【配伍分析】 枳實辛苦，行氣消痰以散痞，破氣除滿而止痛，治痰滯胸脘痞滿，胸痹結胸；肉桂辛熱純陽，補命門之火而散沉寒，通血脈而治氣滯。一為理氣藥，一為溫裏藥，功效雖異，性能不同，配合應用，共奏溫陽散寒通痹，行氣祛痰散痞之功，主治胸陽不振，寒痰內阻之胸痹證。

【用藥經驗】 二藥配伍，適用於寒凝氣滯，胸痹心痛，脘腹脹滿疼痛。枳實常用6～10克，肉桂為2～5克，

二藥配伍，與當歸、炙甘草、細辛、大棗同用，可治寒凝氣滯，胸痹心痛；與薤白、厚朴、瓜蔞同用，可治胸陽不振，胸悶如窒，胸痛，短氣，喘息咳嗽。然二藥配伍，溫散力強，有出血傾向及孕婦忌用。

【名方舉例】 寬胸散（《聖惠方》卷十三）枳實二兩（麩炒微黃），桂心一兩。為細散，每服二錢，以溫水調下，不拘時候。功用：溫陽散寒，行氣消痞。主治：傷寒結胸，氣噎塞，煩悶。

現代醫學常用於治療冠心病心絞痛、肋間神經痛。

7.香附　黃連：清熱解鬱，行氣瀉火

【配伍分析】 香附味辛能散，微苦能降，微甘能和，性平不寒，芳香走竄，善於疏肝理氣解鬱，通調三焦氣滯，為行氣止痛之要藥；黃連大苦大寒，善清中焦濕熱，為瀉實火，解熱毒之要藥，尤長於瀉心胃實熱，止濕熱痢疾，二藥配伍，共奏清熱解鬱，行氣瀉火之功。

【用藥經驗】 二藥配伍，適用於①肝鬱犯胃，心煩痞塞，嘈雜吞酸。②火鬱胸脇滿悶疼痛諸證。③血病，氣病，痰病，火病。

香附常用9～12克，黃連為3～10克。二藥配伍，與赤芍、玄參、丹參、益母草同用，可治心悸、煩躁易怒，多汗畏熱，經閉；與蒼朮、枳殼、梔子等同用，可治胃脘鬱熱，刺痛不可忍；與竹茹、蘇葉、生薑同用，可治妊娠嘔吐。然二藥配伍，味苦性寒，脾胃虛弱者慎用。

【名方舉例】 清熱解鬱湯（《壽世保元》）炒梔子9克，乾薑3克（炒黑），陳皮6克，川芎6克，炒黃連3

克，炒香附9克，炒枳殼9克，蒼朮6克，甘草3克，生薑3片。水煎服。功用：清熱解鬱，行氣止痛。主治：胃脘積有鬱熱，刺痛不可忍。

現代醫學常用於治療慢性胃炎、胃酸過多、胃黏膜脫垂等症。

8.香附　高良薑：行氣疏肝，祛寒止痛

【配伍分析】 香附辛散苦降性平，善理氣開鬱，能通行三焦，行血中之滯而活血調經；高良薑味辛性熱，善內攻走裏，專散脾胃之寒邪，以溫裏散寒止痛降逆為其長。二藥配用，高良薑得香附，則可除寒止痛；香附得高良薑則行氣散寒，共奏行氣疏肝，祛寒止痛之功。

【用藥經驗】 二藥配伍，適用於胃中寒凝之胃脘疼痛，口吐清涎，喜溫喜按，胸悶脇痛之症。

香附常用6～10克，高良薑為6～10克。如寒凝甚者，高良薑可倍於香附；氣滯重者，香附可倍於高良薑。二藥配伍，與青皮、枳實同用，可治氣滯脇痛；與木香、乾薑同用，可治寒凝的胃脘痛；與當歸、川芎同用，可治瘀滯的痛經；與黨參、白朮同用，可治氣虛之胃脘痛；與當歸、沉香、木香、乾薑等同用，可治胸膈滿痛，得噯便輕，嘔吐清水；與吳茱萸同用，可治胃脘氣痛，吞酸嘔吐，食少便溏。然二藥配伍，味辛性熱，肝胃有鬱火或胃陰虧竭、舌質紅絳者，不宜應用。

【名方舉例】 良附丸（《良方集腋》）高良薑、香附各等份。上2味為細末，作散劑或水丸，每日1～2次，每次6克，開水送下。亦可水煎服，用量按原方比例酌情增

減。功用：行氣疏肝，祛寒止痛。主治：肝氣或客寒犯胃，脘痛嘔吐，或連胸脇脹痛，痛經等。

現代醫學常用於治療急慢性胃炎、潰瘍病、膽囊炎、肝炎、盆腔炎、痛經等。

9.川芎　黃耆：益氣行血，祛風止痛

【配伍分析】川芎味辛性溫，性善疏通，能上行頭面，外達肌膚，行氣活血，散風止痛；黃耆甘溫益氣升陽，行滯而拔毒排膿。二藥合用，相輔相成，共奏益氣行血，祛風止痛之功。

【用藥經驗】二藥配伍，適用於①中風後遺症，肢體痿廢偏癱等屬氣虛血瘀者。②瘡瘍癰疽膿成不潰者。③氣虛血瘀的胸痹心痛。

川芎常用6～10克，黃耆為10～15克，大劑量可用至30～60克。二藥配伍，與當歸、桃仁、紅花等同用，可治氣虛血滯，半身不遂，中風後遺症；與當歸、皂角刺同用，可治癰疽膿成不潰；與蜈蚣、全蠍、白附子同用，可治口眼喎斜；與菊花、石決明、珍珠母同用，可治高血壓頭痛；與虎骨、熟地、阿膠等同用，可治肢體痿軟，肌肉萎縮。然二藥配伍，升陽助火，內有實熱，肝陽上亢，氣火上沖或濕熱氣滯者忌用。另外，對於氣虛血瘀型高血壓，二藥配伍有益氣活血助降壓之功，其他證型的高血壓則宜慎用。

【名方舉例】補陽還五湯（《醫林改錯》）黃耆120克，當歸尾6克，赤芍6克，地龍3克，川芎3克，紅花3克，桃仁3克。水煎服。功用：補氣，活血，通絡。主

治：中風後遺症，半身不遂，口眼喎斜，語言蹇澀，口角流涎，下肢痿廢，小便頻數或遺尿不禁，苔白，脈緩。

現代醫學常用於治療腦血管病、腦動脈硬化症、面神經麻痹、小兒麻痹後遺症、腦震盪後遺症、坐骨神經痛、神經炎、冠心病、急性心肌梗塞、風濕性心臟病、腎病綜合徵、肝硬化、糖尿病、肺氣腫、頭痛、失眠、多寐、無脈症、雷諾病、陽痿、前列腺肥大、乳房腫塊、痛經、產後發熱、不孕症、眼科疾病、耳鼻喉科疾病等。

10.桔梗　甘草：宣肺祛痰，解毒利咽

【配伍分析】 桔梗辛散苦泄，質輕升浮，具有開宣肺氣，寬胸利咽，祛痰止咳且排膿消癰的作用；甘草味甘而潤，能清熱瀉火，祛痰止咳，解毒消癰。一為化痰止咳藥，一為補氣藥，配合應用，相得益彰，桔梗宣通肺氣，祛痰排膿治其標，甘草瀉火解毒以治本，標本兼顧，故宣肺祛痰，解毒利咽，消癰排膿之功增強。

【用藥經驗】 二藥配伍，適用於①風熱客於少陰，咽喉腫痛。②風熱鬱於肺經，致患肺癰，咳唾膿血。

桔梗常用5～10克，甘草為6～10克。二藥配伍，與白及、橘紅、葶藶、金銀花、苡仁同用，可治肺癰，咳嗽吐膿血，咳引胸中痛；與蘇梗、紫菀、白前、旋覆花、香附等同用，可治燥痰黏結喉頭，咯之不出，咽之不下者；與貝母、百部、白前、茯苓等同用，可治表寒束其內熱，致發哮證，呀呷不已，喘息有音聲；與牛蒡子、射干、防風、玄參同用，可治風熱上侵，咽喉腫痛；與杏仁、金銀花、夏枯草、連翹、紅藤等同用，可治咳嗽吐

膿，痰中帶血，或胸膈隱痛，將成肺癰。然二藥配伍，辛散苦泄且甘，陰虛中滿、水腫腹脹應慎用。

【名方舉例】 桔梗湯（《傷寒論》）桔梗10克，甘草6克。水煎服。功用：宣肺祛痰，清熱利咽。

主治：咳嗽有痰，咽喉腫痛；肺癰，咳而胸滿，惡寒脈數，咽乾不渴，時出濁唾腥臭，久久吐膿如米粥者。

現代醫學常用於治療咽喉炎、扁桃體炎、肺膿瘍、食道炎。

11.黃芩　半夏：清肺化痰，和胃降逆

【配伍分析】 黃芩苦寒，入肺經，苦燥肺中之痰，寒清肺中之熱，具瀉火解毒之功；半夏辛散溫燥，入脾胃二經，燥濕邪而化痰濁，和胃降逆而止嘔。二藥合用，肺脾同治，既杜生痰之源，又清貯痰之器，共奏清肺化痰，和胃降逆之功。

【用藥經驗】 二藥配伍，適用於①痰熱壅肺，肺氣上逆之咳嗽痰多色黃者。②痰熱痞結，氣逆不降之嘔吐。

黃芩常用6～10克，半夏為6～10克。二藥配伍，與茯苓、陳皮、梔子、桔梗同用，可治胸膈痞滿，頭目昏眩；與天南星、陳皮、神麴、山楂同用，可治一切痰飲咳嗽，食積酒積，嘔吐噁心；與杏仁、貝母、石膏、前胡等同用，可治肺胃鬱火，咳嗽痰黃，面赤脈數；與桔梗、梔子、桑皮、知母等同用，可治咳嗽，痰黃稠腥臭，或帶血絲，咽喉乾痛。然二藥配伍，味苦性燥，脾胃虛弱者慎用，陰虛咳嗽者忌用。

【名方舉例】 清氣化痰丸（《醫方考》）瓜蔞仁30

克，陳皮30克，黃芩30克，製半夏45克，杏仁30克，枳實30克，茯苓30克，膽南星45克。上藥共研細末，薑汁為丸，每服6克，溫開水送下。亦可作湯劑水煎服，用量按原方比例酌減。功用：清熱化痰，理氣止咳。主治：痰熱內結，咳嗽痰黃，稠厚膠黏，咳之不爽，甚則氣急嘔惡，胸膈痞滿，小便短赤，舌質紅，苔黃膩，脈滑數。

現代醫學常用於治療支氣管炎、肺炎、支氣管擴張、肺膿腫、肺氣腫等。

12.黃連　烏梅：清熱瀉火，調中止痢

【配伍分析】 黃連苦寒，苦能燥濕，寒能清熱，善除脾胃大腸濕熱，為治濕熱瀉痢的要藥；烏梅酸澀性平，清涼收斂，斂肺澀腸，生津開胃。二藥配伍，酸苦合用，清熱燥濕不傷陰，生津澀腸不礙邪，共奏清熱瀉火，解毒固腸，調中止痢之功。

【用藥經驗】 二藥配伍，適用於①久瀉久痢，濕熱未盡，陰液已傷。②心火亢旺，心煩不寐，口瘡口糜者。③蛔厥，腹痛時止，心煩嘔惡，常自吐蛔，手足厥冷。

黃連常用6克，烏梅為3～10克，止瀉宜炒炭。二藥配伍，與當歸、訶黎勒同用，可治日久氣痢不止，或輕或重；與當歸、阿膠、地榆、木香等同用，可治血痢日久不癒，或下血水，營血大傷，腸有濕熱者；與當歸、龍骨同用，可治多年休息痢疾；與陳皮、枳殼、木香、罌粟殼同用，可治五色痢；與細辛、乾薑、蜀椒、黃柏等同用，可治蛔厥證，腹痛時止，常自吐蛔。然二藥配伍，酸澀收斂、初痢初瀉者忌用。

【名方舉例】 黃連丸（《肘後方》卷二）黃連一升，烏梅20枚（炙燥），上為末，蠟如棋子大，蜜一升，合於微火上可令丸，為丸如梧桐子大。每服20丸，每日3次。功用：解毒固腸，調中止痢。主治：下痢膿血。

現代醫學常用於治療慢性腸炎、慢性痢疾、過敏性結腸炎。

13.人參　附子：大補元氣，回陽救逆

【配伍分析】 人參味甘而微苦，性微溫，能大補元氣，補脾益肺，安神增智，益腎壯陽，力宏而迅疾，可回元氣於垂絕，卻虛邪於俄頃；附子辛熱純陽，上助心陽以通脈，下溫腎陽以溫先天，回陽救逆，祛寒止痛。二藥合用，人參入肺以濟呼氣之主，附子入腎以補陽氣之根，相輔相濟，大補元氣；附子得人參則回陽而無燥烈傷陰之弊，人參得附子則補氣而又增溫養之力，配伍應用，辛甘之味，可上助心陽，中益脾土，下補腎陽，力專用宏，有大溫大補，回陽救逆之功。

【用藥經驗】 二藥配伍，適用於①元氣大虧，陽氣暴脫，手足厥逆，汗出，脈微。②中風虛脫，卒然昏迷，四肢厥冷，脈微欲絕等。③脾虛生寒，腹脹，不思飲食，食人即吐，四肢沉重。

人參常用5～10克，宜文火另煎兌服，或研末吞服（每次1.5～2克），附子3～15克，一般來說，生附子配人參，力雄而峻猛，常用於垂危之症；熟附子力弱而勢緩，久虛之症，可以緩之圖功。二藥配伍，與桂枝、炙甘草、白朮、當歸同用，可治中風虛脫，卒然昏迷，四

肢厥冷，脈細欲絕；與乾薑、肉桂、炙甘草、五味子等同用，可治寒邪直中三陰，真陽衰微，惡寒蜷臥，四肢厥冷，吐瀉腹痛；與熟地、菟絲子、枸杞、紫河車、炮薑炭等同用，可治中風虛證，四肢懈散，昏不知人，遺尿鼾睡；與白朮、炮薑、炙甘草同用，可治脾胃虛寒，嘔吐瀉痢，心腹冷痛，心下逆滿，手足厥寒；與肉豆蔻同用，可治下痢鮮血，滑泄不固，欲作厥狀者；與煅龍骨、煅牡蠣同用，可治陽氣暴脫，汗出肢冷，面色浮紅，脈虛數或浮大無根；與五味子、蛤蚧尾同用，可治肺腎陰陽俱虛的喘急不得臥。然二藥配伍，為溫補之劑，凡實證、熱證、正氣不虛者忌服，孕婦亦忌服。

【名方舉例】 參附湯（《校注婦人良方》）人參30克，附子15克。加薑、棗水煎，徐徐服。現代臨床只用人參、附子二藥水煎服。功用：回陽益氣救脫。主治：元氣大虧，陽氣暴脫，手足厥逆，汗出，呼吸微弱，脈弱。

現代醫學常用於治療休克、心力衰竭、心動過緩以及婦科暴崩、外瘍潰後、手術等血脫亡陽者。

14. 炙甘草　桂枝：補脾益氣，溫陽通脈

【配伍分析】 炙甘草甘潤，補脾益氣，潤燥養筋；桂枝味辛性溫，祛風散寒，通心陽，溫陽化氣，散寒濕，通經脈。二藥合用，各展其長，共奏補脾益氣，溫陽通脈之功。

【用藥經驗】 二藥配伍，適用於①心陽不足的心悸、脈結代之症。②風濕痹痛，肩背肢節酸痛。③外感風寒表虛證。

炙甘草常用3～10克，桂枝為3～10克。二藥配伍，與人參、阿膠等同用，可治心陽不足的心悸、脈結代之症；與附子、黃耆等同用，可治風濕痹痛；與茯苓、白朮同用，可治胸脇支滿，目眩心悸。與葛根、麻黃、白芍等同用，可治惡寒發熱無汗，項背拘急不舒；與生薑、大棗、白芍同用，可治外感風寒表虛證。然二藥配伍，味甘且潤，風寒表實證，濕阻中滿、水腫腹脹宜慎用。

【名方舉例】 炙甘草湯（《傷寒論》）炙甘草12克，桂枝9克，生薑9克，人參6克，生地黃30克，阿膠6克，麥門冬10克，麻仁10克，大棗5～10克。阿膠烊化後下，餘藥水煎服，加入清酒10毫升，每日服3次，每日1劑。功用：滋陰補血，益氣復脈。

主治：氣虛血弱，脈現結或代，心動悸，體羸氣短，舌光色淡，少津；虛勞肺痿，乾咳無痰，或咳痰不多，痰中帶有血絲，形瘦氣短，虛煩眠差，自汗或盜汗，咽乾舌燥，大便難，或虛熱時發，脈虛數。

現代醫學常用於治療病毒性心肌炎、風濕性心臟病、肺源性心臟病、冠心病、心律失常、病態竇房結綜合徵、心絞痛、克山病心搏期前收縮、消化性潰瘍、萎縮性胃炎、神經衰弱、腦震盪後遺症、呃逆、口瘡、血證、痹證等。

15.枳實　赤芍：行氣活血，化瘀止痛

【配伍分析】 枳實辛行苦降，行氣分，善破氣除痞，消積導滯；赤芍苦寒，主入血分，除血分鬱熱而有涼血、散瘀止痛之功。久病多瘀，氣行則血行，行氣可推動

血行而活血，二藥合用，共奏行氣活血，化瘀止痛之功。

【用藥經驗】 二藥配伍，適用於①氣滯血瘀的胸痛，產後腹痛。②瘀滯生內熱之證。③小兒風疹，皮膚腫。

枳實常用6～10克，赤芍為10～30克。二藥配伍，與當歸、桃仁、紅花等同用，可治胸脇刺痛；與川芎、炮薑、桃仁等同用，可治產後氣滯、血瘀的腹痛、煩悶不得臥；與荊芥、防風、銀柴胡等同用，可治小兒風疹，皮膚瘙癢。然二藥配伍，行氣活血，孕婦忌用，氣滯血瘀的虛寒之證顯著者不宜單獨用。

【名方舉例】 枳實芍藥散（《金匱要略》）枳實（燒黑，勿太過）、芍藥各等份。二藥杵為散，每服方寸匕，每日3次，以麥粥送下。功用：行氣活血。主治：產後腹痛，煩滿不能臥者，並主癰腫。

現代常用於治療冠心病、肋間神經痛、產後發熱等病。

16.枳實　茯苓：健脾化痰，行氣利水

【配伍分析】 枳實苦泄辛散，破氣散結，化痰除痞；茯苓甘淡性平，健脾補中，利水滲濕。二藥合用，一為行氣破滯要藥，一為利水滲濕要藥，共奏健脾化痰，行氣利水之功。

【用藥經驗】 二藥配伍，適用於①小便不利，水腫，痰飲。②痰停中脘，兩臂疼痛，咳嗽痰多，胸脘滿悶。

枳實常用3～15克，茯苓為10～15克，滲利濕熱用赤茯苓，利水消腫用茯苓皮。二藥配伍，與半夏、薑黃同用，可治痰停中脘，兩臂疼痛；與白朮、澤瀉、豬苓同用，可治脾虛所致的水腫；與人參、桂心、乾薑、陳

皮等同用，可治妊娠惡阻，心中煩悶，聞食則嘔；與瓜蔞、半夏、陳皮同用，可治痰停胸脘，滿悶嘔惡。然二藥配伍，行氣利水，孕婦忌用。

【名方舉例】 茯苓丸（《百一選方》）半夏60克，茯苓30克，枳殼15克，風化朴硝7.5克。上藥共研為末，生薑自然汁煮糊為丸，如梧桐子大。每服6克，生薑湯下。也可改作湯劑水煎服，各藥用量按常規劑量酌定。

功用：燥濕行氣，軟堅消痰。

主治：痰停中脘，兩臂疼痛，或四肢浮腫，或咳嗽痰多，胸脘滿悶，或產後發喘，舌苔白膩，脈弦滑。

現代醫學常用於治療支氣管炎、胃炎、中風後遺症、梅尼埃綜合徵、失眠等。

17.麻黃　葛根：發汗解表，升津舒經

【配伍分析】 麻黃性溫辛散，開閉發汗，善解在表之風寒，乃太陽經藥；葛根性涼辛甘，歸脾、胃經，善於發汗解肌退熱，升發陽明之清氣而生津止渴。二藥配伍，相使為用，升散發汗解表袪邪而不傷津，升津舒經而解肌熱。又麻黃發汗解表，袪寒散風，主入太陽經；葛根既「清風寒，淨表邪」，又善清裏熱，「散邪火」，且「善達諸陽經，而陽明為最。」二藥合用，還能太陽、陽明並治。

【用藥經驗】 二藥配伍，適用於①外感風寒所致惡寒無汗，發熱，項背強几几者。②外感風寒，寒鬱化熱，惡寒漸輕，身熱增盛的病證，即所謂「太陽陽明合病」。

麻黃常用3～9克，葛根10～15克，宜生用。二藥

配伍，與蒼朮、甘草同用，可治風寒濕邪凝結引起的肩背疼痛；與芍藥、蔥白、豆豉同用，可治傷寒一日至二日，頭項及腰脊拘急疼痛，渾身煩熱，惡寒；與桂枝、生薑、半夏同用，可治風寒表實證兼嘔吐、項背拘急疼痛；與龍膽草、大青葉、黃芩、石膏等同用，可治傷寒三四日不癒，熱毒內盛，頭痛，壯熱未解，身體疼痛。然二藥配伍，若葛根用量大，「其性涼，易於動嘔，胃寒者當慎用。」(《景岳全書・本草正》)，清代《本草從新》言:「夏月表虛汗多尤忌。」臨證亦當注意。

【名方舉例】 葛根湯(《傷寒論》)葛根12克，麻黃9克，桂枝6克，生薑9克，炙甘草6克，芍藥6克，大棗12枚。水煎服。功用：發汗解表，升津舒經。主治：外感風寒表實，惡寒發熱，頭痛，無汗身痛，項背拘急疼痛，或下利，或嘔吐，舌苔薄白，脈浮緊；剛痙，無汗而小便反少，氣上沖胸，口噤不得語，惡寒發熱，身體強。

現代醫學常用於治療感冒、流感、流腦、B腦初起、急性腸炎、菌痢早期、小兒秋季腹瀉及發熱，內耳眩暈症、三叉神經痛、腓總神經痛、面神經癱瘓、重症肌無力、肩凝症、肩頸肌痙攣、蕁麻疹、過敏性鼻炎、麥粒腫、眼瞼膿腫等。

18.麻黃　蒼朮：發汗解表，燥濕健脾

【配伍分析】 麻黃辛溫，宣肺發汗解表；蒼朮辛香苦溫燥烈，外能散表寒而祛風濕，入中焦能燥濕濁以健脾胃，除穢濁以悅脾氣，解濕鬱以快氣機。二藥合用，一肺一脾，一散一燥，宣利肺氣助燥濕運脾之功，溫燥脾胃利

發汗解表之能，共奏發汗解表，燥濕健脾，並行表裏之濕，散水濕結腫之功。

【用藥經驗】 二藥配伍，適用於①表裏水濕壅滯結腫，如肌肉風濕頑痲不仁，重困酸楚，關節疼痛、水腫等。②寒濕痹阻之偏正頭痛而重困者。③痰濕阻肺之咳喘，胸悶痰多者。④濕困脾胃之納呆腹脹者。

麻黃常用6～9克，蒼朮為5～10克。健脾燥濕多用制蒼朮，祛風濕及發汗解表多用生蒼朮。麻黃、蒼朮配伍的比例為1：1，有大發汗作用；2：1有小發汗作用；3：1有明顯利尿作用；4：1無明顯發汗利尿作用。二藥配伍，與羌活、獨活、細辛、桂枝等同用，可治表裏水濕結腫，關節酸楚；與白芷、藁本、防風、川芎同用，可治偏正頭痛；與陳皮、瓜蔞、半夏等同用，可治痰濕阻肺之咳喘；與白朮、神麴、山楂、厚朴同用，可治濕困脾胃之納呆腹脹。然二藥配伍，辛散溫燥，陰虛內熱、氣虛多汗者忌用。

【名方舉例】 順解散（《普濟方》）蒼朮、麻黃（去節）各等份。㕮咀，每服6克，以水一盞，加蔥白、生薑，溫服。功用：發汗解表。主治：傷寒瘟疫，身體壯熱，頭痛項強，四肢煩疼，惡風無汗。

現代醫學常用於治療急性腎炎、慢性支氣管炎、慢性口腔潰瘍等病。

19.桂枝　茯苓：溫陽化氣，利水滲濕

【配伍分析】 桂枝與茯苓，均能治痰飲、水腫。桂枝辛甘而溫，通陽化氣行水，宜治陽虛之氣化不利所致的

水濕內停者；茯苓甘淡而平，甘以健脾益氣，淡以利水滲濕，補而不峻，利而不猛，既長於通調水道而下水氣，又可補益心脾，宜治脾虛濕盛而致的水濕內停。二者相使配對，桂枝得茯苓則不發表而行水，溫陽化氣助淡滲利水除飲之功。正合張仲景「病痰飲者，當以溫藥和之」之意。另外，二藥配伍，尚有益氣寧心，平沖降逆之功。

【用藥經驗】 二藥配伍，適用於①水濕內停，膀胱氣化不利所致的小便不利、水腫者。②飲停胸脇，症見胸脇脹滿，目眩心悸，短氣而咳者。③外有表證，內停水濕，症見頭痛，發熱，煩渴飲水，小便不利者。

桂枝常用6～9克，茯苓為10～15克，茯苓入湯劑以切成薄片（1～2毫克）或打碎入藥為宜，否則三類、多聚糖類等有效成分難以充分溶解於水。二藥配伍，與黨參、白朮、豬苓、澤瀉同用，可治中氣不足，小便不利，咳而遺尿；與羌活、白朮、豬苓等同用，可治寒濕身痛，小便不利；與滑石、梔子、燈芯草、白朮等同用，可治熱結膀胱，便秘而渴；與白朮、炙甘草同用，可治中陽不足之痰飲病、胸脇支滿、目眩心悸；與丹皮、桃仁、白朮、炙甘草同用，可治頑固性風心病心衰。然二藥配伍，甘淡利濕，病人腎虛、小便自利或不禁或虛寒精清滑皆忌用。

【名方舉例】 春澤湯（《證治準繩》）豬苓9克，澤瀉15克，白朮9克，茯苓9克，桂枝6克，黨參9克。水煎服。功用：利水除飲，溫陽益氣。主治：中氣不足，小便不利。亦治咳而遺尿。

現代醫學常用於治療腎炎、肝硬化所引起的水腫，以及急性腸炎、尿瀦留、腦積水、腦水腫、耳源性眩暈等屬水濕內盛者。

20.菊花　川芎：清熱祛風，活血止痛

【配伍分析】 菊花甘寒益陰，上達頭目而疏風清熱，又能平抑肝陽而清肝明目；川芎味辛性溫，入肝經血分，升散溫通，能上行頭目，外達肌膚，行氣活血，散風止痛。二藥合用，既清氣分之熱，又清血分之熱，共奏清熱祛風，活血止痛之功。

【用藥經驗】 二藥配伍，適用於①風熱上攻，頭暈目眩，發熱，口苦，苔薄微黃，脈浮數。②肝陽上亢所致的偏頭痛。

菊花常用6～15克，川芎為6～30克，川芎用量大於菊花，取效明顯。二藥配伍，與僵蠶、蟬蛻、防風、白芷、羌活同用，可治風熱上攻，頭暈目眩及偏正頭痛；與白芷、石膏、羌活、藁本同用，可治頭風、昏眩；與鉤藤、杜仲、牛膝、石決明等同用，可治肝陽上亢的偏頭痛。然二藥配伍，辛溫升散，凡肝腎陰虛頭痛、痰濁頭痛者忌用。

【名方舉例】 川芎散（《衛生寶鑒》）僵蠶6克，菊花12克，石膏15克（打碎先煎），川芎15克。水煎服。功用：疏風清熱止痛。主治：偏頭痛。

現代醫學常用於治療血管性頭痛、外感頭痛。

21.柴胡　甘草：疏肝理脾，泄熱解毒

【配伍分析】 柴胡辛苦微寒，芳香疏泄，善於條達

肝氣而疏肝解鬱，入膽經解半表半裏之邪而泄熱；甘草味甘性平，補中理脾，瀉火解毒。二藥伍用，相濡相濟，柴胡舒肝氣而不犯脾，甘草健脾氣有促於肝氣條達，共奏疏肝理脾，泄熱解毒之功。

【用藥經驗】 二藥配伍，適用於①肝脾不和證，胸脇脹悶，脘腹疼痛，脈弦等。②少陽病鬱於內，四肢厥逆，或咳或悸，或小便不利，或腹中痛，或瀉痢下重。

柴胡常用9克，甘草為10～15克，健脾益氣用炙甘草，清熱解毒用生甘草。二藥配伍，與枳實、芍藥同用，可治肝脾不和，脘腹脇肋脹痛；與當歸、白芍、白朮、茯苓同用，可治肝鬱血虛，兩脇作痛，頭痛目眩；與當歸、白芍、丹皮、山梔同用，可治肝脾血虛，煩躁易怒，月經不調；與黃芩、半夏、蒼朮、厚朴同用，可治濕困脾胃，脘腹脹痛，噁心嘔吐。然二藥配伍，甘草久服有助濕滿中之弊，水腫病人忌用。

【名方舉例】 四逆散（《傷寒論》）炙甘草、枳實、柴胡、芍藥各等份。上為細末，米湯調服，每次3～6克，每日3次。也可改作湯劑，水煎服。各藥用量按常規劑量酌定。功用：透邪解鬱，疏肝理脾。主治：少陽病鬱於內，四肢厥逆，或咳，或悸，或小便不利，或腹中痛，或瀉痢下重，脈弦；肝脾不和，脘腹脇肋諸痛；小兒發熱肢厥；婦女月經不調，經行腹痛，乳房脹痛。

現代醫學常用於治療慢性遷延性肝炎、肝硬化、慢性胃炎、消化性潰瘍、胃神經官能症、食道痙攣、胰腺炎、肋間神經痛、膽囊炎、膽石症、膽道蛔蟲症、潰瘍性結腸炎、痢疾、闌尾炎、頸淋巴結腫大、淋巴結核、眩暈、失眠、鼻淵、疝氣、癲癇、血管性頭痛、心律失常、甲狀腺機能亢進、乳腺炎、乳腺增生、經前乳房脹痛、附件炎、盆腔炎、更年期綜合徵、小兒食積發熱等。

22. 陳皮　桑白皮：理氣健脾，利水消腫

【配伍分析】 陳皮辛散苦降，芳香醒脾，善行肺經氣滯而理氣健脾，燥濕化痰；桑白皮甘寒泄降，擅長清肺熱，瀉肺火、降肺氣而通利水道，具有瀉肺平喘、利水消腫之功。二藥合用，脾肺並治，脾氣健運，生化有權，痰無以生，肺氣宣肅有節，痰濕自化，咳喘自平，共奏理氣健脾、利水消腫之功。

【用藥經驗】 二藥配伍，適用於①肺熱咳嗽，喘咳痰多。②脾虛濕盛的皮水，一身悉腫，上氣喘急，小便不利。

陳皮常用10克，桑白皮為10克，行水宜生用，平喘止咳宜炙用。二藥配伍，與桔梗、半夏、瓜蔞等同用，可治肺熱咳嗽，心胸憋悶；與紫蘇葉、荊芥、防風、茯苓等同用，可治外感風寒，風濕相搏，腰以上腫者；與紅豆、赤茯苓、防己同用，可治濕熱下注，腰以下腫者；與豬苓、茯苓、白朮、澤瀉同用，可治水濕較甚的水腫。然二藥配伍，辛散苦降，肺虛的咳喘、腎陽虛衰的水腫忌用。

【名方舉例】 五皮散（《華氏中藏經》）桑白皮9克，陳皮9克，生薑皮9克，大腹皮9克，茯苓皮9克。共為粗末，每服9克，水煎去滓，不計時溫服。現代多作湯劑水煎服。功用：利水消腫，理氣健脾。主治：脾虛濕盛，皮水。一身悉腫，肢體沉重，心腹脹滿，上氣喘急，小便不利，以及妊娠水腫等，苔白膩，脈沉緩。

現代醫學常用於治療腎炎水腫、心源性水腫、妊娠水腫等脾虛濕盛者。

23.薏苡仁　杏仁：宣暢氣機，清利濕熱

【配伍分析】 薏苡仁甘淡性涼，上清肺金之熱，下利腸胃之濕，利水滲濕而健脾；杏仁味苦性溫，宣利上焦肺氣，肺主一身之氣，氣化則濕亦化。二藥伍用，溫涼並施，宣上暢中滲下使濕熱之邪從三消分消，暑解熱清，共奏宣暢氣機，清利濕熱之功。

【用藥經驗】 二藥配伍，適用於①濕溫初起，邪在氣分，濕重於熱。②暑溫夾濕，頭身困重，胸悶不饑。③痹證、淋證、水腫等屬濕熱者。

杏仁常用6～12克，薏苡仁為9～30克。二藥配伍，與藿香、香薷等同用，可治濕溫初起，衛分症狀較著者；與茯苓、豬苓、澤瀉等同用，可治風水證，一身浮腫，肢體倦怠；與麻黃、桂枝、羌活、獨活等同用，可治風濕痹證。然二藥配伍，淡滲利濕，陰虧津少，陰虛發熱者禁用；濕溫病熱重於濕者慎用。

【名方舉例】 三仁湯（《溫病條辨》）杏仁12克，飛滑石18克，白通草6克，白蔻仁6克，竹葉6克，厚朴6克，生薏苡仁18克，半夏10克。水煎服。

功用：宣暢氣機，清利濕熱。主治：濕溫初起，邪在氣分，濕重於熱，或暑溫夾濕，頭痛身重，面色淡黃，胸悶不饑，午後身熱，舌白不渴，脈濡。

現代醫學常用於治療腎盂腎炎、腸傷寒、胃腸炎等，還可用於治療急性高山反應。

第三章　升降相因配伍

升降相因配伍，指利用藥物的升降浮沉的作用趨向來針對疾病升降出入的病理趨向，採用升藥與降藥並用，相反相成，從上或下兩個方面分消病邪的配伍方法。

在臨床遣藥中，升降相因的配伍主要用於氣機鬱滯的病證。如肺氣壅滯，肝肺之氣升降乖戾、脾胃升降失常和大腸腑氣不通等。但使用時必須把握如下原則：

(1)熟悉藥物，順乎病之勢，因勢利導。

李時珍云「酸鹹無升，辛甘無降，寒無浮，熱無沉。」凡具有升陽、發表、散寒、湧吐、開竅等功效的藥物，其作用趨向都是向上向外的，其性都主升浮；而具有清熱、瀉下、滲濕利水、重鎮安神、潛陽息風、降逆平喘、收斂等功效的藥物，其作用趨向都是向下向內的，故其藥性都屬沉降。《素問・異法方宜論》云：「雜合以治，各得其所宜，故治所以異，而病皆癒者，得病之情，知治之大體也。」

(2)明辨主次，察乎病之情，權衡藥量。

升降相因配伍時，或升中佐降，或降中佐升，抓住疾病的主要矛盾，以升散為主，重用升浮藥；以沉降為主，重用沉降藥。做到：「升浮而不亢，沉降而不寂。」否則，太升浮則氣外越，太沉降則氣下陷，邪氣深入。

一、升降肺氣的配伍

肺位於胸腔，其在臟腑中位置最高，故有「肺為五臟六腑之華蓋」之說，其功能為主氣屬衛，司呼吸，主宣發肅降，通調水道，外合皮毛，內與大腸相表裏。一旦肺氣被外邪或寒熱痰濕所鬱滯，則出現咳嗽、胸悶、痰飲、水腫、無汗或有汗一系列病證，故治療當針對肺氣鬱滯的表裏寒熱痰濕之不同，分別選用宣散肺氣和降泄肺氣的藥物配伍治之。但在配伍時，根據肺臟的特點要注意如下幾點。

①**肺藥宜輕**　應選用質地輕揚的藥物，如花、葉、蟲衣疏鬆之品，體現「治上焦如羽，非輕不舉」的原則。

②**味宜辛苦**　辛味能行能散，具有宣發作用，有助於肺之宣發，使衛氣津液敷布於肌肉腠理，以抵禦外邪，啟閉汗孔，調節體溫，潤澤皮膚；苦能降能泄，有助於肺之肅降，下行通調水道，下輸膀胱的作用。

③**性宜和緩**　肺為嬌臟，不耐寒熱，對藥物反應較靈敏，耐受力較差。因此，配伍時藥性不宜過偏過峻，宜選用和緩之性。否則，過寒則陽分，致使津液凝聚，形成肺寒痰飲，過熱則易傷肺陰，陰虛則火旺，灼傷肺金，致使肺葉枯槁，變化莫測。

④**肺喜涼潤**　肺屬燥金，其喜潤惡燥，喜涼惡熱，潤則肺體柔和，肺體柔和則張合自如。因此，肺經用藥須處處注意肺陰肺津，應避免辛苦大熱等剛燥之藥，若是病情需要，選取用辛溫散表，辛熱溫肺、苦寒清熱時，應佐以

甘寒柔潤之品。

⑤**慣用氣藥**　肺為輕虛之體，司呼吸，主全身之氣機，氣貴出入不息，吐故納新，升降不已，升清降濁。肺之病證，多為宣降失司，氣機不暢，津失敷布，二便不暢等氣分病，不宜過早使用血分藥，用之則有礙氣機之流暢，並引邪入血分，使病情加重。

1.麻黃　杏仁：宣肺散寒，平喘止咳

【配伍分析】 麻黃杏仁同入肺經。二藥配伍，麻黃辛開苦降，外能發散風散以解表，內能開宣肺氣以平喘；杏仁味苦微溫，質膩而潤，長於宣降肺氣而止咳平喘。二藥一宣一降，一剛一柔，互制其偏，共奏宣肺散寒，止咳平喘之功。

【用藥經驗】 二藥配伍，適用於①風寒客表，寒飲內停而見惡寒發熱，喘咳，痰多而稀，或痰飲咳喘。②風熱外襲，或肺寒鬱而化熱，因熱壅肺氣上逆，喘促氣急，口渴，苔黃或薄白，脈滑數者。

麻黃常用3～10克，杏仁為4.5～9克。二藥配伍，與甘草同用，可治傷風感冒，鼻塞身重，咳嗽痰多；與石膏、甘草同用，可治外感風邪，熱壅於肺，身熱不解，咳喘氣急；與五味子、半夏、細辛等同用，可治寒飲咳喘；與荊芥穗、桔梗同用，可治感寒咳嗽，肺氣喘急；與紫蘇、橘皮、前胡、黃芩等同用，可治風寒咳嗽，痰多氣急，頭痛鼻塞。然二藥配伍，辛散苦泄，有耗氣之弊，虛喘忌用。

【名方舉例】 三拗湯（《太平惠民和劑局方》）麻黃

9克，杏仁9克，甘草9克。上藥研粗末，每服15克，加生薑5片，水煎服。現多作湯劑。功用：宣肺散寒，止咳平喘。主治：感冒風邪，鼻塞身重，語音不出，或傷風傷冷，頭痛目眩，四肢拘攣，咳嗽痰多，胸滿氣短。

現代醫學常用於治療感冒、支氣管炎、肺炎、哮喘等。

2.紫蘇　杏仁：解表散邪，止咳化痰

【配伍分析】 紫蘇杏仁同入肺經。紫蘇味辛性溫，開宣肺氣，發表散寒；杏仁苦降微溫，泄降肺氣，止咳平喘。二藥配伍，辛開苦降，發表宣肺而散寒，利氣化痰而止咳嗽，共奏解表散邪，止咳化痰之功。

【用藥經驗】 二藥配伍，適用於①外感風寒，咳嗽痰多。②涼燥，頭微痛，惡寒無汗，咳嗽痰稀。

紫蘇常用3～10克，杏仁為3～10克。二藥配伍，與麻黃、半夏、陳皮同用，可治外感風寒，頭痛鼻塞，喘咳痰多；與沙參、桑葉、貝母等同用，可治外感燥熱咳嗽；與前胡、桔梗、桑白皮、陳皮等同用，可治傷風、發熱憎寒，頭疼有汗，咳嗽聲重。然二藥配伍，味辛苦性溫，熱痰咳喘、溫燥等證忌用。

【名方舉例】 杏蘇散（《溫病條辨》）紫蘇葉6克，杏仁6克，茯苓6克，前胡6克，苦桔梗6克，枳殼6克，甘草6克，生薑6克，橘皮6克，大棗2枚。水煎服。功用：輕宣涼燥，宣肺化痰。主治：外感涼燥，頭微痛，惡寒無汗，咳嗽痰稀，鼻塞嗌乾，苔白，脈弦。

現代醫學常用於治療支氣管炎、肺炎、支氣管擴張、

肺氣腫、風寒咳嗽等。

3.桔梗　杏仁：宣肺祛痰，止咳平喘

【配伍分析】 桔梗辛散苦泄，質輕升浮，既升且降，以升為主，功善宣通肺氣，升清降濁而祛痰；杏仁辛散苦降，以降為主，長於宣通肺氣，潤燥下氣而止咳。二藥伍用，一升一降，升降調和，共奏宣肺化痰，止咳平喘之功。

【用藥經驗】 二藥配伍，適用於①風溫初起，咳嗽，身熱不甚，口微渴。②咳嗽，痰多，喘甚，或見二便不利。

桔梗常用6～12克，杏仁為6～12克。二藥配伍，與蘇葉、防風、陳皮等同用，可治風寒犯肺所致之咳嗽痰多者；與桑葉、菊花、連翹等藥同用，可治風熱犯肺所致之咳嗽痰多者；與南沙參、天花粉等同用，可治熱傷肺津，咽燥口乾；與白蒺藜、決明子、夏枯草等同用，可治風熱眼疾；與百部根同用，可治小兒百日咳。然二藥配伍，辛散苦泄，有耗氣之弊，氣虛咳嗽、氣陰兩傷的咳嗽忌用。

【名方舉例】 杏蘇飲（《醫宗金鑒》）杏仁6克，紫蘇6克，前胡6克，桔梗6克，枳殼6克，桑白皮6克，黃芩6克，甘草6克，麥冬6克，浙貝母3克，橘紅6克。水煎服，每日2次。

功用：疏風解表，宣肺化痰。主治：傷風，發熱憎寒，頭疼有汗，咳嗽噴嚏，鼻塞聲重，脈浮緩。

現代醫學常用於治療上呼吸道感染、流行感冒、支氣

管炎、肺炎、支氣管擴張、百日咳等。

4.桔梗　枳殼：宣鬱下痰，寬胸利膈

【配伍分析】 桔梗辛散，功能宣通肺氣，祛痰利咽，以升提上行之力為最，故前人有「載藥上行」之說；枳殼苦泄，功能降氣消脹，寬胸快膈，以下降行散為著。二藥相伍，一升一降，一宣一散，桔梗開肺氣之鬱，並可引苦泄降下之枳殼上行於肺；枳殼降肺氣之逆，又能助桔梗利膈寬胸，具有升降肺氣，宣鬱下痰，寬胸利膈作用。

【用藥經驗】 二藥配伍，適用於①肺氣不降的咳嗽痰喘，胸膈滿悶，脘脹不適，大便不利。②傷寒痞氣，胸滿欲絕。

桔梗常用6～10克，枳殼為6～10克。二藥配伍，與紫蘇同用，可治小兒腹痛；與木蝴蝶同用，可治痰氣內阻之噎證；與蒼朮、陳皮、厚朴等同用，可治氣結腹脹，胸前飽滿；與麻黃、蘇子、杏仁等同用，可治風寒喘逆，肺受寒邪而未化熱者；與薑半夏、陳皮、生薑同用，可治胸脇脹滿，寒熱嘔噦，心下痞堅，短氣煩悶，痰逆噁心，飲食不下。然二藥配伍，辛散苦溫，陰虛燥咳不宜使用。

【名方舉例】 枳殼湯（《蘇沈良方》卷三）桔梗30克，枳殼30克（炙、去瓤）銼如麻豆大。用水一升半，煎減半，去渣，分2次服。功用：降痰下氣，消痞散滿。主治：傷寒痞氣，胸滿欲死。

現代醫學常用於治療支氣管炎、肺炎、慢性肺原性心

臟病、腸梗阻等。

5.桔梗　前胡：宣肺散邪，降氣化痰

【配伍分析】 桔梗前胡同歸肺經。桔梗辛散，開宣肺氣而祛痰，苦泄肺濁而消癰，性主升發；前胡味苦降肺氣，微寒清肺熱，有降氣祛痰，宣散風熱之功，性主降。二藥合成，一宣一降，宣發肅降協調，共奏宣肺散邪，降氣化痰之功。

【用藥經驗】 二藥配伍，適用於①風熱鬱肺的咳嗽痰多。②痰熱鬱肺，咳喘氣急。

桔梗常用4～9克，前胡為6～10克。二藥配伍，與白前、桑葉、牛蒡子等藥同用，可治風熱鬱肺，咳嗽痰多；與枳殼、半夏、陳皮、桑白皮等同用，可治外感風寒而致的咳嗽；與黃芩、杏仁、石膏等同用，可治痰熱鬱肺，咳喘氣急。然二藥配伍，辛散苦泄，有耗氣傷陰之弊，陰虛咳嗽者忌用。

【名方舉例】 寧嗽化痰湯（《證治準繩》）桔梗9克，前胡9克，枳殼9克，半夏9克，陳皮9克，葛根9克，茯苓9克，桑白皮6克，麻黃3克，紫蘇9克，杏仁9克，甘草6克，生薑3片。水煎服。功用：宣肺散寒，化痰止咳。主治：感冒風寒，咳嗽鼻塞，舌苔薄白，脈浮數。

現代醫學常用於治療風寒咳嗽，支氣管炎等。

6.麻黃　射干：消痰平喘，宣肺利咽

【配伍分析】 麻黃辛溫，宣肺平喘，功偏散肺寒，宜治風寒襲肺，肺氣壅遏不宣引起的惡寒無汗又有咳嗽氣

喘痰白者；射干苦寒，降逆祛痰，泄熱破結，善於瀉肺熱，宜治痰熱鬱肺而致的咳嗽氣喘，痰黃量多質稠者。二藥配伍，寒溫並用，一宣一降，正合肺之機宜，共奏消痰平喘之功；又麻黃宣肺氣以通咽喉，射干解毒消腫消痰涎利咽喉，二藥合用，相輔相成，共奏宣肺利咽，暢通氣道之功。

【用藥經驗】 二藥配伍，適用於①痰涎壅盛，氣道不得宣暢。症見氣逆而喘，喉中痰鳴如水雞聲。②痰熱壅盛，熱結血瘀，咽喉腫痛。

麻黃常用3～6克，射干為6～10克。二藥配伍，與半夏、桂心、紫菀、生薑同用，可治小兒咳逆，喘息如水雞聲；與半夏、款冬花、細辛、鬱李仁同用，可治患咳嗽，咳而喉中多痰，結於喉問，喉中呼氣有聲；與黃芩、桔梗、甘草同用，可治痰熱壅盛，咽喉腫痛。然二藥配伍，辛散苦泄，脾虛便溏，孕婦不宜使用。

【名方舉例】 射干麻黃湯（《金匱要略》）射干9克，麻黃9克，生薑9克，細辛3克，紫菀9克，款冬花9克，五味子3克，半夏9克，大棗3枚。水煎服。

功用：溫肺化飲，止咳平喘。

主治：寒飲鬱肺，咳而上氣，喉中如水雞聲。

現代醫學常用於治療哮喘、慢性支氣管炎、肺炎等。

7.麻黃　厚朴：宣肺平喘，化痰止咳

【配伍分析】 麻黃辛溫，透表達邪，宣肺平喘，為治寒邪束肺致肺氣不降而出現咳喘的常用藥。厚朴味苦辛溫，芳香溫燥，入脾胃經既能燥化脾胃之濕，又能行脾胃

之氣滯；入肺則能降肺氣消痰積而平喘息，為治肺熱壅盛所致的咳喘要藥。二藥配伍，辛開苦降，升降相因，共奏宣肺平喘，化痰止咳之功。

【用藥經驗】 二藥配伍，適用於①寒飲化熱，胸悶氣喘，喉間痰聲轆轆，煩躁不安者。②寒濕引起的氣滯脹滿，痞悶喘咳者。

麻黃常用6～9克，厚朴為3～10克。二藥配伍，與石膏、杏仁等同用，可治痰飲挾熱，胸悶氣喘；與半夏、杏仁、細辛等藥同用，可治外感內飲，閉鬱氣機，咳喘脈浮，胸腹脹痛者；與黃芩、石膏、陳皮、茯苓、細辛等同用，可治肺勞風虛冷，痰澼水氣，晝夜不得臥，頭不得近枕，上氣胸滿，喘息氣絕。然二藥配伍，辛苦溫燥，易於耗氣傷津，故氣虛津虧者慎用；又厚朴能下氣破滯，故孕婦忌用。

【名方舉例】 厚朴麻黃湯（《金匱要略》）厚朴9克，麻黃9克，石膏9克，杏仁10克，半夏10克，乾薑6克，細辛3克，小麥30克，五味子6克。水煎服。

功用：散寒降逆，止咳平喘。主治：咳喘痰多，胸滿煩躁，咽喉不利，痰聲轆轆，舌苔滑，脈浮而弦滑。

現代醫學常用於治療慢性支氣管炎、支氣管哮喘、肺氣腫等。

8.麻黃　蘇子：溫肺散寒，止咳平喘

【配伍分析】 麻黃味辛苦性溫，外能散風寒以解表，內能宣肺氣而止咳喘；蘇子辛溫、質重而降，具降氣袪痰，止咳平喘之功。二藥合用，辛開苦降，宣降有

序，共奏溫肺散寒，止咳平喘之功。

【用藥經驗】 二藥配伍，適用於①外感風寒，惡寒發熱，頭身疼痛的風寒感冒證。②痰涎壅肺，咳嗽不止，心胸煩悶，上氣喘促。

麻黃常用3～10克，蘇子6～12克。二藥配伍，與半夏、前胡、厚朴等同用，可治痰涎壅盛，喘咳短氣，胸膈滿悶；與桂枝、防風、杏仁等同用，可治風寒感冒，惡寒發熱，咳嗽胸悶。然二藥配伍，性辛溫，風熱感冒，痰熱咳嗽應慎用。

【名方舉例】 麻黃散（《雞峰普濟方》）麻黃9克，前胡6克，紫蘇子6克，火麻仁6克，桑白皮9克，杏仁9克，麥門冬10克，甘草6克。水煎服。

功用：宣肺清熱，止咳平喘。

主治：熱病咳嗽不止，心胸煩悶，上氣喘促。

現代醫學常用於治療哮喘、支氣管炎。

二、升降脾胃的配伍

脾胃同居中焦，為氣機升降之樞紐。兩者在生理上相互依存，又對立統一，病理上亦常相互影響，葉天士云：「脾主升清，胃主降濁；脾宜升則健，胃宜降則和」升降如常，則脾胃受納運化功能正常，清陽上升，濁陰下降，營衛氣血生化之源隨之旺盛。倘脾不升清，胃不降濁，便成中焦氣機痞塞之病證，而見納食不香，完穀不化，脘腹痞脹，嘔惡呃噯，大便不爽等症。治宜升清降濁，升運脾氣，降泄胃濁。但在配伍時，根據脾胃的特點要注意如下幾點。

①**以升為健，以降為順**　脾主升，胃主降，協調升清降濁的功能是治療脾胃病的最根本手段。

②**補貴輕靈，泄貴淡薄**　配伍時既忌峻藥猛攻，又忌補以助濕。對於脾胃虛證和虛實相間之證，用藥之法當以輕靈之法緩收其功。

③**補而不滯，益而不過**　治療脾胃病時，藥以甘平淡、芳香流動為宜，「脾欲緩，急食甘以緩之」，芳香醒脾，則促脾之健運。脾胃屬土，土為生物之本，具有沖和之德，剛燥之品易傷脾陰，滋膩之藥易困脾陽。

1.蒼朮　香附：燥濕化痰，行氣解鬱

【配伍分析】 蒼朮芳香辛散，苦溫燥烈，長於燥濕健脾而化痰，開發水穀之氣；香附辛散苦降，疏肝理氣解鬱，通調三焦氣滯，為行氣止痛之要藥。二藥合用，一升一降，能散其邪，和其中，共奏燥濕化痰，行氣解鬱之功。

【用藥經驗】 二藥配伍，適用於①氣鬱、濕鬱、痰鬱。②胸膈痞悶，脘腹脹痛，飲食不化，噯氣嘔吐。

蒼朮常用5～10克，香附為6～12克。二藥配伍，與川芎、神麴、梔子同用，可治氣鬱所致的胸膈痞悶，脘腹脹痛；與陳皮、半夏、赤茯苓、砂仁等同用，可治氣鬱、痰鬱、濕鬱；與陳皮、茯苓、枳實、黃連、當歸、炒萊菔子、山楂等同用，可治氣、血、痰、火、濕、食諸鬱。然二藥配伍，辛散苦降，有耗氣傷津之弊，氣陰兩

虛，陰虛火旺者忌用。

【名方舉例】 越鞠丸（《丹溪心法》）蒼朮、香附、川芎、神麴、梔子各等份。研末，水丸如綠豆大，每服6～9克，溫開水送服。亦可作湯劑，水煎服，用量按原方比例酌情增減。

功用：行氣解鬱。主治：氣鬱所致胸膈痞悶，脘腹脹痛，噯腐吞酸，噁心嘔吐，飲食不消等症。

現代醫學常用於治療潰瘍病、慢性肝炎、胃腸神經官能症、肋間神經痛、痛經、乳腺病、更年期綜合徵、盆腔炎、小兒消化不良等。

2. 枳實　白朮：行氣健脾，消食化濕

【配伍分析】 枳實苦泄沉降，為行氣化痰之要藥；白朮甘苦性溫芳香，甘溫補中，苦以燥濕，芳香健脾，為培補脾胃之要藥。二藥皆燥，配合使用，枳實降泄，逐痰散結；白朮升補，健脾燥濕。合而用之，降中有升，泄中有補，補不留滯，泄不消正，共奏行氣健脾，消食化濕之功。

【用藥經驗】 二藥配伍，適用於①脾虛不運，痰濕停滯所致的胃脘痞滿。②宿食不消或痰飲停積胃脘所致之心腹滿悶不快。③小兒疳積症。

枳實常用3～10克，白朮10～15克。二藥配伍，與木香同用，可治氣滯食積；與半夏同用，可治胸痞；與木香、乾薑同用，可治胃寒氣滯，食後脹滿痛；與陳皮、半夏同用，可治飲食傷脾，停積痰飲，心胸痞悶；與砂仁、木香同用，可治脾虛食積氣滯證，宿食不消，胸脘痞

悶；與黃芩、黃連、大黃、神麴、陳皮同用，可治傷於肉食、麵食辛辣味厚之物，脘腹填塞悶亂，心膈不化；與赤芍、陳皮同用，可治食積痞滿及小兒腹大脹滿，時常疼痛，脾胃不和等證。然二藥配伍，苦泄辛香，芳香走竄，孕婦慎用。

【名方舉例】 枳朮丸（《脾胃論》）枳實30克，白朮60克。為極細末，荷葉裹燒飯為丸，如梧桐子大，每服6～9克，白開水送下。功用：健脾消痞。主治：脾虛氣滯，飲食停聚，脘腹痞滿，不思飲食。

現代醫學常用於治療消化不良，慢性胃炎、胃下垂等病症。

3.蒼朮　厚朴：化濕運脾，行氣和胃

【配伍分析】 蒼朮、厚朴均係芳香化濕類藥物。蒼朮苦溫，性燥主升，最善除濕運脾；厚朴苦溫性燥主降，功偏溫中化濕，下氣除滿。二者合用，蒼朮燥濕為主，厚朴行氣為輔，協同相助，化濕濁，健脾胃，功倍力佳；升脾氣，降胃氣，相得益彰，共奏化濕運脾、行氣和胃之功。

【用藥經驗】 二藥配伍，適用於①濕困脾陽，胸膈痞塞，脘腹脹滿，嘔吐噁心，不思飲食，口淡無味，苔白厚膩。②脾虛不運，飲食不化，大便溏瀉。

蒼朮常用5～10克，厚朴為6～10克，二藥配伍，與白朮、茯苓、半夏麴同用，可治風寒濕邪侵襲肌表，惡寒發熱，頭身疼痛；與白朮、附子同用，可治脾虛寒濕瀉痢；與砂仁、香附、山楂、麥芽等同用，可治傷食

或濕阻，脘腹脹痛，惡食吐酸；與黃連、木香同用，可治食積發熱，腹痛作瀉；與枳殼、桔梗同用，可治氣結腹脹，胸前飽悶；與藿香、紫蘇同用，可治濕氣嘔吐，身熱脈浮；與防風、石膏、知母同用，可治外感濕熱，胃脘作痛；與大腹皮、萊菔子、山楂、麥芽同用，可治小兒飲食過度，積滯內停，大便不通；與山楂、六麴同用，可治濕困脾胃兼食滯不化，噯腐吞酸，脘腹脹滿，舌苔膩者。然二藥配伍，均為辛溫香燥之品，易於耗氣傷陰，故血虛氣弱，津虧液耗，表虛自汗者忌用。

【名方舉例】 神朮平胃散（《證因脈治》）蒼朮12克，厚朴9克，陳皮6克，甘草6克，防風12克，石膏9克，知母12克。共為末，每服6～9克，溫開水送下，亦可作湯劑煎服。功用：清熱化濕，行氣和胃。主治：外感濕熱，胃脘作痛。

現代醫學常用於治療消化不良、慢性胃炎、潰瘍性結腸炎。

4. 陳皮　沉香：行氣消脹，和胃止痛

【配伍分析】 陳皮辛散苦降，其性溫和，燥而不烈，能理氣健脾，燥濕化痰；沉香辛苦芳香，性溫質重，上能醒脾祛濕，下能降氣納腎。二藥能升能降，陳皮升多降少，沉香降多升少。合而用之，升降結合，相互促進，具有行氣消脹，和胃止痛之功。

【用藥經驗】 二藥配伍，適用於①氣滯痰阻引起的脘腹悶滿，脹痛不止等症。②脾腎久虛，水飲停積，上乘肺經，咳嗽短氣，腹脇脹滿，小便不利。

陳皮常用6～9克，沉香為1.5～3克，入湯劑宜後下，或磨汁，銼末沖服。每次0.5～1克。二藥配伍，與青礞石、明礬、黃芩、半夏等同用，可治熱痰壅盛；與烏藥、茯苓、澤瀉、香附等同用，可治脾腎久虛，腹脇脹滿，小便不利；與青皮、枳實、胡椒等同用，可治嘔吐、呃逆；與蘇子、半夏、厚朴、肉桂等同用，可治上盛下虛，痰涎壅盛，胸膈噎塞；與瓜蔞、膽南星、枳實、香附同用，可治痰鬱，動則喘滿或嗽。然二藥配伍，辛溫助熱，陰虛火旺者慎用。

【名方舉例】 蘇子降氣湯（《證治準繩》）蘇子12克，半夏12克，當歸9克，炙甘草12克，前胡6克，厚朴6克，肉桂9克，陳皮9克，沉香3克。水煎服。

功用：燥濕祛痰，納氣平喘。主治：虛陽上攻，氣不升降，上盛下虛，痰涎壅盛，胸膈噎塞。

現代醫學常用於治療慢性支氣管炎、支氣管哮喘、肺氣腫、肺源性心臟病等。

5. 枳實　生薑：溫中止嘔，行氣消痞

【配伍分析】 枳實苦泄沉降，為行氣通滯之要藥，主降；生薑辛散而溫，益脾胃，溫中止嘔除濕，且能止咳消痞滿，主升散。二藥合用，集宣降行散於一體，共奏溫中止嘔，行氣消痞之功。

【用藥經驗】 二藥配伍，適用於①水飲、宿食停積於胸脘所致的胸痹、脘悶，氣逆嘔吐諸證。②脾虛痰戀致心下堅痞，胃脘疼痛。

枳實常用3～10克，生薑為10～15克。二藥配伍，

與白朮、陳皮同用，可治脾虛痰戀的心下堅痞，胃脘疼痛；與瓜蔞皮、陳皮、桂枝、神麴同用，可治水飲食滯於胸脇胃脘，胸痹脘痞，短氣，氣逆，嘔吐。然二藥配伍，現代醫學藥理研究均有升高血壓的作用。故高血壓患者不宜多用。

【名方舉例】 橘枳薑湯（《金匱要略》）橘皮9克，枳實20克，生薑15克。水煎服。

功用：宣暢氣機，化痰除痹。主治：寒邪痰飲，停留胸膈，胸中氣塞，短氣痞悶的胸痹。

現代醫學常用於治療冠心病伴脘痞嘔惡者。

6. 枳實　陳皮：行氣和中，消腫止痛

【配伍分析】 枳實辛散苦降，破氣消積；陳皮辛散苦泄，功能燥濕祛痰，行氣健脾，因其氣溫平，又善於通達，故能理氣、調中。枳實降多升少，以降為要；陳皮升多降少，以升為主。二藥合用，一升一降，直通上下，相互為用，行氣和中，消腫止痛之力增強。

【用藥經驗】 二藥配伍，適用於①脾胃氣滯，消化不良，氣機失調的脘腹脹滿、疼痛等。②婦人陰腫如石，痛不可忍，二便不利。

枳實常用6～10克，陳皮為3～10克。二藥配伍，與生薑同用，可治胸痹短氣；與生大黃、木香、厚朴等同用，可治腹部手術後腹脹；與黃連、黃芩、茯苓、乾薑等同用，可治心下痞滿，煩熱喘促。然二藥配伍，辛散苦泄，易傷正氣，故無氣滯者忌用，脾胃虛弱及孕婦慎用。

【名方舉例】 黃連消痞丸（《蘭室秘藏》）黃連15

克，黃芩18克，枳實15克，陳皮9克，半夏9克，豬苓9克，乾薑3克，茯苓9克，白朮6克，炙甘草6克，澤瀉9克，薑黃9克。共為細末，湯浸蒸餅為丸，每服6～9克，空腹時用溫開水送下。亦可作湯劑，水煎服。功用：清熱理氣，化痰消痞。主治：心下痞滿，壅滯不散，煩熱喘促不安。

現代醫學可用於治療急、慢性胃炎、消化不良、臌脹、脇痛、胸痹等病症。

7.白朮　澤瀉：健脾燥濕，利水除飲

【配伍分析】 白朮味苦甘性溫，健脾燥濕，化痰飲治水氣；澤瀉甘淡滲利，通利小便，又甘寒泄熱，瀉膀胱之火。白朮健脾以升清陽，澤瀉利水以降濁陰，二者合用，健運與滲利並施，攻中寓補，升清降濁，利水除濕，共奏健脾燥濕，利水除飲之功。

【用藥經驗】 二藥配伍，適用於①水逆下焦，濕邪鬱結，上吐下瀉，腹脹氣滿，水腫身重，小便不利。②胃有停飲，中陽不運，出現嘔渴並見，心下悸等。③水停心下，清陽不升，濁陰上冒，出現支飲眩冒，頭目昏眩，胸中痞滿，咳逆水腫等證。

白朮常用9～18克，澤瀉為6～15克。二藥配伍，與懷牛膝同用，可治水飲停於心下的頭目眩暈、心動悸；與茯苓、豬苓同用，可治內傷飲食有濕，小便赤少，大便溏泄；與天麻、鉤藤同用，可治中耳積液的眩暈；與竹茹、薑半夏同用，可治噁心嘔吐；與茯苓、煅牡蠣、生薑同用，可治虛煩多汗；與黃耆、桂心、煅牡蠣同用，

可治虛勞盜汗。然二藥配伍，甘淡苦泄，遺精滑泄、虛寒泄瀉、陰虛內熱、津液虧損者均忌用。

【名方舉例】 澤瀉湯（《金匱要略》）澤瀉15克，白朮6克。水煎服。功用：健脾利水除飲。主治：水停心下，清陽不升，濁陰上冒，頭目昏眩。

現代醫學常用於治療梅尼埃綜合徵、眩暈症、原發性高血壓、高血脂症、水腫、化膿性中耳炎、中耳積液；亦可用於腸炎泄瀉、腎炎水腫等。

8.黃連　厚朴：清熱燥濕，行氣寬中

【配伍分析】 黃連苦寒，善清心胃二經火熱，不僅能燥泄胃腸之濕熱，又能清瀉心胃之實火；厚朴辛苦且溫，芳香溫燥，入脾胃經既能燥化脾胃之濕，又能行脾胃之氣滯。二藥合用，辛開苦降，溫清並施，使濕熱得清，脾胃調和，清升濁降，中焦氣機得以調暢，共奏清熱燥濕，行氣寬中之功。

【用藥經驗】 二藥配伍，適用於①外感濕溫、暑濕停滯中焦，內傷濕熱瀉痢、腹脹諸證。②濕熱霍亂，症見上吐下瀉，胸脘痞悶，心悶煩躁，小便短赤，舌苔黃膩，脈滑數。

黃連常用3～10克，厚朴為3～10克。二藥配伍，與黃柏、秦皮等同用，可治濕熱痢疾；與蒼朮、白蔻仁同用，可治濕濁中阻，鬱而發熱，煩悶嘔吐；與菖蒲、半夏、山梔同用，可治濕熱霍亂。然二藥配伍，性苦泄，孕婦慎用，寒霍亂忌用。

【名方舉例】 連朴飲（《霍亂論》）製厚朴6克，

川連3克，石菖蒲3克，製半夏3克，香豉9克，焦梔子9克，蘆根60克。水煎服。功用：清熱化濕，理氣和中。主治：濕熱霍亂。上吐下瀉，胸脘痞悶，心悶煩躁，小便短赤，舌苔黃膩，脈滑數。

現代醫學常用於治療急性胃腸炎、腸傷寒、副傷寒等屬濕熱並重者。

9.石膏　升麻：清瀉胃火，疏風散熱

【配伍分析】 石膏性寒瀉火，味辛氣浮解肌膚邪熱，為清解氣分實熱的要藥；升麻甘升微寒，輕清升散，既能疏散肌表風熱，透疹解毒，又能泄陽明胃火。二藥性味相同，功效有異。石膏降泄陽明胃熱，升麻引陽明清氣上升。二藥升降配伍，相輔相助，石膏得升麻之引，上達頭面，清頭面陽明經之火，以療頭面諸疾，升麻可透疹解毒，得石膏之助則清透之力明顯增強，共奏清瀉胃火，疏散風熱，解表透疹之功。

【用藥經驗】 二藥配伍，適用於①胃火熾盛，循經上炎所致頭痛牙痛，面頰腫脹等證。②溫熱病，熱傷血絡而見皮膚斑疹隱隱等症。

石膏常用12～24克，升麻為3～9克。二藥配伍，與丹皮、甘草同用，可治咽喉生瘡；與大青葉、梔子、赤芍同用，可治火丹毒，形如雲片游走；與赤芍、梔子同用，可治針眼腫痛；與獨活、鱉甲同用，可治腳氣麻痹痿弱，熱毒入臟，胸滿嘔吐；與黃連同用，可治胃經積熱，上攻口齒、牙齦腫痛；與黃芩、白芷、菊花同用，可治風熱上攻，陽明頭痛。然二藥配伍性寒，脾胃虛寒及

陰虛內熱者忌用。

【名方舉例】 清胃散（《外科正宗》）黃芩9克，黃連3克，生地黃12克，丹皮9克，升麻6克，石膏18克。原為散劑，現多作湯劑，水煎服。功用：清胃瀉火涼血。主治：胃經有熱，牙齦疼痛，出血不止。

現代醫學常用於治療牙周炎、口腔炎、口腔潰瘍、三叉神經痛。

10.黃連　半夏：清熱化痰，散結止嘔

【配伍分析】 黃連苦寒降泄，清泄胃熱而燥濕，以開中焦氣分之熱結；半夏辛散苦燥溫通，性質沉降，長於燥脾濕而化痰濁，降胃氣而止嘔吐，又能辛散消痞結。二藥配伍，寒熱互用以和其陰陽，辛開苦降以調其升降。且清熱無礙祛濕，燥濕又無妨清熱，有相輔相成之妙用，共奏清熱化痰，散結止嘔之功。

【用藥經驗】 二藥配伍，適用於①濕熱痰濁，鬱結不解，胸脘滿悶，痰多黃稠，苔黃膩，脈弦滑。②寒熱互結，氣機失暢所致的心下痞悶，按之作痛。③胃熱嘔吐，或乾嘔痰少。

黃連常用6～9克，半夏為6～12克。舌苔黃濁而熱偏重者，重用黃連；苔膩黃白而濕偏重者，重用半夏。二藥配伍，與黃芩、枳實、杏仁同用，可治陽明暑溫，脈滑數，不食不饑不便，濁痰凝聚，心下痞者；與黃芩、枳實、生薑同用，可治陽明濕溫，嘔甚而痞者；與黃芩、滑石、通草、竹瀝、薑汁等同用，可治氣分濕熱，內蒙包絡清竅，神昏譫煩，舌苔膩者。然二藥配伍，性偏寒涼，

對於中焦虛寒之胸脘痞脹者忌用。

【名方舉例】 半夏瀉心湯（《傷寒論》）半夏9克，黃連3克，黃芩6克，乾薑6克，人參6克，炙甘草6克，大棗4枚。水煎服。功用：和胃降逆，開結除痞。

主治：寒熱互結，胃氣不和，心下痞滿，乾嘔或嘔吐，腸鳴下利，舌苔薄黃而膩，脈弦數。

現代醫學常用於治療慢性胃炎、消化性潰瘍、上消化道出血、十二指腸壅滯症、胃神經官能症、賁門痙攣、嘔吐、頑固性呃逆、腹脹、急性腸炎、慢性結腸炎、痢疾、慢性肝炎、早期肝硬化、妊娠惡阻、小兒久瀉、口腔黏膜潰瘍、梅尼埃綜合徵等。

11.升麻　玄參：清熱解毒，涼血滋陰

【配伍分析】 升麻甘辛微寒，輕清升散，疏風清熱，透疹解毒，可升脾胃清陽；玄參苦寒質潤入血分，既能清熱涼血解毒，又能養陰生津。二藥相使為用，升散降泄，升散不助熱，降泄不閉邪，相輔相成，共奏清熱解毒，涼血滋陰之功。

【用藥經驗】 二藥配伍，適用於①熱毒熾盛而發斑。症見全身灼熱，躁動不安，斑疹紫暗；舌質紅絳。②時邪疫毒，咽喉腫痛不利，口腔糜爛等症。③陰虛傷津，虛火上浮所致的頑固性口腔潰瘍。④過敏性紫癜，血小板減少性紫癜屬陰虛熱毒壅滯者。⑤癰腫瘡毒諸證。

升麻常用6克，玄參為30克。二藥配伍，與射干、馬勃、大青葉同用，可治咽喉腫痛；與丹皮、生地、知母、水牛角同用，可治熱毒熾盛的發斑鼻衄；與生地、

赤芍、黃耆、當歸等同用，可治血小板減少性紫癜。然二藥配伍，辛寒行散，孕婦、氣不攝血所致的出血證及脾胃虛寒者忌用。

【名方舉例】 玄參飲（《奇效良方》）升麻9克，玄參30克，射干9克，大黃9克，甘草6克。水煎緩緩咽服。功用：清熱解毒，涼血滋陰。主治：懸壅腫痛不可忍。

現代醫學常用於治療急、慢性咽喉炎，過敏性紫癜。

12.升麻　黃連：清熱解毒，疏散風熱

【配伍分析】 升麻甘辛微寒，升散透解，入肺經，長於透散肌表風邪疹毒；入脾胃經，既能解陽明熱毒，又能升脾胃清陽之氣。黃連苦降性寒，清熱解毒，長於瀉胃之火。二藥合用，清中有散，升中有降，升麻疏散風熱載黃連上行以解毒，黃連苦降制升麻輕升之性，無升太過之弊，使上炎之火得散，內鬱之熱得降，共奏清熱解毒，疏散風熱之效。

【用藥經驗】 二藥配伍，適用於①風熱疫毒上攻之大頭瘟症。②胃熱循足陽明經脈上攻所致牙痛腮腫。③急黃，高熱煩渴，神昏譫語。

升麻常用6克，黃連為6克。二藥配伍，與黃芩、牛蒡子、板藍根等同用，可治風熱疫毒所致的大頭瘟；與生地、當歸、牡丹皮同用，可治胃有積熱，牙痛，牙齦潰爛，唇舌頰腮腫痛；與犀角、梔子、茵陳等同用，可治急黃高熱，神昏譫語。然二藥配伍，性寒辛涼、陰虛、氣虛者慎用。

【名方舉例】犀角散（《古今圖書集成醫部全錄》）犀角3克，黃連6克，升麻9克，梔子仁9克，茵陳15克。水煎服。功用：清熱涼營，解毒退黃。

主治：急黃，高熱煩渴，或神昏譫語，或鼻衄、便血，或肌膚出現瘀斑，舌質紅絳，苔黃而燥，脈弦滑數。

現代醫學常用於治療急性黃疸型肝炎、重症肝炎等。

13.黃連　枳實：泄熱消痞，瀉火寬腸

【配伍分析】黃連味苦性寒，瀉火解毒，上清心胃之熱，下泄大腸之毒；枳實辛苦微寒，上能破氣除痞，下可寬腸理氣。二藥合用，清消結合，從上而治，一泄心胃之熱，一破氣消積，共收泄熱消痞之功；從下而治，一除大腸濕熱火毒，一寬腸調氣，合奏瀉火寬腸療痔之功。

【用藥經驗】二藥配伍，適用於①濕熱積滯致瀉痢腹痛，裏急後重，瀉痢不止，苔黃膩者。②痰濕中阻致胸陽痹塞，胸痛，心下痞者。③痔瘡、瘻管、便秘諸症。

黃連常用6克，枳實為3～6克。二藥配伍，與黃芩、大黃、陳皮、神麴同用，可治傷於肉食麵食，脘腹痞亂，心膈不快；與半夏、陳皮、茯苓、白朮等同用，可治心下痞滿，壅滯不散，煩熱喘促不安；與大黃、茯苓、白朮、澤瀉等同用，可治濕熱食積，內阻腸胃，胸脘痞悶，下痢泄瀉。然二藥配伍性苦寒，非邪實脹滿者不宜用之，孕婦忌用。

【名方舉例】枳實消痞丸（《蘭室秘藏》）乾薑3克，炙甘草6克，麥芽麴6克，白茯苓6克，白朮6克，半

夏麴9克，人參9克，厚朴12克，枳實15克，黃連15克，為細末，湯浸蒸餅為丸，每服6～9克，空腹時用溫開水送下。亦可作湯劑，水煎服。

功用：消痞除滿，健脾和胃。主治：脾虛氣滯，寒熱互結。心下痞滿，不欲飲食，體弱倦怠，或胸腹痞脹，食少不化，大便不暢，苔膩，脈滑。

現代醫學常用於治療急、慢性胃炎，消化不良，臟脹，脇痛，胸痹等病症。

14.黃連　厚朴：清熱燥濕，行氣除滿

【配伍分析】黃連苦寒，善清心胃二經火熱，不僅能燥泄胃腸之濕熱，又能清瀉心胃之實火；厚朴辛苦且溫，芳香溫燥，入脾胃經，既能燥化脾胃之濕，又能行脾胃之氣滯。二藥合用，辛開苦降，溫清並施，使濕熱得清，脾胃調和，清升濁降，中焦氣機得以調暢，共奏清熱燥濕，行氣除滿之功。

【用藥經驗】二藥配伍，適用於①外感濕溫、暑濕停滯中焦，內傷濕熱瀉痢，腹脹諸證。②濕熱霍亂，症見上吐下瀉，胸脘痞悶，心煩躁擾，小便短赤，舌苔黃膩，脈滑數。

黃連常用3～10克，厚朴為3～10克。二藥配伍，與石菖蒲、半夏、蘆根、焦梔子同用，可治濕熱霍亂，上吐下瀉；與白頭翁、黃柏、秦皮、茯苓、乾薑等同用，可治赤痢下血，裏急後重。然二藥配伍性苦，孕婦慎用，寒霍亂忌用。

【名方舉例】黃連厚朴湯（《普濟方》卷133引

《德生堂方》）黃連3克，厚朴6克。上吹咀，用生薑一小塊，切碎，同藥和為一處，以酒拌均勻，砂鍋內慢火炒藥，以酒乾為度，去生薑，作一服。用水一盞半，煎七分，去滓溫服。功用：清熱燥濕，行氣止痢。主治：傷寒發熱煩渴，自得病2日後，大便自利，日夜不止。

現代醫學常用於治療急性胃腸炎、腸傷寒、菌痢等。

15. 柴胡　茯苓：升清降濁，健脾止瀉

【配伍分析】 柴胡疏肝調脾，升清；茯苓利水滲濕，降濁，且能健脾補中。二藥合用，一疏滯而升清，一滲利而降濁，頗合脾胃特性，相輔相成，共奏升清降濁，健脾止瀉之功。

【用藥經驗】 二藥配伍，適用於①小兒泄瀉，糞質清薄，瀉出水樣便傷於風熱者。②濕瘧、寒熱往來，四肢倦怠，肌肉疼痛者。③濕困脾胃，脘腹脹滿，噁心嘔吐。

柴胡常用3克，茯苓為10克。二藥配伍，與蒼朮、陳皮、厚朴同用，可治濕困脾胃，噁心嘔吐；與黃芩、葛根等同用，可治濕熱瀉痢。然二藥配伍，性苦寒，虛寒作瀉忌用。

【名方舉例】 柴平湯（《重訂通俗傷寒論》）柴胡6克，赤茯苓6克，黃芩4.5克，半夏3克，甘草1.5克，陳皮3.5克，蒼朮4.5克，厚朴3克，生薑3片。水煎服。

功用：和解燥濕。

主治：濕瘧，寒熱往來，四肢倦怠，肌肉疼痛。

現代醫學常用於治療瘧疾，傳染性肝炎，急、慢性胃腸炎，胃神經官能症。

16.升麻　陳皮：升清降濁，化痰散結

【配伍分析】 升麻辛甘，升舉脾胃清陽，長於清熱解毒，透疹發表；陳皮苦辛且溫，芳香醒脾以溫化水濕，使濕去而痰消，且辛行苦泄能宣肺止咳，為治痰理氣之要藥。二藥合用，可升清降濁，化痰散結，使脾胃升降有制，樞機得利，痰濕得化，鬱熱能散。

【用藥經驗】 二藥配伍，適用於①脾胃升降失常，中氣鬱滯，痰濁內聚所致的發熱，身熱不揚，瀉痢，乳癰初起等。②妊娠四月，腰酸腹脹，或有下墜感。

二藥配伍，與黃耆、黨參、白朮等同用，可治中氣鬱滯的發熱；與黃耆、枳殼、益母草、柴胡等同用，可治子宮脫垂，小便頻數而清，少腹墜脹。然二藥配伍，辛開苦降，暑濕發熱忌用。

【名方舉例】 加減補中益氣湯（《脾胃論》）黃耆10克，黨參10克，白朮6克，陳皮6克，升麻3克，柴胡3克，阿膠6克，焦艾葉6克，甘草3克。水煎服。

功用：補氣安胎，升陽舉陷。主治：體質素虛，妊娠四、五月，腰酸腹脹，或有下墜感，精神疲乏，胎動不安，陰道有少許出血，脈滑無力。

現代醫學常用於治療先兆流產、子宮脫垂等。

三、升降腸痺的配伍

升降腸痹是以升藥和降藥配伍，疏通腸道氣機，恢復

腸道通降之功，治療便秘的一種配伍方法，包括升清陽而寬腸下氣、升清氣而開泄胃邪、升清陽而通降腑氣、升清氣而滋潤腸道等數種方法。臨床遣藥配伍時應把握如下幾點：

①**行氣為主**　邪熱積滯。寒凝胃腸道，影響腸道氣機之通暢，升降失常則便秘，無論瀉熱通便，還是祛寒通便，都必須用行氣藥。正如柯韻伯所云：「諸病皆由於氣，……故攻下之劑，必用行氣藥以主之。」

②**潤養相參**　腸燥津虧，無水舟停，亦可產生便秘，治療時除瀉熱通便外，當要注意配伍滋潤之品，以滋腸燥。

③**宣降肺氣**　肺與大腸相表裏。生理上肺氣的正常肅降，有助於大腸傳導功能的正常發揮；大腸的傳導功能正常，亦有助於肺氣的肅降。

在病理上，若腸道燥結，腑氣不通，必然要影響到肺氣的肅降不利，同時，肺氣宣降失職又會進一步導致腑氣不通的現象加重，而致大便乾燥，艱澀難出。因此，在臨床上治療腸燥便秘時，往往要配伍適量的宣降肺氣的藥物，以利大腸恢復傳導之職，使大便得下。

1.升麻　枳殼：升清降濁，寬腸下氣

【配伍分析】　升麻辛散上行，微寒清熱，入脾胃經，既能解陽明熱毒，又能升脾胃清陽之氣而舉陷；枳實辛行苦泄，性猛走下，尤可行痰濕而開通痞塞。二藥配伍，一升一降，調脾胃氣機使之升降有序，共奏升清降濁，寬腸下氣之功。

【用藥經驗】 二藥配伍，適用於①胸腹滿悶，腹脹，大便秘結者。②久瀉久痢，大便黏滯不爽，肛門墜脹者。

升麻常用3～9克，枳殼常用3～10克。二藥配伍，與當歸、肉蓯蓉、人參等同用，可治老年腎虛、大便秘結；與鎖陽、肉桂同用，可治產後形寒肢冷，便秘；與厚朴、大黃、芒硝等同用，可治小兒腸梗阻。然二藥配伍，性微寒，寒凝氣滯便秘慎用，高血壓病人忌用。

【名方舉例】 濟川煎（《景岳全書》）當歸9～15克，牛膝6克，肉蓯蓉6～9克，澤瀉4.5克，升麻1.5～3克，枳殼3克。水煎服。

功用：溫腎益精，潤腸通便。主治：老年腎虛，大便秘結，小便清長，頭目眩暈，腰膝酸軟，背冷畏寒。

現代醫學常用於治療年老體衰及婦人產後之便秘。

2.升麻　檳榔：升舉清陽，瀉下通便

【配伍分析】 升麻甘辛微寒，輕清升散，既能疏散風熱，又能瀉肺胃之火，長於升舉脾胃清陽。檳榔辛散苦泄，既能消積導滯，又能破氣除脹，且有瀉下通便之功。二藥合用，一寒一溫，一升一降，使樞機得利，升降有制，共奏升舉清陽，瀉下通便之功。

【用藥經驗】 二藥配伍，適用於①胸脘痞悶，大便澀滯。②腸道氣滯，腹脹便秘。

升麻常用3～9克，檳榔為6～15克。二藥配伍，與生地、熟地、當歸等同用，可治陰血虧虛的便秘；與桃仁、麻子仁、枳實、大黃等同用，可治胸膈痞悶，大便澀

滯；與杏仁、麻仁、阿膠、陳皮等同用，可治老年血虛氣滯，大便秘澀。然二藥配伍，檳榔破氣力猛，孕婦便秘忌用。

【名方舉例】 導滯通幽湯（《蘭室秘藏》）桃仁9克，紅花9克，生地黃9克，熟地黃10克，當歸10克，炙甘草6克，升麻6克，檳榔9克。水煎服。

功用：養陰活血，理氣導滯。主治：氣滯血瘀，陰血虧虛所致的幽門不通，腹脹便秘。

現代醫學常用於治療食道痙攣、膈肌痙攣、胃竇炎、幽門梗阻、腸沾黏、術後腸麻痹、老年與產後便秘等。

3.升麻　大黃：升清降濁，瀉熱通腑

【配伍分析】 升麻辛甘，升舉脾胃清陽，長於清熱解毒，透疹發表；大黃苦寒降泄，其性沉而不浮，其用走而不守，其力猛而直達下焦，功具攻下積滯，解毒涼血。二藥合用，一輕清上升，一清降下行，相制相濟，共奏升清降濁，瀉熱通腑，散鬱涼血之功。

【用藥經驗】 二藥配伍，適用於①陽明腑實，腹滿，大便不通。②胃火上攻，牙齦腫痛，齒衄出血，口舌生瘡等證。

升麻常用3～6克，大黃為3～9克。二藥配伍，與芒硝、厚朴、枳實等同用，可治小兒腸梗阻；與金銀花、黃連、生地黃、木通等同用，可治口舌生瘡；與石膏、丹皮、麥冬、知母等同用，可治胃火上攻的牙痛；與黃芩、澤瀉、茯苓、陳皮等同用，可治脾有實熱，腹中熱而灼痛，身重而食不下。然二藥配伍，性偏寒，脾胃虛寒者

不宜用。

【名方舉例】 大黃瀉熱湯（《備急千金要方》）大黃9克，升麻9克，黃芩9克，澤瀉9克，芒硝9克，羚羊角3克，梔子12克，玄參20克，地黃汁200毫升。水煎服。大黃後下，芒硝溶服。功用：瀉熱通腑，養陰息風。

主治：中焦實熱閉塞，上下不通，隔絕關格，不吐不下，腹滿膨膨，喘急；陽明腑實，熱動肝風，神昏痙厥，腹滿，大便不通，舌紅苔黃，脈象弦數。

現代醫學常用於治療腸梗阻、實熱動風等病症。

4.升麻　桃仁：升舉清陽，滑腸通便

【配伍分析】 升麻辛甘微寒，升散上行，善引清陽之氣上升而升陽舉陷，且宣散風熱，解表透疹；桃仁苦甘質潤，苦能泄降導下以通便，甘潤暢氣以滑腸，且活血祛瘀。二藥合用，升散與泄降同施，則升降有序，共奏升舉清陽，滑腸通便，養陰活血之功。

【用藥經驗】 二藥配伍，適用於①陰虛腸燥津虧之便秘。②胃陽不足，胃火上炎的口瘡齒痛、咽喉腫痛。

升麻常用3～6克，桃仁為6～10克。二藥配伍，與杏仁、柏子仁、鬱李仁同用，可治陰虛津傷便秘；與首烏、白芍、桑椹子同用，可治血虛便秘；與夏枯草、山慈菇、蒲公英、穿山甲等同用，可治食管癌。然二藥配伍，辛散降泄，孕婦忌用。

【名方舉例】 通幽湯（《脾胃論》）桃仁9克，升麻6克，紅花9克，生地黃10克，熟地黃10克，當歸10克，炙甘草6克。水煎服。功用：養陰活血，滋燥通幽。

主治：陰血虧虛，瘀血內結，幽門不通，噎膈便秘。

現代醫學常用於治療食道癌、食道痙攣、膈肌痙攣、慢性萎縮性胃炎、胃竇炎、幽門梗阻、胃癌、腸沾黏、術後腸麻痹、老年與產後便秘等。

5.升麻　當歸：升舉清陽，補血潤腸

【配伍分析】 升麻辛甘，風可散，寒可驅，熱可清，且能升脾胃清陽之氣而舉陷；當歸辛甘溫，血虛可補，血瘀可破，血滯可行，且質潤滑腸，有潤腸通便之功。二藥合用，同氣相求，升麻長於升清陽，當歸功擅潤腸道，升降相濟，陰陽相合，共奏升舉清陽，補血潤腸之功。

【用藥經驗】 二藥配伍，適用於陰血虧虛，大便乾燥秘結。

升麻常用3～6克，當歸為6～12克，二藥配伍，與生地黃、火麻仁、桃仁等同用，可治陰血虧虛便秘；與麻子仁、桃仁、荊芥穗等同用，可治大便連日不通。然二藥配伍，性辛散，熱結便秘慎用。

【名方舉例】 潤腸湯（《蘭室秘藏》）當歸尾6克，升麻6克，甘草6克，生地黃6克，火麻仁6克，煨大黃6克，熟地黃6克，紅花6克。水煎服。功用：養血潤腸。主治：陰虛血燥，大便不通。

現代醫學常用於治療便秘、肛裂等。

6.羌活　大黃：祛風散寒，瀉下攻積

【配伍分析】 羌活辛苦性溫，氣味雄烈，辛以祛風，苦可燥濕，溫可散寒，擅治上半身痹證；大黃苦寒

沉降，瀉下作用較強，有斬關奪門之力，為治療積滯便秘的要藥。二藥合用，一辛散，一瀉下，一溫一寒，共奏祛風散寒，瀉下攻積之功。

【用藥經驗】 二藥配伍，適用於氣滯便秘。

羌活常用3～9克，大黃為3～12克。寒凝氣滯便秘重用羌活，配伍溫藥，熱結便秘，重用大黃，配伍寒藥：風結、血結的便秘二藥用量相等。二藥配伍，與當歸、桃仁、麻子仁同用，可治飲食勞倦，大便秘結。然二藥配伍，大黃攻下作用峻猛，孕婦便秘忌用。

【名方舉例】 潤腸丸（《脾胃論》）大黃15克，羌活15克，當歸梢15克，桃仁30克，麻子仁38克。上藥為末，煉蜜為丸，每服12克，空腹溫開水送服。亦作湯劑，水煎服，用量按原方比例酌減。功用：潤腸通便，活血祛風。主治：飲食勞倦，大便秘結，或乾燥秘結不通，全不思食以及風結、血結等證。

現代醫學常用於治療習慣性便秘。

7.大黃　荊芥：疏風解表，清熱通便

【配伍分析】 大黃苦寒，其性重濁沉降，力猛善行，功能蕩滌胃腸實熱積滯，善清血分實熱，並能活血消瘀；荊芥味辛芳香，性溫不燥，氣質輕揚，長於升散，入手太陽、足厥陰氣分，其功用長於發表散邪，祛風熱。大黃以降為主，荊芥以升為要，二藥配伍，一升一降，相互制約，相互促進，升中有降，清中有散，疏風清熱，瀉下通便，共收清熱通便、表裏雙解之功。

【用藥經驗】 二藥配伍，適用於①風熱內蘊，腹

脹，腹痛，二便不通，肛門腫痛等症。②風熱瘡癤，咽喉腫痛。③久、新癃閉不通，小腹急痛，肛門腫痛。

大黃常用3～10克，後下；荊芥為6～10克。二藥配伍，與防風、川芎、白芍、杭菊、代赭石等同用，可治慢性血管性頭痛；與梔子、黃芩等同用，可治心火亢盛，血熱妄行的吐血、衄血；與牛膝、半夏、防風、薄荷、黃芩、石膏等同用，可治一切風熱，頭目昏痛，肢體煩疼，口苦咽乾，腸胃結燥。然二藥配伍，性苦寒，非實熱證不可服。

【名方舉例】 防風通聖散（《宣明論》）防風15克，荊芥15克，連翹15克，麻黃15克，薄荷15克，當歸15克，川芎15克，白芍15克，白朮15克，山梔15克，大黃15克，芒硝15克，石膏30克，黃芩30克，桔梗30克，甘草60克，滑石90克，上藥為末，每服6克，加生薑3片，水煎服。丸劑，每服6克，每日服2次。亦作湯劑，水煎服，用量按原方比例酌情增減。

功用：疏風解表，瀉熱通便。主治：風熱壅盛，表裏俱實，憎寒壯熱，頭目昏眩，目赤睛痛，口苦口乾，咽喉不利，胸膈痞悶，咳嘔喘滿，涕唾稠黏，大便秘結，小便赤澀；瘡瘍腫毒，腸風痔漏，丹斑隱疹等。

現代醫學常用於治療感冒、流感、急性扁桃體炎、大葉性肺炎、頑固性頭痛、偏頭痛、三叉神經痛、高血壓、動脈硬化、腦血管意外、肥胖症、斑禿、蕁麻疹、扁平疣、頑固性濕疹、酒渣鼻、粉刺、急性盆腔炎、產後中風、食物中毒、急性化膿性中耳炎、多發性癤腫等。

四、升水降火的配伍

升水降火（交通心腎）的配伍是治療水火升降失常病變的一種方法。心在五行屬火，位居於上而屬陽；腎在五行屬水，位居於下而屬陰。從陰陽、水火的升降理論來說，位於下者，以上升為順；位於上者，以下降為和。水上火下，心腎交通，是為既濟，心腎之間的生理功能才能協調；火在水上，水不制火，便為未濟，心腎之間的生理功能就會失去協調，而出現以失眠為主症的心悸、怔忡、心煩、腰膝酸軟、或見男子夢遺、女子夢交等症。此外由於心腎陰陽之間亦有密切的關係，在心或腎的病變時，亦能相互影響。例如：腎的陽虛水泛，能上凌於心，而見水腫、驚悸等「水氣凌心」之證候；心的陰虛，亦能下汲腎陰，而致陰虛火旺之證。

在臨床使用升水降火的配伍時，遣藥應把握如下原則：

①詳辨藥物氣味。大抵氣薄者多升，味厚者多降；辛甘發散之品主升，酸苦瀉泄之品主降。

②注重水火既濟。火盛宜瀉，水盛宜利；亢者宜潛，虛者宜養。嚴格酌定用藥的重量，有主有次，缺一不可。同時也可以藥味的多少確定主次。

1.黃連　肉桂：引火歸元，交通心腎

【配伍分析】 黃連苦寒，入上焦瀉心火，制陽亢，

驅心中之陽下降至腎而不獨盛於上；肉桂辛甘大熱，氣厚純陽，入下焦，能助腎中陽氣益命門之火，蒸腎中之陰得以氣化而上濟於心。二藥配伍，一寒一熱，相反相成，可使腎水上濟於心，心火下降於腎，彼此交通，共奏引火歸元，交通心腎之功。

【用藥經驗】 二藥配伍，適用於①心腎不交之心悸怔忡，入夜尤甚，多夢失眠，心煩不安，難以入睡等。②神經官能症。

黃連常用3～9克，肉桂為3～6克。二藥配伍，與人參、熟地、白朮、山茱萸同用，可治心腎不交，心甚煩躁，晝夜不能寐者；與熟地、山茱萸、當歸、炒棗仁、白芥子、麥冬同用，可治心腎不交，健忘失眠。然二藥配伍，寒熱互制，心火上炎，陰血不足之失眠，肝血不足、心失所養的虛煩失眠忌用。

【名方舉例】 交泰丸（《韓氏醫通》）黃連30克，肉桂5克。上藥研為細末，煉蜜為丸。每服2克，下午、晚上各服1次，或臨睡前1小時服。功用：交通心腎，安神。主治：心火旺盛，心腎不交，心煩不安，下肢不溫，不能入睡，舌紅無苔，脈虛數等症。

現代醫學常用於治療神經衰弱，以及心悸、虛勞、遺精、遺尿、抑鬱症、精神病等病症。

2.黃連　阿膠：清熱滋陰，養血安神

【配伍分析】 黃連苦寒，善瀉心火而除煩熱；阿膠味甘質潤入腎滋陰、養血而潤燥。二藥配伍，清補並投，腎水得養則能上濟於心，使心火不亢，心火得降則心神自

寧，水火既濟，心腎交合，共奏清熱滋陰、養血安神之功。

【用藥經驗】 二藥配伍，適用於①陰虛陽熱上亢或熱病傷陰，身熱心煩不得臥，舌紅苔乾脈數者。②腸中熱毒蘊結，損傷血絡而致赤痢膿血症。

黃連常用6克，阿膠為10～15克，入湯劑應烊化後兌服。二藥配伍，與地黃、白頭翁、貫眾炭、銀花炭等同用，可治婦人痢疾數月，始則赤白相雜，繼而純便膿血；與黃芩、酸棗仁、炙遠志、白芍、夜交藤等同用，可治頑固性失眠；與黃柏、梔子同用，可治少陰病二、三日以上，經病已去，心中煩，不得臥；與黃柏、烏梅等同用，可治熱毒瀉痢。然二藥配伍，性苦寒而質潤，脾胃虛寒、胃納不佳、或寒濕痰滯者忌用。

【名方舉例】 黃連阿膠湯（《傷寒論》）黃連12克，黃芩6克，芍藥6克，阿膠9克，雞子黃2枚。先煎前三藥，取汁，阿膠烊化入內等稍冷，再入雞子黃攪勻，分2次服。功用：養陰清熱，除煩安神。主治：陰虛火旺，心煩失眠，舌紅，苔黃燥，脈細數。

現代醫學常用於治療失眠、焦慮、抑鬱症、神經官能症、更年期綜合徵、頭痛、牙痛、口舌生瘡等病症。

3.黃連　茯苓：清熱生津，寧心安神

【配伍分析】 黃連苦寒降泄，上清心火；茯苓甘淡滲利，能升能降，而助腎水。《本草綱目》曰：「茯苓氣味淡而滲，其性上行，生津液，開腠理，滋水源而下降利小便。」二藥合用，可使心火下降，腎水上騰，水火即

濟，共奏清熱生津，寧心安神之功。

【用藥經驗】 二藥配伍，適用於①心火亢盛，腎水不足，水火不能互濟的消渴證。②心經蘊熱，驚悸不安。

黃連常用2～10克，茯苓為10～30克。二藥配伍，與補骨脂同用，可治心腎之氣不足，思想無窮，小便白淫；與當歸、麥冬、甘草、朱砂等同用，可治心經熱盛，驚悸不安；與當歸、白芍、生地、川芎等同用，可治血虛驚悸怔忡、不寐；與牛黃、朱砂、生地、當歸、人參等同用，可用於急驚風、驚退後的調理。然二藥配伍，茯苓淡滲易耗傷陰液，黃連苦寒亦可易化燥傷陰，故陰虛津虧者不宜用。

【名方舉例】 安神鎮驚丸（《萬病回春》）當歸30克，白芍30克，陳皮30克，朱砂30克，貝母60克，麥冬60克，川芎21克，茯苓21克，遠志21克，生地45克，炒棗仁15克，黃連15克，甘草6克。為細末，煉蜜為丸，如綠豆大，每服9克，空腹時棗湯送下。

功用：滋陰養血，清熱安神。

主治：血虛，心神不安，驚悸怔忡，不寐。

現代醫學常用於治療心律失常、神經衰弱、失眠、症、抑鬱證等病症。

4.沉香　茯神：調氣安神，交通心腎

【配伍分析】 沉香辛溫，入腎經能溫腎散寒，振奮腎陽，蒸腎陰以滋心火，長於行氣；茯神甘淡性平，寧心安神，能引心火下行，長於利水滲濕。二藥合用，共奏調氣安神，交通心腎之功。

【用藥經驗】 二藥配伍，適用於①小便不利的水腫，痰飲。②心悸失眠。

沉香常用1～3克，入煎劑宜後下，茯神為10～15克。二藥配伍，與人參同用，可治健忘，心火不降，腎水不升，神明不定者；與人參、菖蒲、遠志、龍骨等同用，可治心虛驚悸，失眠健忘等症；與人參、黃耆、白朮、當歸等同用，可治心脾兩虛的心悸、失眠。然二藥配伍，性辛溫助熱，陰虛火旺的失眠者應慎用。

【名方舉例】 朱雀丸（《類證治裁》）沉香6克，茯神12克，人參10克，作湯劑水煎服。功用：交通心腎。主治：神志不定，事多健忘屬心火不降，腎水不升者。

現代醫學常用於治療神經衰弱、抑鬱症、精神病等證。

5.朱砂　磁石：鎮心安神，潛陽明目

【配伍分析】 朱砂味甘氣寒，質重主降，入心經能鎮心神，清心火，定魂魄；磁石鹹寒質重，入腎經，養腎益陰，鎮靜安神以潛納浮陽。兩藥相伍，既能加強重鎮安神之功，又能交融水火，使心腎相交，精氣得以上輸，心火不致上擾，共奏鎮心安神，潛陽明目之功。

【用藥經驗】 二藥配伍，適用於①煩躁不寧，心悸失眠，眩暈頭痛等症。②癲癇。

朱砂常用0.3～1.5克，多入丸散；磁石為10～30克，入丸散每次用1～3克。二藥配伍，與代赭石、半夏、酒麴同用，可治癲癇；與黃連、甘草同用，可治心神不安，胸中煩熱，驚悸不眠。然二藥配伍，朱砂有毒，磁石

不易消化，不宜多服。脾胃虛弱者慎用。

【名方舉例】 磁朱丸（《千金要方》）磁石60克，朱砂30克，神麴120克。上藥為末，煉蜜為丸。每次6克，每日服2次。功用：鎮心安神，潛陽明目。主治：水火不濟，心悸失眠，耳聾耳鳴，視物昏花。亦治癲癇。

現代醫學常用於治療神經衰弱、癲癇、精神分裂症、癔症、躁狂症、憂鬱症，以及白內障、青光眼、糖尿病、高血壓等併發耳目之疾。

6. 人參　遠志：安神益志，交通心腎

【配伍分析】 人參甘溫，入心經，大補元氣，既益氣生津、寧神益志，又益氣助陽，補元陽蒸腎陰上濟於心；遠志味苦辛性溫，能助心氣，益腎氣，善交通心腎，使水火相濟而安神益志。二藥合用，辛開苦降，交通心腎而安神益志。

【用藥經驗】 二藥配伍，適用於①心氣不足，失眠多夢，心神不寧。②心膽氣虛，易驚，心悸失眠。

人參常用10～30克，遠志為3～10克，二藥配伍，與石菖蒲同用，可治健忘；與茯苓、龍齒、朱砂同用，可治心神不安；與黃耆、當歸、白朮、酸棗仁等同用，可治勞傷心脾，氣血不足的心悸怔忡，健忘不眠。然二藥配伍，味苦性溫，胃炎及潰瘍病者慎用，陰虛火旺者及濕熱者忌用。

【名方舉例】 安神定志丸（《醫學心悟》）人參30克，茯苓30克，茯神30克，遠志30克，石菖蒲15克，龍齒15克。上藥研末，煉蜜為丸，朱砂為衣。每服6克，每

日2次。

功用：補心益志，鎮驚安神。

主治：心膽氣虛，易驚，心悸失眠，多夢，舌質淡，脈細弱。

現代醫學常用於治療神經衰弱以及老年性癡呆、精神分裂症等病症。

五、行氣降氣的配伍

「行氣」是指行散氣滯，是針對氣機鬱結、壅滯所致的氣滯諸證，以胸腹痞滿、脹痛為臨床特徵，常累及肝、脾兩臟；「降氣」是降下逆氣，是針對氣機升降逆亂所致的氣逆諸證，以喘急、嘔吐、呃逆為主要見症，並以肺胃氣逆為病變中心。

在臨床運用時，行氣和降氣是各有所主的，但有時亦相輔而行，不能截然分割，由行氣與降氣藥的配伍，達到疏暢氣機、理滯開鬱、降氣行氣等作用，促進氣的運行與調整臟腑升降機能來治療氣病的氣滯、氣逆之證。

在臨床使用行氣降氣的配伍時，遣藥應把握如下原則：①明辨氣病的病位與病勢，氣機鬱結，常選肝脾的調氣藥；七情氣逆，胃氣上逆，肺氣上逆，分別選破氣降逆，和胃降逆，降逆平喘之品。使藥的功效與病機相符合。②行氣、降氣藥多溫燥，易耗氣傷血，凡陰血不足、津液損傷以及實熱內蘊者應忌用，年老體弱者，用之當慎。③行氣降氣藥性多走竄，對孕婦、血證用之宜慎。

1.柴胡　黃芩：升陽達表，退熱和解

【配伍分析】 柴胡味苦性寒，輕清升散，長於疏解少陽半表半裏之邪，又能疏肝解鬱，開氣分之結，解表和裏且善升舉陽氣；黃芩味苦性寒，善清肝膽氣分之熱，使半裏之邪內撤，又可燥濕瀉火解毒。二藥配伍，一升清陽，一降濁陰，一疏透和解，一清解而降，從而升不助熱，降不鬱遏，疏透中有清泄，相輔相成，而能調肝膽之樞機，理肝膽之陰陽，升陽達表，退熱和解。

【用藥經驗】 二藥配伍，適用於①傷寒邪在少陽，寒熱往來，胸脇苦滿，口苦，咽乾，目眩等。②小兒外感發熱不退或寒熱往來。③婦人熱入血室，症見經水適斷，寒熱發作有時以及瘧疾、黃疸等病而見少陽證者。

柴胡常用10克，黃芩為10克。二藥配伍，與甘草同用，可治少陽膽經耳聾脇痛，寒熱往來，口苦；與五味子、半夏、桑白皮等同用，可治肺傷咳嗽氣促；與半夏、人參、大棗、芒硝等同用，可治少陽病兼裏實證，大便秘結，或潮熱，下利不暢；與半夏、枳殼、桔梗等同用，可治少陽病寒熱往來，兼胸脘痞滿者；與半夏、木香、鬱金、茵陳、大黃等同用，可治寒熱往來，右脇持續脹痛，口苦咽乾，目黃身黃，尿黃便秘；與常山、草果同用，可治風寒正瘧；與延胡索、歸尾、桃仁同用，可治熱入血室，熱傷陰血；與半夏、枳殼、香附、鬱金、延胡索等同用，可治右脇絞痛或竄痛，口苦咽乾，頭昏納少。然二藥配伍，性苦寒，有傷陽之弊，脾胃虛寒，食少便溏者忌用。

【名方舉例】 小柴胡湯（《傷寒論》）柴胡12克，黃芩9克，人參9克，炙甘草6克，生薑9克，大棗4枚，半夏9克。水煎服。功用：和解少陽。主治：傷寒少陽病，往來寒熱，胸脇苦滿，默默不欲飲食，心煩喜嘔，口苦，咽乾，目眩，舌苔薄白，寒熱發作有時；瘧疾、黃疸等雜病見少陽症者。

現代醫學常用於治療感冒、扁桃體炎、腸傷寒、敗血症、瘧疾、支氣管炎、胸膜炎、膽汁返流性胃炎、急慢性肝炎、肝硬化、膽道感染、胰腺炎、泌尿系統感染、肋間神經痛、神經官能症、抑鬱症、產後感染、妊娠惡阻、小兒厭食等。

2.柴胡　枳實：疏肝理氣，通陽達鬱

【配伍分析】 柴胡疏肝調氣機，升清；枳實破氣導脾胃積滯，降濁。二藥配伍，升降並用，肝脾同調，疏肝助升脾氣，導積滯助肝氣條達，共奏疏肝導滯，升清降濁之功。此外，柴胡主升發少陽之氣透半表之邪外出；枳實行氣散結，調暢氣機，柴胡得枳實疏肝理氣尤甚，枳實助柴胡能通陽達鬱，使鬱於胸脇之陽氣外達於四肢，走趨於胃腸。

【用藥經驗】二藥配伍，適用於①肝脾不調，氣機逆亂之胸脇脹滿，黃疸脇痛，腹脹痞滿，或瀉痢下重等。②肝氣鬱結，氣機不利，陽鬱於裏而見四肢厥逆；閉經、痛經等。

柴胡常用6克，枳實為12克。二藥配伍，與芍藥、炙甘草同用，可治少陽病陽鬱於內，四肢厥逆；與芍

藥、五味子、乾薑等同用，可治下利；與白芍、當歸、澤瀉、丹皮等同用，可治怒極傷肝，輕則泄瀉，重則嘔血；與丹皮、黃柏、桃仁等同用，可治腸癰；與黃連、當歸、青皮、桃仁等同用，可治肝經氣滯血瘀，左脇下痛者。然二藥配伍，有散有破，易傷正氣，非邪實脹滿者不宜用之，孕婦忌用。

【名方舉例】 柴胡疏肝散（《景岳全書》）陳皮6克，柴胡6克，枳殼4.5克，川芎4.5克，香附4.5克，芍藥4.5克，炙甘草1.5克。水煎服。

功用：疏肝行氣，和血止痛。主治：肝鬱氣滯，脇肋疼痛，胸脘脹悶，寒熱往來，苔薄，脈弦。

現代醫學常用於治療慢性肝炎、慢性膽囊炎、胃痛、肋間神經痛、梅核氣、更年期綜合徵、痛經、經前期綜合徵。

3.柴胡　青皮：疏肝破氣，散結消滯

【配伍分析】 柴胡辛苦微寒，輕清上升，宣透疏達，調達肝氣，善疏理上焦之鬱；青皮味辛苦而溫，其氣峻烈，沉降下行，既入肝膽調理肝膽氣結，又能促脾胃消積化滯，善疏達下焦之鬱。二者伍用，升降相宜，上下走竄，氣鬱得舒，氣滯得行，氣結得散，共奏疏肝破氣，散結消滯之功。

【用藥經驗】 二藥配伍，適用於①肝鬱氣滯之上脘痛，腹脹，脇痛，納呆者。②氣滯血瘀所致的胸脇刺痛，積聚痞塊，臌脹等。

柴胡常用10克，青皮為10克。二藥配伍，與厚朴、

枳殼、黃芩、草果等同用，可治痰阻膜原，胸膈痞滿，咳痰不爽，間日瘧發；與山梔、丹皮、蘇梗等同用，可治肝膽火鬱的膽脹之證；與香附、鬱金、川芎、澤蘭、延胡索等同用，可治肝鬱氣滯，經行不暢，胸脇脹滿；與山梔、川芎、鉤藤、枳殼等同用，可治七情惱怒，憂思鬱結所致內傷腰痛；與黃芩、山梔、白芍、枳殼等同用，可治內傷脇痛。然二藥配伍，藥性峻烈，能耗傷元氣，故氣虛多汗者忌用，氣鬱輕證或兼陰血不足者應慎用。

【名方舉例】 柴胡清肝飲（《症因脈治》）柴胡4.5克，青皮4.5克，芍藥9克，山梔9克，黃芩9克，丹皮9克，當歸9克，鉤藤9克，甘草4.5克。水煎服。

功用：清瀉肝火。主治：內傷頭痛，惱怒即發，痛引脇下，煩躁易驚，睡眠不寧，目赤腫痛。

現代醫學常用於治療偏頭痛、緊張性頭痛、官能性頭痛、肝炎、肝硬化、肝膿腫、腋下淋巴結炎等。

4.香附　沉香：理氣止痛，溫中降逆

【配伍分析】 香附芳香疏散，能散滯氣，降逆氣，且性平無寒熱之偏，為疏理肝胃氣結之良藥；沉香苦溫，溫脾腎，降逆氣，納腎氣。香附質輕多用於肝經，偏於升散；沉香質重，偏於沉降。合而用之，升降協調，功專於下，共奏理氣止痛，溫中降逆之功。

【用藥經驗】 二藥配伍，適用於①腹脹，便秘，淋證及婦人轉胞屬下焦氣機失調者。②胃寒所致的呃逆，嘔吐之症。

香附常用6～10克，沉香為1～3克，宜後下，或磨

汁、銼末沖服。二藥配伍，與砂仁同用，可治寒凝氣滯，胸脇痞滿脹痛；與當歸、丁香、附子、肉桂等同用，可治婦人氣亂，經期臍下腹痛；與莪朮、川芎同用，可治經行少腹先痛，或血氣紫黑結塊。然二藥配伍，辛溫助熱，陰虛火旺者慎用。

【名方舉例】 沉香降氣湯（《太平惠民和劑局方》）沉香500克，香附250克，甘草100克，縮砂250克。上為末，每服3克，鹽少許，沸湯點服。功用：理氣止痛，降逆平喘。主治：陰陽壅滯，氣不升降，胸膈痞塞，喘促嗜臥，又治腳氣上沖，心腸堅滿。

現代醫學常用於治療支氣管哮喘、肺氣腫等病。

5. 枳實　瓜蔞：破氣瀉痰，消痞開結

【配伍分析】 枳實味苦微寒，苦能燥濕，寒能勝熱，善於破泄胃腸結氣而消痞滿，氣行則痰化；瓜蔞甘寒滑潤，既能清熱化痰，又能宣利肺氣，長於寬胸散結。二藥相伍，以枳實破其氣結，氣行則痰消，以瓜蔞清化膠結之痰濁，痰去則氣行。二者相輔相助，共奏破氣瀉痰，消痞開結之功。

【用藥經驗】 二藥配伍，適用於①氣結不化，痰濁內阻之心下痞堅，胸腹滿悶作痛而偏熱者。②腑氣不通，腹脹便秘者。

枳實常用6～10克，瓜蔞為10～30克。二藥配伍，與半夏、黃連同用，可治痰熱結胸，胸脘痞悶疼痛；與半夏、黃芩、桔梗等同用，可治肺失宣降，咳嗽痰黃黏稠，胸脇悶痛；與丹參、檀香、川芎、當歸、桃仁等同用，

可治跌打損傷的胸部刺痛，舌紫暗者；與烏頭、附子、赤石脂等同用，可治心痛徹背。然二藥配伍，性苦寒，脾胃虛弱者應慎用。

【名方舉例】 枳實薤白桂枝湯（《金匱要略》）枳實12克，瓜蔞12克，厚朴12克，薤白9克，桂枝6克。水煎服。功用：通陽散結，祛痰下氣。

主治：胸痹，胸滿而痛，甚或胸痛徹背，喘息咳嗽，短氣，氣從脇下上沖心，舌苔白膩，脈沉弦或緊。

現代醫學常用於治療冠心病心絞痛、肋間神經痛、非化膿性肋間軟骨炎等。

6. 桃仁　杏仁：行氣活血，潤腸通便

【配伍分析】 桃仁苦甘性平質潤，入肝經血分，破瘀行血，入大腸經滑腸通便；杏仁味苦微溫，入肺經氣分，苦泄降氣而止咳平喘，且入大腸經而潤燥下氣，滑腸通便。二者合用，其力益彰，共奏行氣活血，消腫止痛，潤腸通便之功。

【用藥經驗】 二藥配伍，適用於①肺氣鬱閉或老人、虛人津枯腸燥，大便秘結之症。②氣滯血瘀，以致胸腹、少腹疼痛。

桃仁常用6～12克，杏仁為6～10克，同搗煎服。二藥配伍，與冬瓜仁、薏苡仁同用，可治扁平疣；與人參、黨參、玄參、牡蠣等同用，可治艾滋病肺胃陰虛型的症見發熱，乾咳無痰，氣短胸痛，皮膚瘙癢；與梔子、胡椒共搗，蛋清調用，敷貼湧泉穴，可治高血壓病；與肉蓯蓉、火麻仁同用，可治老年氣虛便秘。然二藥配伍，

有較強的潤腸通便作用，孕婦便秘者宜慎用，脾虛便溏者忌用。

【名方舉例】 五仁丸（《世醫得效方》）桃仁30克，杏仁30克，柏子仁15克，松子仁15克，鬱李仁3克，陳皮120克。先將五仁分別為膏，再入陳皮末研勻，煉乳蜜為丸，每服9～12克，空腹時溫開水送下。亦可改為湯劑煎服，用量按原方比例酌減。

功用：潤腸通便。主治：津枯腸燥，大便艱難，以及年老或產後血虛便秘。

現代醫學常用於治療習慣性便秘，以及年老體虛、婦人產後血虛便秘等。

六、開上通下的配伍

開上通下的配伍，是治療氣機不通而致大便不通（或痢疾）或小便不利（或癃閉）的一種方法，由宣通肺氣的藥與通便或利尿的藥配伍，開肺氣通大腸，宣肺氣利小便而達到治療目的。這種方法有時亦稱「腑病治臟」或「下病上取」。

臨床使用開上通下的配伍，遣藥應把握如下原則：

①表裏相應選藥，肺與大腸相表裏，升上焦肺氣，可通順大腸腑氣，則大便得通，裏急後重自除。

②功能相關選藥，肺為水之上源，膀胱為水之下源，肺主全身之氣，肺氣宣降，通調水道，則小便通利，水腫可退。

③權衡上下藥量。病證部位在下，配以治上的藥物，重點治下，則上取的藥物用量宜輕。

1. 大腹皮　生薑皮：宣散肺氣，利水消腫

【配伍分析】 大腹皮味辛微溫，下氣寬中，利水消腫，長於治濕阻氣滯的周身浮腫，小便不利；生薑皮味辛性涼，和脾行水，宣散肺氣，長於治皮膚水腫，小便不利。二藥配伍，宣上通下，下病上取，氣機調則水腫消，共奏宣散肺氣，利水消腫之功。

【用藥經驗】 二藥配伍，適用於①風水證，周身浮腫，小便不利。②脾氣鬱滯，風濕客搏，頭面虛腫，心腹脹滿，上氣喘促，食少倦怠。

大腹皮常用3～10克，生薑皮為3～10克。二藥配伍，與紫蘇葉、防風、秦艽、茯苓等同用，可治外感風寒，腰以上腫者；與紅豆、赤茯苓、防己等同用，可治濕熱下甚，腰以上腫者；與五加皮、地骨皮、茯苓皮等同用，可治脾氣鬱滯，四肢腫滿，上氣喘促；與桑白皮、陳皮、茯苓皮同用，可治妊娠水腫。然二藥配伍，辛散下行，脾虛便溏者宜慎用。

【名方舉例】 五皮飲（《麻疹活人全書》）五加皮9克，陳皮9克，生薑皮9克，大腹皮9克，茯苓皮9克。水煎服。

功用：利水消腫，通絡止痛。

主治：水腫而身痛。

現代醫學常用於治療腎炎水腫、心源性水腫、妊娠水腫屬脾虛濕盛者。

2.防己　葶藶子：清瀉肺熱，行水消腫

【配伍分析】 防己與葶藶子，二者均苦辛而寒，利水消腫。然防己善走下行，長於去下焦濕邪；葶藶子瀉肺行水，長於清瀉肺氣，導水從小便而出。二藥合用，上下二焦同治，開上源，利下竅，共奏清瀉肺熱，行水消腫之功。

【用藥經驗】 二藥配伍，適用於①水飲停聚，胸悶咳喘，水腫尿少。②水飲上凌心肺，咳喘心悸，下肢浮腫。

防己常用5～10克，葶藶子為10～15克。二藥配伍，與麻黃、杏仁、蘇子、萊菔子等同用，可治咳喘，痰涎壅盛者；與茯苓、澤瀉、大腹皮等同用，可治脘腹脹滿較甚，下肢浮腫；與椒目、大黃同用，可治腹滿腸鳴，二便澀滯，口舌乾燥。然二藥配伍，其性泄利易傷正，只宜於實證，故凡肺虛喘咳，脾虛腫滿，膀胱氣虛，小便不利者，均當忌用。

【名方舉例】 己椒藶黃丸（《金匱要略》）防己30克，椒目30克，葶藶子30克，大黃30克。上藥研末，煉蜜為丸，如梧桐子大。空腹時服1丸，每日3次。亦可作湯劑水煎服，用量按原方比例酌減。

現代醫學常用於治療肝硬化腹水、肺源性心臟病、肺性腦病、心包炎、胸膜炎、哮喘、幽門梗阻、腸梗阻、急性胰腺炎、急性腎炎等。

3. 防己　黃耆：益氣升陽，利水消腫

【配伍分析】 防己辛苦性寒，辛以散風，苦以泄濕，寒以清熱，善走下行，瀉下焦血分濕熱；黃耆甘溫補中，益氣升陽行水。二藥配伍，防己以降為要，黃耆以升為主，二藥一補一瀉，一升一降，益氣升提與降泄通行並施，外宣內達，通行諸經，祛風不傷表，固表不留邪，防己得黃耆之升，走表行水，黃耆得防己之降，升降協調，益氣利水而不傷正，共奏益氣升陽，利水消腫之功。

【用藥經驗】 二藥配伍，適用於①風水證，症見發病急驟，發熱惡風，面目四肢浮腫，小便不利。②濕痹為患，肢體沉重、麻木、關節痹痛等。

防己常用6～10克，黃耆為10～15克，二藥配伍，與桂枝、茯苓同用，可治皮水，四肢腫，水氣在皮膚中，四肢聶聶動者；與獨活、薏苡仁、蒼朮等同用，可消蛋白尿；與金蕎麥、烏梅等同用，可治腎積水；與川芎、草烏、伸筋草、烏梢蛇、雞血藤等同用，可治類風濕性關節炎。然二藥配伍，益氣利水，水腫實證者當慎用，脾腎陽虛型水腫應忌用。

【名方舉例】 防己黃耆湯（《金匱要略》）防己12克，黃耆15克，甘草6克，白朮9克，加生薑、大棗水煎服。功用：益氣祛風，健脾利水。主治：衛表不固，風水或風濕。汗出惡風，身重浮腫，小便不利，舌淡苔白，脈浮；濕痹肢體重著麻木，脈濡細。

現代醫學常用於治療慢性腎小球腎炎、心臟性水腫、風濕性關節炎等屬表虛濕盛者。

4.黃芩　豬苓：清泄肺熱，利水滲濕

【配伍分析】 黃芩苦寒，苦能燥濕，寒能清熱尤善清泄肺熱；豬苓甘淡，性主滲泄，利竅行水，利尿作用強。二藥配伍，黃芩燥濕清熱，入肺經，治水之上源，豬苓利水滲濕，入膀胱經，治水之下源，開上通下，共奏清泄肺熱，利水滲濕之功。

【用藥經驗】 二藥配伍，適用於①濕溫發熱，汗出熱解，渴不多飲。②濕熱下注，小便澀痛。

黃芩常用3～10克，豬苓為6～12克。二藥配伍，與滑石、通草、白蔻仁等同用，可治濕溫發熱，胸脘痞悶；與阿膠、澤瀉、滑石等同用，可治小便不利，淋濁澀痛；與蒼朮、黃柏、芡實、車前子等同用，可治赤白帶下。然二藥配伍，功在清利濕熱，濕盛無熱者忌用。

【名方舉例】 黃芩滑石湯（《溫病條辨》）黃芩9克，豬苓9克，茯苓皮9克，大腹皮6克，白蔻仁3克（後下），通草3克。水煎服。功用：清熱利濕。

主治：濕溫發熱身痛，汗出熱解，繼而復熱，渴不多飲，或竟不渴，苔淡黃而滑，脈緩。

現代醫學常用於治療泌尿系感染、急性腎功能衰竭。

七、上病下取的配伍

上病下取的配伍，是治療上部諸病，尤其是實火所致的頭痛目赤，口舌腫痛，眩暈耳鳴，咳喘氣急等而伴有大

便秘結，或小便短赤等症的一種方法。由清熱瀉火的藥與攻下積滯的藥或引熱下行的藥配伍，達到通便瀉火、釜底抽薪，上部病證得除的治療目的。這種方法有時亦稱臟病治腑的配藥方法。

臨床使用上病下取的配伍，遣藥應把握如下原則：

①注重護胃，上病下取的配伍，在選藥方面，多半選用苦寒直折的藥物，苦寒敗胃傷陽，故此法只宜於陽盛火旺之體而腑實者，對陽弱火衰，脾胃虛寒者忌用。

②權衡藥物用量，上病下取，治上藥物宜多，治下藥物宜少，治臟為主，治腑為輔，通腑藥物的用量宜輕，以通為要，適可而止。

1.黃芩　大黃：疏風清熱，瀉火解毒

【配伍分析】 黃芩苦寒，入肺經，疏風清表瀉火；大黃苦寒沉降，瀉下作用較強，能通便瀉熱，釜底抽薪，使熱從下泄。二藥合用，相輔相成，表裏雙解，共奏疏風清熱，瀉火解毒之功。

【用藥經驗】 二藥配伍，適用於①外感風熱入裏內結，或金瘡感染化熱耗傷津液，以致陽明腑氣不通，大便秘結。②實熱上攻，清竅被擾，偏正頭痛劇烈。③裏熱亢盛，迫血妄行之出血證。④肝火太過，壅熱攻目，或者翳障疼痛。

黃芩常用5～10克，大黃為5～10克。二藥配伍，與黃連同用，可治心火亢盛，血熱妄行所致的吐血、衄血；與梔子、芒硝等同用，可治火邪上攻，目赤，咽痛，牙齦腫痛；與柴胡、枳實、半夏等同用，可治口腔

面部急性炎症；與枳實、白芍、延胡、木香、金錢草等同用，可治急性膽系感染；與當歸、白芍、川芎、生地等同用，可治月經來前，內熱迫血上壅，吐血、鼻衄；與人參、半夏、木通、生薑等同用，可治毒氣攻心的心胸煩熱，面赤大渴，壯熱，身體疼痛。然二藥配伍，苦寒傷胃、傷陰，脾胃虛寒及陰虛內熱者忌用。

【名方舉例】 瀉心湯（《金匱要略》）大黃6克，黃連3克，黃芩6克。水煎服。功用：瀉火解毒，燥濕瀉熱。主治：邪火內熾，迫血妄行，吐血鼻衄；三焦積熱，頭頸腫痛，眼目紅腫，口舌生瘡，心膈煩躁，尿赤便秘；疔瘡走黃，癰腫丹毒；濕熱黃疸，胸中煩熱痞滿，舌苔黃膩，脈數實；濕熱痢疾等。

現代醫學常用於治療急性胃腸炎、上消化道出血、支氣管擴張咯血、肺結核咯血、鼻衄、齒衄、口腔炎、急性結膜炎、原發性高血壓、血卟啉病等。

2.石膏　竹葉：清熱瀉火，利尿除煩

【配伍分析】 石膏辛甘大寒，外能解肌退熱，內能降火除煩，具有較強的清熱瀉火作用；竹葉甘淡性寒，上能清心火而除煩，下能利小便而滲濕熱。二藥配伍，石膏得竹葉之制猛性減弱，但清熱瀉火之功愈強，竹葉引石膏有利於清心除煩功用的發揮，上病下取，共奏清熱瀉火、利尿除煩之功。

【用藥經驗】 二藥配伍，適用於①邪熱初入營血，身熱口渴，譫語舌絳等。②心胃熱盛，口舌生瘡糜爛，牙齦腫痛，小便短赤等症。③溫熱病後期餘熱未清，胸中煩

熱，小便短赤等症。

石膏常用6～15克，竹葉為6～12克，後下，不宜久煎。二藥配伍，與山梔、大青葉、銀花、薄荷等同用，可治小兒口腔潰瘍；與半夏、人參、麥冬、甘草等同用，可治頑固性嘔吐，呃逆及胃脘痛；與六一散同用，可治胃熱嘔吐，夏月感暑氣，煩躁乾噦，大便不利；與黃耆、生地、川芎、當歸等同用，可治癰疽發背，諸般疔毒；與桑葉、金銀花、葦莖、連翹等同用，可治痧疹之後，汗出身熱不退，口乾欲飲，或咽痛咳嗽痰多者。然二藥配伍，性甘寒，陰虛火旺、骨蒸潮熱者忌用，孕婦慎用。

【名方舉例】 竹葉石膏湯（《證治準繩》）淡竹葉15克，石膏30克，桔梗12克，木通6克，薄荷9克，甘草6克，生薑6克。水煎服。功用：清熱瀉火。主治：癰疽腫痛，胃火內盛，口渴喜飲。

現代醫學常用於治療麻疹併發肺炎、慢性胃炎、小兒夏季熱、口瘡等。

3.黃芩　澤瀉：清熱瀉火，利水泄熱

【配伍分析】 黃芩味苦氣寒，寒能清熱，折火之本，善清心肺之濕熱，既清氣分之實熱，又涼血止血；澤瀉甘寒，甘淡滲泄而利水，寒能清熱，善利下焦濕熱而瀉腎經之火。二藥配伍，清上導下，使濕熱從水道排出，共奏清熱瀉火，利水泄熱之功。

【用藥經驗】 二藥配伍，適用於①熱在陽明頭面，面紅目赤，心煩口渴。②熱在下焦，小便痛澀。

黃芩常用3～10克，澤瀉為6～10克，二藥配伍，與連翹、天花粉、生石膏等同用，可治熱在陽明頭面，面紅目赤，煩躁便實；與龍膽草、車前子、木通、梔子等同用，可治熱在膀胱，小便痛澀；與茵陳蒿、大黃等同用，可治濕熱黃疸；與黃連、木香、檳榔等同用，可治下痢膿血，裏急後重；與瞿麥、萹蓄、滑石等同用，可治尿頻尿急尿痛。然二藥配伍，性寒，脾陽虛弱者忌用。

【名方舉例】 抽薪飲（《景岳全書》）黃芩10克，澤瀉10克，石斛10克，木通6克，梔子6克，黃柏6克，枳殼6克，甘草6克。水煎服。

功用：清熱瀉火。

主治：火熱熾盛，面紅目赤，心煩口渴，狂言亂語，小便赤澀，舌紅苔黃，脈數。

現代醫學常用於治療急性黃疸型肝炎、急性膽囊炎、尿路感染、便血等。

4.生地　牛膝：清熱涼血，滋陰補腎

【配伍分析】 生地味甘性苦寒，有清熱涼血，滋陰補腎，生津止渴之功；牛膝辛苦微寒，專入肝腎二經，功偏補益肝腎，其性下行，導熱下走以降上炎之虛火。二藥配伍，標本兼顧，上病下取，上下並治，共奏清熱涼血，滋陰補腎之功。

【用藥經驗】 二藥配伍，適用於①腎虛陰虧，虛熱上炎所致的口渴飲冷而渴不解，小便頻多之消渴病。②齒齦腫痛，齒衄、鼻衄、倒經。

生地黃常用10～15克，牛膝為9克。二藥配伍，與山

梔、黃連等同用，可治胃火熾盛而腎陰虧不明顯者；與丹皮、茅根、旱蓮草同用，可治吐血、衄血而熱盛者；與石膏、麥冬、知母等同用，可治胃熱陰虛，頭痛牙痛，消穀善饑。然二藥配伍，性苦寒且降泄，孕婦及月經過多者忌用。

【名方舉例】 竹葉玉女煎（《溫病條辨》）生石膏15～30克，乾地黃9～30克，麥冬6克，知母4.5克，牛膝4.5克，竹葉3克。水煎服。

功用：清氣涼血養陰。

主治：婦女溫病，經水量多，脈數耳聾，乾嘔煩渴，甚至十數日不解，邪陷發痙者。

現代醫學常用於治療口腔炎、舌炎、口舌糜爛、牙痛、糖尿病、三叉神經痛、鼻衄、咯血、咳嗽、病毒性心肌炎等。

第四章　寒熱相制配伍

寒熱相制的配伍，包括兩個方面，一是針對寒熱錯雜證，療寒以熱，療熱以寒，寒熱並用，並行不悖，相反相成。二是針對藥性的過偏，加以監制，其中熱藥藥性溫燥，有傷陰動血之弊，為防止藥性過偏，配伍寒涼藥加以監制，以防溫燥之品耗血動血；而涼藥性寒，易傷陽氣或凝滯礙邪，為制約其副作用，常配溫熱藥，而不至於寒涼藥物礙邪。

臨床使用寒熱相制配伍時，遣藥應把握如下原則：

①分清寒熱的多少、輕重，權衡用藥的藥量。

②嚴格擇藥。寒熱並投的藥物，應選擇針對病位、病性、病勢相反相成的藥物配伍，有一定的配伍法度，而不是隨機組合。否則達不到治療相應的效果。

一、表寒裏熱的配伍

1.麻黃　石膏：宣肺平喘，清泄肺熱

【配伍分析】 麻黃辛苦而溫，達邪宣肺，平喘止咳；石膏辛甘大寒，清泄肺熱，除煩止渴。二藥一寒一溫，一表一裏，相制為用，麻黃得生石膏之辛寒，能制其

溫燥之偏，但不減低其定喘效能；石膏引麻黃入裏，減緩發汗效用，寒溫並施，疏不燥烈，清不寒滯，清肺熱以存陰，開達肺氣以定喘，表裏雙解，共奏宣肺平喘，清泄肺熱之功。

【用藥經驗】 二藥配伍，適用於①風熱咳喘證。症見身熱無汗或有汗，咳逆氣急，甚則鼻煽，口渴，舌苔薄白或黃，脈浮數而滑。②外感寒邪，鬱而化火，熱閉於肺所致的咳嗽，發熱，無汗而喘，胸悶不適，苔黃脈數。

麻黃常用3～9克，石膏為15～60克。麻黃與石膏配伍清散結合，寒溫並用，應根據熱壅於肺與熱閉於肺的病機，調整二藥的用量比例，表重裏輕，宜相對減輕生石膏用量，加重麻黃用量；表輕熱重，則生石膏可用至6倍於麻黃，甚至生石膏用量更重些。二藥配伍，與杏仁、甘草同用，可治外感風邪，熱壅於肺；與大青葉、連翹、黃芩同用，可治麻毒內陷，肺熱熾盛；與地龍、蒼耳子、辛夷、薄荷同用，可治鼻淵；與瓜蔞、貝母、葶藶子、桑白皮等同用，可治咳痰黃稠，痰多氣急。然二藥配伍，宜於喘咳而屬於邪熱壅肺之實證，若風寒喘咳，虛證喘咳，則不宜使用。

【名方舉例】 加味麻杏石甘湯（《重訂通俗傷寒論》）麻黃9克，杏仁9克，炙甘草6克，石膏18克，瓜蔞皮12克，竹瀝6克，半夏9克，陳皮6克，小枳實6克。水煎服。功用：宣肺清熱，化痰止咳。主治：外感寒邪，鬱而化火，咳嗽氣喘，熱盛痰壅。

現代醫學常用於治療肺炎，急、慢性支氣管炎，支氣管哮喘，肺癰，百日咳，小兒夏季熱，麻疹等。

2.麻黃　黃芩：散寒解表，泄肺平喘

【配伍分析】 麻黃輕清上浮，功專散寒解表，宣肺平喘；黃芩苦寒清泄，善於清瀉肺火，燥濕祛痰。二藥配用，辛開苦降，寒溫並施。以麻黃之辛散肺氣、開腠理、散風寒，治肺壅之喘咳，以黃芩之苦寒制麻黃之溫熱，肺熱得清，痰濕得化，咳喘得平，共奏散寒解表，泄肺平喘之功。

【用藥經驗】 二藥配伍，適用於①風寒外束，痰熱內蘊，痰多氣急，痰稠色黃證。②肺熱痰喘，症見喘促氣粗，咳嗽痰黃而黏，身熱汗出，口渴喜冷飲，舌苔黃膩等。

麻黃常用3～9克，黃芩為6～12克，黃芩清熱多生用，清上焦熱多酒炙用。二藥配伍，與枳殼、厚朴、瓜蔞、膽南星等同用，可治胸悶較甚，痰稠咳吐不利；與葶藶子、廣地龍、魚腥草、生石膏等同用，可治肺熱壅實，痰鳴息湧不能臥；與白果、蘇子、杏仁、厚朴、桑白皮等同用，可治寒包熱邪，哮喘痰嗽，遇冷立發。然二藥配伍，宜用寒包熱邪，咳喘不止者，新感風寒，雖惡寒發熱，無汗而喘，但無痰熱者，不宜使用。

【名方舉例】 定喘湯（《攝生眾妙方》）白果9克，麻黃9克，黃芩4.5克，蘇子6克，甘草3克，款冬花9克，杏仁9克，桑白皮9克，半夏9克。水煎服。

功用：宣肺降氣，祛痰平喘。

主治：風寒外束，痰熱內蘊，痰多氣急，痰稠色黃，哮喘咳嗽，或有惡寒發熱，舌苔黃膩，脈滑數。

現代醫學常用於治療急、慢性支氣管炎，支氣管哮喘，慢性肺源性心臟病。

3.麻黃　桑白皮：宣肺化痰，止咳平喘

【配伍分析】 麻黃功專宣肺平喘，發汗解表，行水消腫；桑白皮甘寒泄降，擅長清肺熱，瀉肺火，平喘咳，且降肺氣而通利水道，具有利水消腫的作用。二藥配伍，宣降協調，寒熱並用，麻黃得桑白皮的監制，發汗不峻，止咳平喘作用增強，桑白皮得麻黃辛散宣通，利水化痰功能尤彰，共奏宣肺化痰，止咳平喘，利水消腫之功。

【用藥經驗】 二藥配伍，適用於①肺感風寒，咳嗽上氣，胸膈煩悶，頭昏目眩。②身面浮腫，脹滿氣促，小便不利水腫實證。

麻黃常用6～10克，桑白皮為10～15克。二藥配伍，與蘇子、黃芩、杏仁、半夏等同用，可治風寒日久，肺熱咳嗽；與生薑皮、茯苓皮、大腹皮等同用，可治水腫脹滿，喘咳不已；與射干、款冬花、紫菀等同用，可治咳痰不暢，喉中痰鳴。然二藥配伍，宜用於肺感風寒、咳嗽上氣之喘咳症，虛喘不宜使用。

【名方舉例】 華蓋散（《太平惠民和劑局方》）麻黃30克，桑白皮30克，紫蘇子30克，杏仁30克，赤茯苓30克，陳皮30克，炙甘草15克。上藥研為粗末。每服6克，水煎服。亦可改作湯劑，水煎服，用量按原方比例酌減。功用：宣肺化痰，止咳平喘。

主治：肺感風寒，咳嗽上氣，痰氣不利，呀呷有聲，胸膈煩滿，項背拘急，聲重鼻塞，頭昏目眩。

現代醫學常用於治療上呼吸道感染、支氣管炎等。

4. 桂枝　生石膏：發汗解表，清熱通絡

【配伍分析】 桂枝辛溫發散，甘溫助陽，走裏達表，在外能透達營衛，助衛陽以發汗，善治風寒表證；生石膏辛能解肌，大寒質重能清熱降火，既善清肺胃氣分實熱而退熱護津，又能外散肌表之風熱。二藥合用，一溫一寒，表裏同治，以桂枝外解風寒，用石膏寒以清熱，既可祛除外感風寒，又能清透裏之內熱。此可謂「甘以生津，辛以宣洩」、「一汗表裏雙解」之意。另外，桂枝辛散「通經絡而開痹證」。生石膏清透表裏邪熱，二藥辛溫辛寒並用，辛散溫通，宣通清熱，清裏解表，寒熱互制，相反相成，共奏清熱通絡，除痹止痛之功。

【用藥經驗】 二藥配伍，適用於①風寒表證未解，裏熱已盛之表寒裏熱之證。②風濕熱病，發熱持續不退，四肢疼痛等。

桂枝常用3～10克，生石膏15～30克，鮮品30～60克，用時搗碎，治表寒裏熱證時，石膏用量宜輕，以避免性沉大寒引起寒中下利。二藥配伍，與知母、炙甘草同用，可治溫瘧，但熱不寒，骨節疼痛；與秦艽、五加皮、忍冬藤、雞血藤等同用，可治風濕熱痹；與麻黃、杏仁、大棗等同用，可治風寒表實證兼有裏熱，惡寒發熱，寒熱俱重。然二藥配伍，石膏用量重，脾胃虛寒者忌用。

【名方舉例】 大青龍湯（《傷寒論》）麻黃12克，桂枝6克，石膏30克，炙甘草6克，杏仁9克，生薑9

克，大棗5枚。水煎服。功用：辛溫解表，兼清裏熱。主治：風寒表實證兼有裏熱，惡寒發熱，寒熱俱重，頭身疼痛，無汗而煩躁，舌苔薄白或微黃，脈浮緊；風水、頭面及肢體浮腫，小便短少，身重疼痛。

現代醫學常用於治療感冒、支氣管哮喘、支氣管肺炎、流腦、B腦、腸傷寒、皮膚瘙癢症、汗腺閉塞症等。

5.桂枝　黃芩：散寒解表，清解鬱熱

【配伍分析】 桂枝辛甘性溫，入肺經，辛能發散表寒，甘溫能溫經通脈，具有透達營衛，解肌發表的功效；黃芩味苦性寒，入肺經，清熱燥濕，瀉火解毒，尤善清肺熱。二藥配伍，桂枝散風寒以解肌表，黃芩燥濕熱而清肺熱，寒熱並用，共奏散寒解表，清解鬱熱之功。

【用藥經驗】 二藥配伍，適用於①中風，傷寒，脈浮，寒熱往來，汗出惡風，鼻鳴乾嘔。②產後、病後致營衛不和，時發熱自汗出，兼有微惡寒者。

桂枝常用3～10克，黃芩為3～10克。二藥配伍，與黃耆、當歸、川芎、生地等同用，可治產後發熱；與芍藥、生薑、大棗等同用，可治中風，傷寒，往來寒熱；與紅花、當歸、玄胡索、獨活等同用，可治手臂筋骨損傷，紅腫疼痛。然二藥配伍，性辛散而寒，惡寒無熱者忌用。

【名方舉例】 陽旦湯（《外台秘要》）桂枝9克，芍藥9克，炙甘草6克，生薑9克，大棗5枚，黃芩9克。水煎服。功用：調和營衛，清解鬱熱。主治：中風傷寒，脈浮，寒熱往來，汗出惡風，頸項強，鼻鳴乾嘔。

現代醫學常用於治療感冒、流感、低熱，自汗、偏癱、偏頭痛、植物神經紊亂、過敏性紫癜、過敏性鼻炎、寒冷性多形紅斑、皮膚瘙癢症、產後發熱等。

6.桂枝　大黃：解肌祛風，瀉實通腑

【配伍分析】 桂枝味辛性溫，入肺經散風寒，逐表邪，透達於肌腠而溫經助陽；大黃苦寒沉降，入大腸經力猛善行，直達下焦，通腑泄熱，善清陽明熱結。二藥伍用，寒熱互制，以桂枝之辛溫，制大黃苦寒峻下之勢，又以大黃之寒涼，制桂枝辛溫燥烈之弊，共奏解肌祛風，瀉實通腑之功。

【用藥經驗】 二藥配伍，適用於①外感風寒表虛，兼有裏實證。②習慣性便秘感冒者。

桂枝常用3～10克，大黃為3～12克。二藥配伍，與黃芩、黃連、連翹等同用，可治火邪上攻的目赤咽痛；與麻黃、防風、杏仁、羌活等同用，可治習慣性便秘感冒者；與瓜蔞、厚朴、枳實等同用，可治外感風寒輕，腑實裏熱重的腹脹便結。然二藥配伍，桂枝雖然能監制大黃的寒涼之性，但脾胃虛弱者慎用。

【名方舉例】 桂枝加大黃湯（《傷寒論》）桂枝9克，芍藥18克，炙甘草6克，生薑9克，大棗7枚，大黃6克。水煎服。功用：調和營衛，通裏止痛。

主治：外感風寒表虛，兼有裏實，發熱惡風，汗出，腹滿大實痛，拒按，大便秘結，脈浮大而弦數。

現代醫學常用於治療感冒、慢性腸炎、細菌性痢疾、闌尾炎、胰腺炎、頑固性蕁麻疹等。

7.白芷　石膏：祛風清熱，消腫止痛

【配伍分析】 白芷味辛性溫，入肺經能宣肺氣開腠理，散肌表風寒通鼻竅，入胃經善祛頭面風邪而止痛，又能燥散中焦之寒濕，且消腫止痛，為足陽明經的引經藥；石膏辛甘大寒，入肺胃而能清熱瀉火，外能辛散肌膚之熱，且生津除煩，為清泄肺胃氣分實熱的要藥。二藥合用，寒熱並施，白芷性溫被石膏大寒所制，而藥性以寒為主，石膏辛散得白芷則引經上行，合而用之，辛散甘緩，共奏祛風清熱，消腫止痛之功。

【用藥經驗】 二藥配伍，適用於①風熱入於陽明，循經上攻所致牙齦腫痛，面頰腫脹。②風熱感冒而見前額及眉棱骨疼痛、灼熱難忍。

白芷常用6～12克，石膏為15～30克。二藥配伍，與荊芥、川芎等同用，可治風邪上壅、頭脹頭痛；與地骨皮、川牛膝同用，可治風火牙痛；與蒼耳、辛夷、薄荷等同用，可治鼻淵流涕，頭額疼痛；與川芎、荊芥、防風等同用，可治陽明頭痛、眉棱骨痛。然二藥配伍性寒，脾胃虛寒及腎虛牙痛者忌用。

【名方舉例】 芎芷石膏湯（《醫宗金鑒》）川芎12克，白芷4.5克，石膏20克，菊花9克，羌活9克，藁本9克。水煎服。

功用：疏風清熱止痛。

主治：頭風風盛時發，日久不癒，令人目昏。

現代醫學常用於治療血管性頭痛、外感頭痛等。

8.細辛　石膏：疏風清熱，開竅止痛

【配伍分析】 細辛辛溫，既能辛外，邪而解表，又能溫散裏寒而止痛，且辛香走竄能宣通鼻竅；石膏辛寒，清透肺胃邪熱，尤長於止胃火牙痛。二藥寒溫並用，清宣合伍，細辛之升浮助石膏上行頭面而清熱，石膏之寒涼可制細辛之性溫，清不鬱遏，散不助熱，共奏清宣肺胃邪熱，開竅止痛之功。

【用藥經驗】 二藥配伍，適用於①風熱上攻的頭風、頭痛。②陽明胃火上炎、牙根口舌腫痛不可忍。③下頜關節疼痛屬熱痹者。

細辛常用1.5～3克，生石膏為6～30克。二藥配伍，與丹皮、白芍、白芥子等同用，可治三叉神經痛；與生地、當歸、丹皮等同用，可治胃經有熱，牙齦腫痛，出血不止；與川芎、羌活、防風、菊花等同用，可治頭風，偏正頭痛。然二藥配伍，其性升散，陰虛陽亢頭痛，腎虛牙痛忌用。

【名方舉例】 川芎散（《衛生寶鑒》）川芎15克，細辛3克，石膏30克，羌活9克，槐花6克，香附9克，炙甘草9克，荊芥9克，茵陳9克，防風9克，菊花6克。上藥共研末，每服6克。水煎服，亦可作湯劑，水煎服。功用：疏風清熱止痛。主治：頭風，偏正頭痛。現代醫學常用於治療血管性頭痛、三叉神經痛、牙周炎。

9.蘇葉　黃連：清熱和胃，理肺暢中

【配伍分析】 蘇葉辛溫，歸肺經，既開宣肺氣，發

表散寒，又行氣寬中，和胃止嘔，善行脾胃氣滯；黃連苦寒，入心胃經，不僅長於清中焦濕火鬱結，而且尤善清心胃二經的火熱。二藥伍用，辛開苦降，寒熱平調，共奏清熱和胃，理肺暢中之功。

【用藥經驗】 二藥配伍，適用於①外感風寒或脾胃氣滯兼見嘔惡、腹瀉偏有裏熱者。②濕熱阻困中、上二焦，噁心嘔吐，胸悶不舒之證。③胃中氣滯熱鬱，胃失和降而感胃脘痞滿，噫氣，嘔惡，不寐，眩暈等症。④肝胃鬱熱，胃氣上逆所致的妊娠惡阻，胎動不安證。

蘇葉常用3～6克，不宜久煎，黃連為3～6克。二藥配伍，與陳皮、砂仁同用，可治妊娠嘔吐；與藿香、大腹皮等同用，可治寒熱錯雜，偏於寒者的嘔吐；與枳實、天冬、麥冬、石斛同用，可治肝胃不和，胃陰虛的口乾咽乾；與半夏、茯苓、竹茹、柿蒂等同用，可治肺胃不和，嘔吐偏熱者。然二藥配伍，苦溫辛散，有耗氣傷陰之弊，氣弱表虛者及陰虛發熱者忌用。

【名方舉例】 加味蘇葉黃連湯（《中醫治法與方劑》）黃連2克，蘇葉3克，半夏9克，茯苓9克，竹茹9克，枇杷葉9克，柿蒂9克。水煎服，頻頻冷服。

功用：清熱降逆。主治：肺胃不和，嘔吐，稍偏熱者。

現代醫學常用於治療慢性胃炎、消化道潰瘍、膈肌痙攣、胃神經官能症、神經性嘔吐、妊娠惡阻、幽門痙攣或不完全性梗阻等。

10.羌活　石膏：散寒解表，清熱瀉火

【配伍分析】 羌活辛溫且苦，長於散肌表風寒濕

邪，解肌退熱；生石膏辛寒味甘，清熱瀉火善清肺胃氣分實熱而退熱護津，又能外散肌表之風熱。二藥配伍，一辛溫，一辛寒，解表清裏並施，相輔相成，發汗不過汗，清裏不鬱閉，共奏散寒解表，清熱瀉火之功。

【用藥經驗】 二藥配伍，適用於①風寒閉表，裏有鬱熱，衛氣同病。②暑熱外傷，表裏俱熱，發熱無汗，或汗出不暢，心煩口瘡者。③陽毒火熾，骨節煩痛。

羌活常用10～12克，生石膏15～60克，宜先煎。二藥配伍，與知母、黃芩、生地同用，可治陽毒火熾，壯熱無汗，骨節煩痛；與香薷、白扁豆等同用，可治暑月感冒；與葛根、升麻等同用，可治暑熱傷津，表裏俱熱，頭痛面赤。然二藥配伍，石膏用量大，性偏寒，脾胃虛寒及陰虛內熱者忌用。

【名方舉例】 羌活升麻湯（《古今醫鏡》）羌活9克，葛根9克，黃芩6克，石膏15克，升麻6克，澤瀉3克，蒼朮3克。水煎服。

功用：清熱利濕，表裏雙解。主治：暑熱外傷，表裏俱熱，發熱無汗或汗出不暢，頭痛面赤，心煩口苦。

現代醫學常用於治療流感、B腦屬暑溫或暑濕病。

二、寒熱互結配伍

1.黃連　乾薑：清熱止利，開結散寒

【配伍分析】 黃連苦寒，瀉火解毒，清熱燥濕寬腸

而止瀉痢；乾薑辛熱，開結散寒，溫脾暖胃而化痰飲。二藥配伍，辛開苦降，寒熱並用，共奏除寒濕，清熱積，開痞結，止瀉痢之功。

【用藥經驗】 二藥配伍，適用於①中焦寒熱互結，心下痞滿，嘈雜泛酸，腸鳴腹瀉者。②脾氣虛寒，陰火上逆，口舌生瘡者。③泄瀉、痢疾諸疾。

黃連常用6克，乾薑為6克。若熱多寒少，則多用黃連，少佐乾薑；如熱少寒多，則多用乾薑，少佐黃連；寒熱等同者，則黃連、乾薑各半。二藥配伍，與白頭翁、秦皮、當歸、石榴皮等同用，可治心下痞滿，壅滯不散，煩熱喘促不安；與當歸、阿膠、赤石脂、赤芍等同用，可治膿血痢，繞臍疼痛；與龍骨、木香、赤芍、訶黎勒等同用，可治冷熱痢，心腹痛。然二藥配伍，性苦燥，陰虛有熱、孕婦忌用。

【名方舉例】 駐車丸（《千金要方》）黃連180克，乾薑60克，當歸90克，阿膠90克。研細末，以米酒烊化阿膠為丸。每服6克，每日服2次。功用：滋陰清熱，固腸止痢。主治：久痢傷陰，下痢膿血，虛坐努責，臍腹疼痛，身體煩熱，舌紅，苔少，脈沉細而數。

現代醫學常用於治療慢性腸炎、慢性痢疾、過敏性結腸炎等。

2.黃連　附子：清熱瀉火，溫經散寒

【配伍分析】 黃連為苦寒瀉火解毒的要藥，尤長於瀉心胃實熱，止濕熱痢疾；附子辛溫燥烈氣味俱厚，走而不守，通行十二經，上能助心陽以通脈，中暖脾胃以健

運，下補腎陽以複散失之陽氣，外固衛陽以祛寒。二藥配伍，辛苦相投，寒熱並用，以附子之熱制黃連之苦寒敗胃之弊或伐胃之過，以黃連之寒制附子走而不守之性，陰陽相濟，共奏清熱瀉火，溫經散寒之功。

【用藥經驗】 二藥配伍，適用於①寒熱互結所致的心下痞滿，脘腹脹悶作痛，泄瀉不暢，嘔惡心煩而兼見陽虛不固，汗多惡寒，肢冷脈弱等症。②泄瀉、痢疾寒熱錯雜者。

黃連常用6克，附子為6克，附子宜先煎0.5～1小時，至口嘗無麻辣感為度。二藥配伍，與大黃、黃芩同用，可治熱痞兼表陽虛，心下痞滿，惡寒汗出；與生薑、大棗同用，可治肝火犯胃，胃脘痛甚，嘔吐酸水；與炒梔子、陳皮、川芎、香附、枳實等同用，可治胃脘積有鬱熱、刺痛不可忍。然二藥配伍，「交水火於頃刻」，陰虛陽亢及孕婦忌用。

【名方舉例】 附子瀉心湯（《傷寒論》）大黃6克，黃連3克，黃芩9克，附子6克。水煎服。

功用：瀉熱消痞，扶陽固表。主治：熱痞兼表陽虛，心下痞滿，按之柔軟不痛，惡寒汗出。

現代醫學常用於治療慢性胃炎、胃酸過多、胃黏膜脫垂、急性胃腸炎、上消化道出血等。

3. 大黃　乾薑：溫脾散寒，清胃瀉熱

【配伍分析】 大黃苦寒沉降，通腑泄濁而清熱瀉火，既能清泄血分之熱，且小量大黃能啟脾開胃，「安和五臟」；乾薑味辛性熱，能祛脾胃寒邪，助脾胃陽氣而溫

中散寒。二藥配用，脾胃同治，各展其長，寒熱平調，相輔相成，共奏溫脾散寒，清胃瀉熱之功。

【用藥經驗】 二藥配伍，適用於①寒熱互結之胃脘痛，症見胃脘灼熱疼痛，吞酸嘈雜，大便黏滯不爽。②脾陽不足，冷積便秘，手足不溫。③寒實冷積，卒然心腹脹痛，氣急口噤，大便不通。

大黃常用3～12克，乾薑為3～10克。二藥配伍，與巴豆同用，可治腹脹冷痛，痛如錐刺，大便不通；與人參、附子、桂心同用，可治冷積便秘而見沖逆的症候；與附子、桂心、厚朴同用，可治腸胃冷積，寒重積輕，腹痛腹瀉，休作無時；與人參、當歸、附子、芒硝同用，可治寒積便秘，腹痛，臍下絞結，繞臍不止。然二藥配伍，寒熱平調，單純的胃熱證或單純的腸虛寒證，不可應用。

【名方舉例】 溫脾湯（《備急千金要方》）大黃12克，附子9克，乾薑6克，人參6克，甘草6克。水煎服。

功用：溫補脾陽，攻下冷積。主治：脾陽不足，冷積便秘，或久痢赤白，腹痛，手足不溫，脈沉弦。

現代醫學常用於治療消化性潰瘍、幽門梗阻、腸梗阻、胃神經官能症、消化不良、膽道蛔蟲症、膽囊炎、膽石症、肝炎、肝硬化腹水、慢性痢疾、慢性腎炎、消渴、便秘等。

4. 大黃　附子：溫陽祛寒，散結通便

【配伍分析】 大黃苦寒沉降，通胃腸積滯而清腑瀉熱，蕩瘀濁內生而活血祛瘀；附子大辛大熱，溫陽散寒

而通行陽氣，治寒氣生於中，衛陽虛於外。二者配伍，溫清並施，補瀉兼顧，寒熱並用，相反相成，蕩滌瀉下卻無傷陽氣之弊，攻下寓於溫陽之中，共奏溫陽祛寒，散結通便，泄濁解毒之功。

【用藥經驗】 二藥配伍，適用於①陽氣虛弱，陰寒內盛，冷積停滯而腹中冷痛拒按，便秘，小便數而清，手足厥冷，脈弦緊之症。②陽虛熱陷所致之痞證，心下痞而見惡寒汗出。③產後大便不通。

大黃常用3～10克，後煎；附子為5～15克，先煎0.5～1小時，至口嘗無麻辣感為度。二藥配用，附子劑量須大於大黃，使大黃寒下易為溫下，取其用而去其性。二藥配伍，與人參、乾薑、甘草同用，可治脾陽不足，冷積便秘；與肉桂、小茴香、細辛同用，可治寒疝，脈弦緊，脇下偏痛，發熱者；與炒槐花、生牡蠣煎汁灌腸，可治尿毒症；與丹皮、紅藤、敗醬草、薏苡仁同用，可治腸癰；與烏梅、檳榔、苦楝根等同用，可治膽道蛔蟲症。然大黃與附子配伍為溫下藥對，宜於寒實證，故實熱便秘者不宜用，陰虛陽亢及孕婦忌用。

【名方舉例】 大黃附子湯（《金匱要略》）大黃9克，附子12克，細辛3克。水煎服。功用：溫陽散寒，瀉結行滯。主治：寒積裏實，腹痛便秘，脇下偏痛，發熱，手足厥逆，舌苔白膩，脈緊弦。

現代醫學常用於治療腸梗阻、闌尾炎、膽囊炎、膽石症、慢性胰腺炎、膽道蛔蟲症、毛細膽管型肝炎、消化性潰瘍、尿路結石、腎功能衰竭、睾丸腫痛、附睾結核、坐骨神經痛、牙痛、梅尼埃綜合徵、紅斑狼瘡、過敏性紫癬、濕疹、藥物過敏性皮炎等。

5. 梔子　乾薑：清熱除煩，溫中散寒

【配伍分析】 梔子苦寒清降，善清瀉心、肺、胃三焦之火邪而除煩，且有清熱利濕之功；乾薑辛熱性燥，善逐裏寒，長於溫中回陽。二藥伍用，一寒一熱，辛開苦降，既能清上溫下，平調寒熱，又能辛開苦泄，調暢氣機，共奏清熱除煩，溫中散寒之功。

【用藥經驗】 二藥配伍，適用於①誤下傷中，脾虛生寒而兼鬱熱不除所致之心煩腹滿，便溏等證。②心下痞結、咽膈噎，日久不癒，即成反胃之證。

山梔常用6～12克，乾薑為3～12克。二藥配伍，與黨參、淮山藥、茯苓、白朮等同用，可治傷寒下後，身熱微煩，腹痛便溏；與薤白、豆豉同用，可治赤白痢；與半夏、厚朴、枳殼等同用，可治陰陽痞結，咽膈噎，狀如梅核。然二藥配伍，辛開苦泄，心陰虛火旺者忌用。

【名方舉例】 梔子乾薑湯（《傷寒論》）梔子9克，乾薑9克。水煎服。功用：清熱和中。主治：傷寒下後，身熱微煩，腹痛腸鳴下利者。

現代醫學常用於治療急、慢性腸炎、慢性結腸炎。

6. 大黃　厚朴：行氣除滿，導滯通便

【配伍分析】 大黃苦寒，氣味重濁，直降下行，走而不守，瀉熱通便；厚朴苦溫，辛散，苦能下氣泄實滿，溫能行氣寬中而消積，既可治無形濕阻之脹滿，又能治飲食停積之滯痛。二藥合用，一攻一泄，一寒一溫，共

奏行氣除滿，導滯通便之功。

【用藥經驗】 二藥配伍，適用於①支飲兼見胸腹痞滿，大便秘結。②大便秘結，腹滿脹痛之胃熱實證。③濕熱下痢，裏急後重或瀉而不爽，腹痛，肛門灼熱之腸熱實證。④宿食久滯，鬱而化熱，致胃脘熱痛，食少腹脹等症。

大黃常用3～10克，厚朴為3～12克。二藥配伍，與枳實同用，可治支飲兼見胸腹痞滿，大便秘結；與半夏、瓜蔞、黃連同用，可治三焦俱急，大熱大渴；與枳實、羌活同用，可治中風，外有六經之形證，內有便溺之阻格；與使君子、苦楝皮、檳榔等同用，可治蛔蟲性腸梗阻；與枳實、芒硝、甘草、生薑同用，可治邪熱內盛，腹滿實痛，煩渴便秘；與僵蠶、蟬蛻、黃連、梔子等同用，可治溫病三焦大熱，痞滿燥實，譫語狂亂，熱結旁流。然二藥配伍，性苦燥，孕婦應慎用，陽明寒結支飲者忌用。

【名方舉例】 厚朴三物湯（《金匱要略》）厚朴15克，大黃12克，枳實9克。水煎服。先煮枳實、厚朴，後下大黃。功用：行氣除滿，導滯通便。

主治：實熱內積，氣滯不行，腹部脹滿疼痛，大便不通，舌紅苔黃，脈弦有力。

現代醫學常用於治療腸梗阻、腸麻痹、腸功能紊亂、便秘等。

7.枳實　厚朴：化痰除痞，行氣燥濕

【配伍分析】 枳實辛苦而微寒，功具「除脹滿、消宿食、削堅積、化稠痰、平喘咳。」苦泄辛散，為破氣行

痞、消積導滯之要藥；厚朴辛苦微溫，行氣寬中，消積除滿，既可燥濕化痰，又可下氣平喘。二藥配伍，枳實瀉痰，厚朴化痰，枳實消痞，厚朴除滿，一寒一熱，相得益彰，共奏化痰除痞，行氣燥濕之功。

【用藥經驗】 二藥配伍，適用於①寒熱互結，心下痞滿。②陽明腑實，胸腹脹滿，便結不通。

枳實常用3～10克，厚朴為3～10克。二藥配伍，與乾薑、茯苓、白朮、人參等同用，可治脾虛氣滯，寒熱互結，心下痞滿，不欲飲食；與大黃同用，可治陽明腑實證，胸腹痞滿，大便秘結；與茵陳、山梔等同用，可治黃疸；與大黃、芒硝等同用，可治裏實熱證之熱厥、痙病，或發狂；與黃連、黃芩等同用，可治胃腸濕熱證。然二藥配伍，辛散苦燥，氣虛或陰虛者慎用。

【名方舉例】 小承氣湯（《傷寒論》）大黃12克，厚朴6克，枳實9克。水煎服。功用：輕下熱結。

主治：陽明腑實證，譫語，潮熱，大便秘結，胸腹痞滿，舌苔老黃，脈滑而疾；痢疾初起，腹中脹痛，或脘腹脹滿，裏急後重。

現代醫學常用於治療病毒性肝炎、B型腦炎、腸梗阻、腸麻痹、膽道蛔蟲症、胃腸術後腹脹與呃逆、慢性胃炎、食積腹痛、痢疾、胃黑棗結石、膽系感染、急性腎功能衰竭、腎絞痛、哮喘、鼻衄、牙齦腫痛等。

8.石膏　川烏：解肌除煩，散寒止痛

【配伍分析】 生石膏辛寒清解宣透，既解肌除煩又清裏結之熱；川烏辛熱疏利開通，既祛風除濕，又散寒

止痛。二藥配伍，寒熱互制，疏通清透共施，解表清裏，共奏解肌除煩，散寒止痛之功。

【用藥經驗】 二藥配伍，適用於①外寒入侵，久鬱化熱，寒熱互結之痹痛。②外寒鬱遏，裏熱上擾，或胃火上沖所致的劇烈頭痛、偏頭痛。

石膏常用15～30克，川烏為3～9克，有大毒，宜制後用，入湯劑應先煎30～60分鐘。二藥配伍，與細辛同用，可治寒熱錯雜，外寒裏急之痛痹；與川芎、蔓荊子、白芷、生地、知母等同用，可治胃火上沖的頭痛；與牛膝、蒼朮、白花蛇、地龍等同用，可治濕熱痹證；與白芷、甘草、川芎同用，可治風痰上壅之眩暈頭痛。然二藥配伍，性辛散，陰虛火旺者及孕婦忌用。

【名方舉例】 追風丸（《全國中藥成藥處方集》）膽南星30克，防風100克，製川烏50克，石膏50克，當歸100克，製白附子25克，川芎100克，製草烏50克，白芍100克，白芷50克，炙僵蠶100克，桂枝40克，雄黃粉25克，天麻100克，製半夏75克，荊芥100克，地龍50克，甘草25克，橘絡7.5克。上藥共研細末，煉蜜為丸，每丸重9克，每服1丸，每日服2次，溫開水送下。功用：祛風散寒，舒筋活血，豁痰通絡。主治：肩臂或腰背疼痛，筋骨軟弱，手足麻木，舌淡，苔薄白，脈細緊滑。

現代醫學常用於治療頸背痛、腰腿痛、風濕性關節炎、類風濕性關節炎等。

9.黃連　生薑：清熱化痰，消痞除滿

【配伍分析】 黃連味苦，性寒，入心、胃經，瀉火

解毒，清胃止嘔；生薑味辛性溫，入脾、胃經，溫中散寒，降逆止嘔。二藥配用，辛開苦降，寒熱並用，共奏清熱化痰，消痞除滿，降逆止嘔之功。

【用藥經驗】 二藥配伍，適用於①寒熱交結，心下痞滿疼痛，夜臥不安等症。②胃內鬱熱所致的胃脘疼痛、嘔吐、嘈雜、噯氣等症。

黃連常用3～6克，生薑為10～15克。二藥配伍，與橘紅、竹茹、柿蒂、人參同用，可治胃火上沖所致的呃逆，身熱煩渴，口乾唇焦；與人參、吳茱萸、香附、沉香等同用，可治痰涎壅甚，心下痞硬，嘔吐不止，脇下脹痛；與黃芩、半夏、枳實、白芍藥同用，可治太陰脾瘧，寒起四末，不渴多嘔，熱聚心胸；與生地黃、人參、黃芩、半夏同用，可治狐惑病。然二藥配伍，降逆止嘔，適用於寒熱交結，氣逆於上的嘔吐，單純的胃寒嘔吐，胃熱嘔吐慎用。

【名方舉例】 生薑瀉心湯（《傷寒論》）生薑12克，黃連3克，炙甘草6克，人參6克，乾薑3克，黃芩6克，半夏9克，大棗4枚。水煎服。

功用：和胃消痞，散結除水。

主治：水熱互結，胃中不和，心下痞硬，乾噫食臭，腹中雷鳴、下利。

現代醫學常用於治療慢性胃炎、十二指腸球部潰瘍、幽門梗阻、胃擴張、胃下垂、呃逆、腸炎、妊娠嘔吐等。

三、寒熱錯雜的配伍

1.梔子　高良薑：清熱瀉火，溫中散寒

【配伍分析】 梔子苦寒，清泄三焦鬱火而消腫止痛，兼除煩止嘔之功；高良薑辛熱芳香，善走裏而溫中散寒、行氣止痛，且止胃寒嘔吐噫氣。二藥合用，寒熱並施，王旭高云：「山梔從肺入腸清其鬱熱，良薑宣發胃陽，辟除冷積，陰陽和，痛立止。」共奏清熱瀉火，溫中散寒之功。

【用藥經驗】 二藥配伍，適用於①中焦脾胃寒熱錯雜，脘腹疼痛，胃中嘈雜似饑等證。②下利後腹中虛痛。

山梔常用6～9克，高良薑3～6克，入煎劑宜後下，以免降低藥性，用量不宜過大，超量服用可出現頭暈、眼花、口乾、便秘、尿少等毒副作用。二藥配伍，與青皮、桑白皮、厚朴、沉香、當歸等同用，可治脾胃寒熱錯雜，脘腹脹痛；與當歸、白芍、麥冬、生地等同用，可治下痢之後，腹中虛痛不可忍；與白朮、丁香、陳皮、砂仁、厚朴等同用，可治中虛氣滯、脘腹脹痛，嘔吐不止。然二藥配伍，宜用中焦寒熱錯雜的脘腹疼痛，胃火嘔吐、心虛作痛等證，均不宜用。

【名方舉例】 越桃飲（《醫方類聚》卷一四一引《醫林方》）山梔子9克，高良薑9克。上和勻，每服9克，米飲或酒調下，其痛立效。功用：清瀉鬱熱，溫中散寒。主治：諸下痢後，陰陽交錯，不和之甚，小便利

而腹中虛痛不可忍者。

現代醫學常用於治療慢性胃炎、潰瘍病。

2.梔子 川烏：清熱利濕，溫經散寒

【配伍分析】 梔子味苦性寒，瀉火除煩，清熱利濕；川烏辛苦性溫，辛散走竄，疏利迅速，祛風除濕，溫經散寒，活血止痛。二藥配伍，川烏長於散在裏之陰寒，梔子善於清心胃之火熱。寒熱並用寒而不峻，溫而不烈，除寒濕，行氣血，清裏熱，通經絡，共奏清熱利濕，溫經散寒之功。

【用藥經驗】 二藥配伍，適用於①內有濕熱，外感寒邪，發為疝症疼痛者。②各種原因所致的胃脘痛。

梔子常用6～12克，川烏為3～9克，川烏應先煎30～60分鐘。二藥配伍，與橘絡、黃柏、蒼朮、防風等同用，可治濕熱感寒所致的疝氣；與香附、乾薑、青皮等同用，可治脾胃虛寒之胃痛；與人參、白朮、木香、砂仁等同用，可治元氣衰弱，疝氣日久、疼痛不止者。然二藥配伍，川烏有小毒，用量不宜過大，也不宜久服，孕婦忌用；心血管疾患及肝功能障礙者慎用；房室傳導阻滯患者忌用。

【名方舉例】 烏頭梔子湯（《杏苑生春》卷六）川烏9克（童便煮），梔子仁9克。上㕮咀。水煎熟，空腹溫服。功用：清熱利濕，溫經通絡。主治：素有濕熱，外因寒邪，發作疝症，疼痛不已者。

現代醫學常用於治療慢性胃炎、疝氣等病。

3.陳皮　竹茹：理氣通絡，和胃降逆

【配伍分析】陳皮苦辛性溫，平降脾胃逆氣，調理氣機；竹茹甘寒，清胃降逆而止嘔，和胃消痰而除煩。二藥配用，一溫一寒，溫清相濟，理氣通絡，清而不寒，和胃降逆而不峻，嘔逆自止，共收理氣通絡、和胃降逆之功。

【用藥經驗】二藥配伍，適用於①脾胃虛弱，氣機不調，寒熱錯雜，脘腹脹滿，噁心嘔吐，呃逆等。②妊娠惡阻。③膽胃不和之證。

陳皮常用6～10克，竹茹為6～10克。二藥配伍，與赤茯苓、麥冬、人參、半夏等同用，可治胃熱多渴，嘔噦不食；與半夏、人參、甘草同用，可治火氣上沖致嘔噦；與人參、柿蒂、丁香、生薑等同用，可治脾氣虛，胃熱的嘔逆。然二藥配伍，適用於胃寒、胃熱所致的呃逆、嘔吐，實熱或虛寒所致的呃逆、乾嘔者忌用。

【名方舉例】橘皮竹茹湯（《金匱要略》）橘皮12克，竹茹12克，大棗5克，生薑9克，甘草6克，人參3克。水煎服。功用：降逆止嘔，益氣清熱。主治：胃虛有熱，氣逆不降，呃逆或乾嘔。

現代醫學常用於治療慢性胃炎、膈肌痙攣下垂嘔吐較甚者、胃癌、妊娠惡阻、幽門不完全性梗阻嘔吐、腹部手術後呃逆不止等。

4.黃柏　羌活：祛風清熱，燥濕散寒

【配伍分析】黃柏苦寒，入腎、膀胱經，清熱燥

濕，善清中下二焦濕熱，瀉火解毒善治濕熱瘡瘍；羌活味苦辛性溫，辛以祛風，苦可燥濕，溫可散寒，尤以善祛上半身風寒濕痹而止痛。二藥配伍，寒熱並用，上下同治，共奏祛風清熱，燥濕散寒之功。

【用藥經驗】 二藥配伍，適用於①下焦寒熱錯雜。症見小便色黃，臊臭淋瀝，睾丸如冰，陰囊濕冷。②風寒與濕熱並見的痹證。

黃柏常用3～10克，羌活為3～9克。二藥配伍，與烏頭、防風、秦艽、桂枝等同用，可治痹證日久，關節紅腫發熱，屈伸不利；與蒼朮、豬苓、黃芩等同用，可治小便淋瀝，陰囊濕冷。然二藥配伍，性苦燥，脾胃虛寒者忌用。

【名方舉例】 清震湯（《蘭室秘藏》）羌活12克，黃柏12克，升麻6克，柴胡6克，蒼朮6克，黃芩6克，澤瀉5克，麻黃根4克，豬苓4克，防風4克，炙甘草3克，藁本3克，紅花1克。水煎服。

功用：清熱燥濕，祛風散寒。主治：小便色黃，臊臭淋瀝，睾丸如冰，陰囊濕冷。

現代醫學常用於治療睾丸炎、精索靜脈曲張，陰囊濕疹。

四、寒熱監制的配伍

1.黃連　吳茱萸：清肝瀉火，降逆止嘔

【配伍分析】 黃連苦寒，入肝胃經，長於清瀉肝

胃之火；吳茱萸辛苦大熱，辛散溫通，入脾胃經，長於溫暖脾胃陽氣以散寒止痛，且能疏肝下氣而止嘔。二藥同用，「黃連為主，以實則瀉其子之法，以直折其上炎之勢；吳茱萸從類相求，引熱下行，並以辛燥開其肝鬱」（《刪補名醫方論》）又能制約黃連苦寒之性，一寒一熱，辛開苦降，相反相成，共奏清肝瀉火，降逆和胃，開鬱散結之功。另外，黃連清腸止痢，吳茱萸溫中行氣，兩藥合用，還有清熱燥濕止痛之能。

【用藥經驗】 二藥配伍，適用於①肝鬱化火，橫逆犯胃所致脇肋脹痛，嘔吐吞酸，口苦咽乾者。②便血、痔瘡腫痛等症。

黃連常用3～9克，吳茱萸為1～6克。若胃陰虧，重用黃連，輕用吳茱萸反佐，並配用石斛；若胃寒者，則重用吳茱萸，輕用黃連反佐，並可配黨參。二藥配伍，與白芍同用，可治胃痛吐酸，腹痛泄瀉；與白朮、陳皮同用，可治肝火脅肋刺痛，往來寒熱，頭目作脹，泄瀉淋閉；與橘絡、旋覆花、鬱金同用，可治梅核氣；與白芍、黃芩同用，可治濕熱瀉痢，腹痛較劇；與柴胡、白芍、枳實等同用，可治肝胃不和；與金鈴子、玄胡同用，可治肝胃鬱熱。然二藥配伍，適用於肝胃不和的嘔吐，脾胃不和，胃氣上逆的嘔吐忌用。

【名方舉例】 左金丸（《丹溪心法》）黃連180克，吳茱萸30克。上藥為末，水泛或蒸餅為丸，每服2～3克，每日服2～3次，開水吞服。亦作湯劑水煎服，用量按原方比例酌定。功用：清肝瀉火，降逆止嘔。

主治：肝火犯胃，脇肋脹痛，嘈雜吞酸，嘔吐口苦，脘痞噯氣，舌紅苔黃，脈弦數。

現代醫學常用於治療急、慢性胃炎，潰瘍病，幽門梗阻，胃神經官能症，慢性結腸炎，梅核氣，不寐，睾丸腫痛等。

2.知母　黃耆：清熱潤燥，益氣養陰

【配伍分析】 知母苦寒質潤，上能潤肺瀉火，清熱滋陰，中能清胃熱，潤燥除煩，為滋陰降火之要藥；黃耆甘溫，其性稍熱，補肺脾之氣而益腎水之源，使氣旺而自能生水。二藥配伍，以知母苦寒制黃耆溫熱升陽之性，寒熱並用，共奏清熱潤燥，益氣養陰之功。正如張錫純云：「黃耆能大補肺氣，以益腎水之源，使氣旺而自能生水；而知母又能大滋肺中津液、俾陰陽不至偏勝，即肺臟調和而生水之功益著也。」

【用藥經驗】 二藥配伍，適用於①陰虛有熱，身熱，勞嗽，脈數者。②氣虛水精不布，胃燥耗津的消渴證。

知母常用3～9克，黃耆為9～24克。二藥配伍，與柴胡、桔梗、升麻同用，可治胸中大氣下陷，氣促急短，呼吸困難；與山藥、葛根、魚腥草、野菊花等同用，可治消渴病併發瘡癤者；與蒼朮、玄參、生山藥、葛根等同用，可治消渴病併發夜盲症；與百部、冬蟲夏草、女貞子等同用，可治消渴病兼有肺結核。然二藥配伍，黃耆用量偏重，實熱、肝陽上亢、氣火上沖者忌用。

【名方舉例】 玉液湯（《醫學衷中參西錄》）生山藥30克，生黃耆15克，知母8克，生雞內金6克，葛根

4.5克，五味子9克，天花粉9克。水煎服。功用：益氣生津，潤燥止渴。主治：消渴病，氣不布津，腎虛胃燥，口渴引飲，小便頻數量多，或小便混濁，困倦氣短，脈虛細無力。

現代醫學常用於治療糖尿病。

3. 知母　附子：溫陽生津，通絡止痛

【配伍分析】 知母甘寒清熱瀉火，滋陰潤燥；附子辛甘大熱，為純陽燥烈之品，氣味俱厚，走而不守，上能助心陽以通脈，下能補腎陽以益火，外能逐風寒濕邪以溫經止痛。二藥配伍，寒熱並用，附子得知母則無溫燥之弊，知母得附子則化寒為潤。二藥共奏溫陽生津，通絡止痛之功。

【用藥經驗】 二藥配伍，適用於①風寒濕痹，邪有化熱之象，肢節疼痛，頭眩短氣。②陽損及陰，陰損及陽，陰陽兩虛之煩熱，口乾消渴、不寐者。

知母常用6～9克，附子為3～15克，宜先煎0.5～1小時，至口嘗無麻辣感為度。二藥配伍，與桂枝、赤芍、生地、忍冬藤、秦艽等同用，可治風寒濕痹鬱熱而關節紅腫疼痛者；與麻黃、桂枝、白朮、甘草等同用，可治類風濕性關節炎；與桂枝、白朮、防風、生薑等同用，可治腰腿痛、關節痛。然二藥配伍，適用於陰陽兩虛證，陰虛陽亢及孕婦等忌用。

【名方舉例】 桂枝芍藥知母湯（《金匱要略》）桂枝9克，芍藥9克，知母9克，附子9克，麻黃9克，生薑3克，白朮9克，甘草6克，防風9克。水煎服。

功用：通陽行痹，祛風逐濕。

主治：風寒濕痹，邪有化熱之象，肢節疼痛，身體羸弱，腳腫如脫，頭眩短氣，舌偏紅苔白，脈濡數。

現代醫學常用於治療風濕性關節炎、類風濕性關節炎、關節痛、坐骨神經痛、腰腿痛、麻疹併發肺炎、氣管炎、肺源性心臟病伴心力衰竭、深部組織炎等。

4.黃芩　白芷：疏散風熱，解毒排膿

【配伍分析】 黃芩苦寒，清熱燥濕，尤長於清肺火，行肌表，清大腸之熱，還能上清頭目而療風熱；白芷辛溫，芳香透達，入肺經能宣肺氣，開腠理，以散肌表風寒，入胃經善祛頭面風邪而止痛，又能燥散中焦之寒濕。二藥配伍，寒熱並施，相制為用，黃芩以制白芷辛香溫燥之性；白芷能引黃芩入陽明以療風熱，清利頭目。共奏疏散風熱、止痛之功。另外，白芷辛散溫通活血而散結消腫、排膿，黃芩清熱解毒，二藥合用，又能解毒、消腫、排膿。

【用藥經驗】 二藥配伍，適用於①感冒風寒，鬱而化熱，惡寒漸輕，身熱增盛，目疼鼻乾，心煩不眠。②風熱上盛，眉框疼痛，目不能視物。

黃芩常用3～12克，白芷為6～12克。二藥配伍，與柴胡、葛根等同用，可治風熱感冒，發熱身疼，鼻塞流涕；與浮萍、辛夷、金銀花等同用，可治鼻淵；與防己、藁本、薄荷、蔓荊子等同用，可治風熱上盛的眉框疼痛。然二藥配伍，性燥、陰虛血熱者忌用。

【名方舉例】 柴葛解肌湯（《傷寒六書》）柴胡6

克，葛根9克，甘草3克，黃芩6克，羌活3克，白芷3克，芍藥6克，桔梗3克，生薑3片，大棗2枚，石膏5克。水煎服。功用：解肌清熱。主治：感冒風寒，鬱而化熱，惡寒漸輕，身熱增盛，無汗頭痛，目疼鼻乾，心煩不眠，眼眶痛，脈浮微洪者。

現代醫學常用於治療感冒、流感、三叉神經痛、風火牙痛、頭痛等。

5.黃芩　白朮：益氣健脾，清熱安胎

【配伍分析】 黃芩苦寒而降，清熱燥濕而安胎；白朮甘溫性苦，甘溫能益脾胃之氣，苦能燥化脾胃之寒濕，且有安胎之能。二藥配用，一補一瀉，一溫一寒，相互制約，益脾氣，調氣血，清濕熱，共奏益氣健脾，清熱安胎之功。

【用藥經驗】 二藥配伍，適用於①濕熱內蘊，熱升胎動，噁心嘔吐，胎動不安等。②妊娠傷寒內熱等症。③習慣性流產諸症。

黃芩常用6～10克，白朮為10～15克。二藥配伍，與熟地、白芍等同用，可治熱毒熾盛，迫血妄行所致的吐血、衄血、崩漏下血等證；與杜仲、川斷、菟絲子等同用，可治妊娠惡阻，胎動不安；與當歸、白芍、川芎同用，可治妊娠血虛有熱，胎動不安；與當歸、川芎、山茱萸等同用，可治月經不調，或三、四月不行，或一月再至，腰腹疼痛。然二藥配伍，性苦，陰虛內熱、胃陰不足者忌用。

【名方舉例】 當歸散（《金匱要略》）當歸500克，

芍藥500克，川芎500克，黃芩500克，白朮250克。上方共研粗末，每服1.5克，每日服2次，酒或溫開水送下。亦可用飲片作湯劑，水煎服，用量按原方比例酌情增減。功用：養血安胎，清熱調經。主治：妊娠血虛有熱，胎動不安，難產或月經先期腹痛；產後虛弱，惡露不行。

現代醫學常用於治療先兆流產、習慣性流產、母兒血型不合流產、胎兒宮內生長遲緩、月經不調、產後體虛等。

6.茵陳　附子：溫陽祛寒，利濕退黃

【配伍分析】 茵陳苦辛微寒，功專清利濕熱以退黃；附子大辛大熱，溫腎暖脾，補火助陽，且溫通經脈，散寒祛濕。二藥配用，茵陳得附子，治療濕熱為治寒濕之用，利濕退黃之功仍顯，而免苦寒傷陽之弊。共奏溫陽祛寒，利濕退黃之功。

【用藥經驗】 二藥配伍，適用於①寒濕阻滯，身目俱黃，身冷不熱，小便自利，大便不實。②陰黃色晦，手足逆冷，神疲乏力。

茵陳常用20～30克，附子為5～10克，須先煎30～60分鐘，至入口無麻感為度。二藥配伍，與乾薑、甘草同用，可治發黃，脈沉細遲，肢體逆冷，腰以上自汗等症；與乾薑、白朮、茯苓、澤瀉等同用，可治寒濕性黃疸；與乾薑、肉桂、白朮、炙甘草同用，可治寒濕阻滯，身目薰黃，身冷不渴，小便自利。然二藥配伍，性熱，濕熱陽黃及血虛萎黃忌用。

【名方舉例】 茵陳朮附湯（《醫學心悟》）茵陳1 8

克，附子9克，乾薑6克，白朮9克，炙甘草6克。水煎服。功用：溫陽化濕。主治：寒濕阻滯，身目薰黃，身冷不渴，小便自利，脈沉細。

現代醫學常用於治療急性黃疸性肝炎、膽囊炎、膽石症。

7.黃柏　肉桂：清熱化氣，通利小便

【配伍分析】 黃柏苦寒，清相火而燥濕堅陰；肉桂辛甘大熱，氣厚純陽，入下焦助腎中陽氣而益命門之火，入血分能溫通血脈而散寒止痛。二藥配伍，寒熱並用，黃柏反佐以肉桂則溫通化氣而不生邪熱，能使陽入於陰；肉桂制黃柏燥濕清熱而不寒滯，能使陰出於陽。共奏清熱化氣，通利小便之功。

【用藥經驗】 二藥配伍，適用於①腎陽不足，氣化不行，濕熱內停所致的尿閉不通。②濕熱蘊結膀胱，癃閉不通，或尿道澀痛，小腹急結。

黃柏常用10～15克，肉桂為1.5～3克。二藥配伍，與知母、香附、川楝子同用，可治膀胱濕熱壅滯、氣機不通的癃閉；與淡竹葉、車前子、萹蓄、滑石等同用，可治小便黃赤的熱淋。然二藥配伍，適用於腎陽不足，氣化不行的濕熱所致的尿閉不通，淋證日久，體質虛弱之勞淋、氣淋忌用。

【名方舉例】 滋腎通關丸（《蘭室秘藏》）黃柏30克，知母30克，肉桂1.5克。共細末，水或蜜煉為丸，每服6克，每日服2次，開水送下。

功用：清熱化氣，通利小便。主治：濕熱蘊結膀胱，癃閉不通，小腹脹滿，或尿道澀痛。

現代醫學常用於治療前列腺炎、前列腺肥大所致的尿閉不通，排尿功能紊亂等病症。

8.大黃　肉桂：清熱解毒，溫陽通便

【配伍分析】 大黃苦寒沉降，通腑泄熱解毒，且行瘀通經；肉桂辛熱純陽，散寒溫陽，益火消陰。二藥配伍，寒熱互制，以肉桂之辛熱，制大黃之苦寒峻下之勢；又以大黃之寒涼，制肉桂辛熱燥烈之弊。一寒一熱，可溫可清，可補可瀉，寒熱相濟，陰陽調和，共收清熱解毒，溫陽通便之功。

【用藥經驗】 二藥配伍，適用於①習慣性便秘。②肝鬱多怒，胃鬱氣逆，以致吐血、衄血。③胃脘痛，證屬寒熱錯雜，兼見口舌糜爛，腸鳴便溏，舌紅苔膩，脈滑。④婦科癥瘕。

大黃常用3～12克，肉桂為6～12克。王少華經驗：治療寒熱錯雜的血證時，應根據寒熱虛實的輕重，決定二藥的重量。熱重寒輕，實甚於虛者，或實熱真而虛寒假，有格拒者，則大黃用量大於肉桂，二藥比例為5：2或3：1，使藥性平和而偏涼，功在瀉胃火而化瘀血；若寒重熱輕，虛甚於實，或虛寒真而實熱假，則肉桂的用量宜大於大黃，二藥的比例為1：1或1：1.5，使藥性平而偏溫，重在溫補命火，引火歸元，且起溫經作用［《新中醫》1987，(5)：4］。二藥配用，與生赭石同用，可治經行吐衄；與白及、柴胡、黃連、白芍等同用，可治肝火犯胃的吐血、衄血；與當歸、香附、桃仁、紅花等同用，可治婦科癥瘕。然二藥配伍，性辛散苦下，孕婦忌用。

【名方舉例】 芍藥湯（《素問病機氣宜保命集》）芍藥15～20克，當歸9克，黃連9克，檳榔6克，木香6克，甘草6克，黃芩9克，大黃9克，肉桂2克。水煎服。

功用：調和氣和，清熱解毒。

主治：濕熱痢，腹痛便膿血，赤白相兼，裏急後重，肛門灼熱，小便短赤，舌苔黃膩。

現代醫學常用於治療細菌性痢疾、阿米巴痢疾、過敏性腸炎、急性腸炎等。

9.甘遂 半夏：攻逐水飲，散結除痰

【配伍分析】 甘遂苦寒降逆，破氣行水，善行腸間經隧之飲邪，對腸間留飲膠結者尤為專長，為瀉有形水飲之專藥；半夏辛溫，燥濕化痰，降逆化飲，和暢氣機，為燥無形痰濕之上品。二藥配伍，寒熱並用，以半夏之辛溫緩甘遂之峻烈及其毒性，相輔相成，共收攻逐水飲，散結除痰之功。

【用藥經驗】 二藥配伍，適用於飲留胃腸，心下堅滿或痛、自利、利後反快，雖利心下續堅滿，苔白滑，脈沉伏。

甘遂常用1.5～3克，半夏為5～10克，空服、晚餐前頓服，以快速滌除痰飲之邪。二藥配伍，與鱉甲、三棱同用，可治脇下痞塊；與茯苓、澤瀉、大腹皮等同用，可治腹水；與乾薑、桂枝等同用，可治脾陽虛，腹大如鼓。然二藥配伍，藥力峻猛，中病應即止，不可久服，體弱者慎用，孕婦忌用。

【名方舉例】 甘遂半夏湯（《金匱要略》）甘遂3

克，半夏10克，芍藥10克，炙甘草2克。水煎去滓，加入蜂蜜100毫升，和藥汁，再煎，頓服。功用：逐飲祛痰，散結除滿，緩急止痛。主治：留飲脈伏，其入欲自利，利後雖覺輕快，但心下仍然堅滿。

現代醫學常用於治療肝硬化腹水、肺源性心臟病、心包積液、胸腔積液、慢性支氣管炎、胃炎、尿毒症、閉經、腹壁脂肪增多症等。

10. 石膏　半夏：清胃泄肺，化痰降逆

【配伍分析】 石膏辛甘大寒，入於肺、胃經，為清泄肺胃實熱之要藥；半夏辛散苦燥溫通，性質沉降，長於燥脾濕而化痰濁，降胃氣而止嘔，為治濕痰、氣逆嘔吐、胸脘痞滿之良藥。二藥配伍，寒熱並用，既清泄肺胃之熱，又能化痰降逆止嘔、止咳，有肺胃同治之妙用。莫枚士云：「胃熱犯肺者之治，當半夏石膏並用也。」

【用藥經驗】 二藥配伍，適用於①胃熱濕阻，胃氣上逆所致脘腹痞悶，噁心嘔吐等症。②痰熱壅肺所致的咳嗽氣喘，黃痰黏稠等。③肺胃俱熱或胃熱犯肺而喘嘔並見者。

石膏常用6～30克，半夏為3～10克。半夏生用毒性劇烈，一般宜制過用，降逆止嘔用薑半夏，燥濕和胃用法半夏，化痰消食用半夏麴。二藥配伍，與陳皮、沉香等同用，可治哮喘氣急痰鳴者；與桂枝、麻黃、細辛等同用，可治內飲化熱，外感風寒，咳而上氣，煩躁而喘的肺脹證；與陳皮、杏仁、桔梗、黃芩等同用，可治肺胃鬱火，咳嗽痰黃；與天竺黃、陳皮、膽星、黃連等同用，

可治發熱煩躁，咳嗽痰黃，呼吸氣粗者。然二藥配伍，辛散苦燥，脾胃虛寒、陰虛內熱者忌用。

【名方舉例】 清金降火湯（《古今醫鑒》）陳皮6克，杏仁9克，茯苓9克，桔梗6克，貝母6克，前胡6克，瓜蔞仁9克，半夏9克，石膏15克，黃芩9克，枳殼6克，炙甘草3克，生薑3片。水煎服。

功用：清肺瀉火，止咳化痰。

主治：肺胃鬱火，咳嗽痰黃，面赤，脈數。

現代醫學常用於治療支氣管炎、肺炎、支氣管擴張、肺氣腫等。

第五章　剛柔相濟的配伍

《周易・說卦》：「立天之道，日陰日陽，立地之道，日剛日柔。」草木雖微，其氣味有陰陽之分，體質有剛柔之別。在臨床用藥時，如果使用大辛溫熱藥固然可以溫陽逐寒、辛香苦燥藥固然可以流通氣機，但一味使用，或反覆使用，每多耗氣傷陰，產生流弊，不但起不到應有的治病作用，相反使正氣復傷，病情變得更加複雜，所謂「寒病未已，熱病復起」，處理更為棘手。如果配伍適當的甘柔顧陰藥，預為防範，不但可以糾正弊病，而且相得益彰，有助於陽氣的恢復和氣機的疏通。

剛柔相濟的配伍，指以辛香苦溫的剛燥藥配以陰柔藥，達到流通氣機而不產生耗氣傷陰之流弊的方法。剛柔相濟的配伍包括溫陽藥與補陰藥參合使用，適用於外感溫熱病、內傷雜病，落實到臟腑，多適用於腎病者、脾病者。

臨床使用剛柔相濟的配伍時，必須把握如下幾點：

①**藥性平補，柔而不僭，專而不雜**。《濟生方・卷一・補益門》中說：「凡人有虛損之病，及早為之補益，庶有延齡之望。但須藥性平補，柔而不僭，專而不雜。」

②**切合病情，佐使合宜，以求取效**。使用剛柔相濟配合時，剛藥與柔藥一定要選擇切合病情的藥品，或起協同作用，或取其監制作用，以取效為目的，不可濫用藥物。

1.生地黃　附子：養陰強心，溫陽散寒

【配伍分析】 生地黃味甘苦性寒，苦寒泄熱，甘寒質潤，養陰生津，通心脈；附子辛甘大熱，純陽燥烈，補火助陽，溫通經脈而散寒濕。二藥配伍，附子得生地之制無傷陰耗氣之弊，生地得附子之助無質膩之寒，剛柔相濟，溫陽以生陰，滋陰以化陽，共奏養陰強心，溫陽散寒之功。

【用藥經驗】 二藥配伍，適用於①心陽不足所致的心悸怔忡，畏寒肢冷，脈弱結代。②心陰陽兩虛所致的心悸怔忡，畏冷肢涼，五心煩熱，胸悶頭暈，脈結代或弱。③腎虛勞損證。

生地黃常用10～15克，附子為3～15克，入湯劑應先煎30～60分鐘以減弱其毒性。二藥配伍，與麥冬同用，可治心律失常屬寒熱夾雜，陰陽互損之證；與人參、乾薑、白朮、炙甘草等同用，可治慢驚風屬陰陽兩敗之證；與茯苓、山藥、山茱萸、澤瀉等同用，可治腎虛勞損。然二藥配伍，雖溫補與涼潤共施，但陰虛火旺者忌用。

【名方舉例】 腎氣丸（《金匱要略》）乾地黃240克，山藥120克，山茱萸120克，澤瀉90克，茯苓90克，牡丹皮90克，桂枝30克，附子30克。上藥共研細末，煉蜜為丸，每丸重15克，早、晚各服1丸，開水送下。亦可用飲片作湯劑，水煎服，用量按原方比例酌情增減。

功用：溫補腎陽。

主治：腎陽不足，腰痛腳軟，下半身常有冷感，少腹拘急，小便不利，或小便反多，腳氣，痰飲，消渴，轉

胞等症；舌質淡而胖，苔薄白而不燥，脈沉細。

現代醫學常用於治療慢性腎炎、尿路感染、糖尿病、高血壓病、低血壓、前列腺肥大、遺尿、神經衰弱、慢性支氣管炎、支氣管哮喘、肺氣腫、自發性氣胸、胃及十二指腸潰瘍、白內障、更年期綜合徵、功能性子宮出血、席漢綜合徵、不孕症、性神經官能症、骨質增生症、蕁麻疹、復發性口瘡、尿瀦留、精子缺乏症等。

2.白芍　附子：溫中散寒，養陽和陰

【配伍分析】 白芍味甘苦而酸，性微寒柔潤而主靜，養血和營，斂陰柔肝，和營緩急而止痛；附子味辛而甘，性大熱剛燥而善行，溫陽散寒通經，力雄無比，回陽救逆，速在頃刻。二藥合用，附子溫腎中真陽，助長臟腑氣血；白芍滋陰養血，以助生陽之源。有溫陽補陰，溫陽與養血並施，溫而不燥，養而能通，養陰配陽的特點。又白芍酸收斂陰，能緩附子辛散燥烈，使溫陽散寒而不傷陰耗血，一陰一陽，一寒一熱，一收一散，剛中有柔，動中有靜，相反相成，具有很好的溫中散寒，養陽和陰之功。

【用藥經驗】 二藥配伍，適用於①傷寒表陽虛弱，惡風發熱，汗漏不止，四肢微急。②陰陽兩虛，惡寒肢冷，腳攣急，脈微細。③寒濕內侵，骨節疼痛，惡寒肢冷。④脾腎陽虛，水氣內停證。⑤陽虛肝寒脇痛，少腹拘急、痛經等證。

白芍常用10～15克，附子為10克，宜先煎30～60分鐘。二藥配伍，與桂枝、生薑、大棗同用，可治傷寒表陽

虛弱，惡風發熱，汗漏不止，四肢難以屈伸，苔薄白，脈浮弱；與甘草同用，可治陰陽兩虛，惡寒肢冷，腳攣急，脈微細；與人參、白朮、茯苓同用，可治寒濕痹痛，畏寒肢冷，苔白脈遲；與茯苓、白朮、生薑同用，可治脾腎陽虛，浮腫，小便不利，苔白，口不渴。然二藥配伍，凡熱證、陰虛火旺之證慎服，孕婦忌服。

【名方舉例】 附子湯（《傷寒論》）附子9克，芍藥9克，茯苓9克，人參6克，白朮12克，水煎服。

功用：溫陽散寒，化濕利痹。主治：寒濕內侵，身體骨節疼痛，惡寒肢冷，舌苔白滑，脈沉微無力。

現代醫學常用於治療慢性風濕性關節炎、水腫、羊水過多等。

3.酸棗仁　附子：溫通心陽，養心安神

【配伍分析】 酸棗仁甘酸質潤，滋養陰血，益心肝而安心神；附子辛熱，溫經散寒而通心陽。二藥相伍，辛通酸收，剛柔相濟，溫陽與養陰並施，溫而不燥，養而能通，興奮寓於靜養，共奏溫心陽、養心陰而安神之功。

【用藥經驗】 二藥配伍，適用於①腎陽不足，夜寐不安，健忘耳鳴者。②心陰陽兩虛，心悸不安，面色蒼白，形寒肢冷者。

酸棗仁常用10～20克，附子為6克，應先煎30～60分鐘。二藥配伍，與生地、山藥、山茱萸、丹皮、澤瀉等同用，可治腎陽不足，腰膝酸軟，夜寐不安，健忘耳鳴者；與麻黃、細辛、補骨脂、桂枝等同用，可治心腎陽虛的心悸不安，面色蒼白；與生地、知母、沙參、桂枝

等同用，可治心陰陽兩虛的心悸、怔忡，脈結代。然二藥配伍，實邪鬱火，陰虛陽盛，真熱假寒及孕婦忌用。

【名方舉例】 轉律湯（自擬方，桂附八味丸加酸棗仁）生地15克，山藥15克，山茱萸15克，澤瀉9克，茯苓9克，牡丹皮9克，桂枝9克，附子9克，酸棗仁9克，黨參9克。水煎服。功用：溫補腎陽，養心安神。主治：腎陽不足，腰痛肢冷，失眠健忘。

現代醫學常用於治療更年期綜合徵、神經官能症、慢性腎炎、神經衰弱等。

4.當歸　附子：養血填陰，補腎助陽

【配伍分析】 當歸味甘辛，性溫柔潤，入心肝能生陰化陽，養血活血，為補血活血之要藥；附子辛熱剛燥，補腎溫脾，散寒止痛，為補火助陽之主藥。二藥伍用，附子得當歸則引入血分，辛燥而不傷陰；當歸得附子溫通力宏，滋養而無膩滯，剛柔相濟，陰陽兼顧，共收養血填陰，補腎助陽之功。

【用藥經驗】 二藥配伍，適用於①陰陽將脫，吐衄崩漏。②陽痿，精寒不孕。③脾虛不能統血，血去陰傷，陽氣隨之也傷的久治不癒之失血證。④陽虛失血兼挾瘀血之證。

當歸常用6～1 8克，附子為6～9克。二藥配伍，與熟地、白朮、枸杞、杜仲、仙茅等同用，可治陽痿精衰，精寒不育；與川芎、桂枝、澤蘭、甘草等同用，可治折傷、腕、臂、腳疼痛不止；與白朮、黃耆、肉蓯蓉、川芎等同用，可治氣血不足，脾腎久虛、積勞虛損；與人

參、黃耆、鹿茸、白芍等同用，可治諸虛不足，小腹急痛，腰背強痛；與桂枝、細辛、吳茱萸、生薑、大棗等同用，可治霍亂寒多，肉冷脈絕。然二藥配伍，凡熱證、陰虛火旺、濕盛中滿、大便溏瀉之證應慎用，孕婦忌用。

【名方舉例】 六味回陽飲（《景岳全書》）人參30～60克，製附子6～9克，當歸9克，炮薑6～9克，炙甘草3克，熟地15～30克。水煎服。

功用：益氣回陽，滋陰養血。主治：陰陽將脫。

現代醫學常用於治療失血性休克。

5. 當歸　肉蓯蓉：補血增液，潤腸通便

【配伍分析】 當歸味甘而辛，性溫，功可補血養血，其性油潤，氣輕而辛，也可潤腸通便；肉蓯蓉味甘鹹性溫，補腎助陽，其質柔潤，並能溫潤滑腸。二藥相伍，一柔一剛，溫而不燥，潤而不滯，降下無傷陽氣，溫潤不灼陰液，共收補血增液，潤腸通便之效。又當歸補血活血，肉蓯蓉溫壯腎陽，補益精血，二藥參合，共奏補腎益精，調達衝任之功。

【用藥經驗】 二藥配伍，適用於①年老、氣虛、產後津液不足，血虛腸燥之大便秘結。②腎虛衝任虛寒致宮冷不孕、小腹冷痛，月經錯後及白濁者。

當歸常用10～15克，肉蓯蓉為15克。二藥配伍，與火麻仁、生地、生首烏、柏子仁等同用，可治病後、產後陰血不足，津少血枯之腸燥便秘；與牛膝、澤瀉、升麻、枳殼同用，可治老年腎虛，大便秘結，小便清長，腰膝酸冷；與熟地、枸杞、杜仲、何首烏、鹿角膠等同

用，可治腎陰腎陽俱虛，男子性慾減退，女子虛寒不孕。然二藥配伍，凡陰虛火旺、濕盛中滿、大便溏瀉、胃腸實熱之大便秘結者忌用。

【名方舉例】 蓯蓉菟絲子丸（《醫宗金鑒》）肉蓯蓉9克，當歸9克，菟絲子12克，覆盆子9克，蛇床子9克，川芎6克，白芍9克，牡蠣12克，烏賊骨12克，五味子6克，防風6克，黃芩6克，艾葉3克。上藥共研細末，煉蜜為丸，每服6克，早晚各服1次，鹽湯送下。亦可用飲片作湯劑，水煎服。功用：補腎填精，通調衝任。

主治：腎精不足，衝任虛損，婚久不孕，月經不調，或月經稀發，閉經，赤白帶下。

現代醫學常用於治療不孕症、月經不調、閉經、排卵期出血、慢性盆腔炎等。

6.當歸　大黃：活血祛瘀，潤腸通便

【配伍分析】 當歸甘辛質潤，既能養血補血，又能活血行血，且潤腸通便；大黃甘寒沉降，力猛峻下，瀉熱通便，活血祛瘀。二藥伍用，剛柔相濟，共奏活血祛瘀，潤腸通便之功。

【用藥經驗】 二藥配伍，適用於①跌打損傷，瘀血內停，吐血，下血，出血不止。②血瘀閉經，少腹疼痛，舌質瘀暗，脈澀。③陰虛血燥，大便不通。

當歸常用5～10克，大黃5～10克。二藥配伍，與生地、火麻仁、桃仁、升麻等同用，可治陰虛血燥，大便不通；與防風、羌活、桃仁、麻仁等同用，可治風秘，血秘，大便經常燥結；與生地、芒硝、穿山甲、肉桂同

用，可治蓄血腹痛，瘀滯經閉，痛經；與荊芥、黃芩、防風、黃耆等同用，可治燙火傷；與川芎、牛膝、血竭、沒藥等同用，可治中風閉證。然二藥配伍，氣血不足之閉經忌用，孕婦亦忌用。

【名方舉例】 復元活血湯（《醫學發明》）柴胡15克，瓜蔞根9克，當歸9克，紅花6克，甘草6克，穿山甲6克，大黃30克，桃仁9克。水煎服。功用：活血祛瘀，疏肝通絡。主治：跌打損傷，瘀血留於脇下，痛不可忍。

現代醫學常用於治療軟組織挫傷、骨折、腹膜血腫、眼部外傷、胸部挫傷、腦震盪、腎炎、腎功能不全、肺不張、肋軟骨炎等。

7.當歸　吳茱萸：溫經活血，調經止痛

【配伍分析】 當歸辛甘而溫，味重質潤，既補血又行氣，血中之氣藥，為婦科養血調經之要藥；吳茱萸味辛而苦，辛熱燥烈，首歸於肝，兼入脾胃，疏肝行氣，溫中散寒，性善下行而溫肝腎，暖胞宮。二藥相伍，吳茱萸溫散，當歸行血助之；當歸溫補，吳茱萸溫經行之，吳茱萸得當歸溫散而不傷陰血，當歸得吳茱萸補血而不礙血行，相輔相助，剛柔相濟，溫經活血，調經止痛之功甚著。

【用藥經驗】 二藥配伍，適用於①衝任虛寒之月經延期，量少而黑，少腹冷痛等症。②肝經寒滯所致的疝氣疼痛。

當歸為6～30克，吳茱萸為6～10克。二藥配伍，與川芎、芍藥、人參、桂枝、丹皮等同用，可治衝任虛寒，

瘀血阻滯的月經不調，閉經，久不受孕等；與肉桂、半夏、麥冬、防風、細辛等同用，可治婦女經行腹痛，胞宮不虛，惟受風寒為病者；與附子、桂枝、芍藥、細辛等同用，可治霍亂寒多，肉冷脈絕；與乾薑、赤石脂、神麴、厚朴同用，可治冷痢下膿血，鶩溏青黑。然二藥配伍，陰虛有熱，濕盛中滿者不宜使用。

【名方舉例】 吳茱萸丸（《普濟方》）吳茱萸15克，乾薑15克，赤石脂60克，神麴60克，當歸120克，厚朴120克，為末，煉蜜和丸梧桐子大，每服6克，空腹米飲下，每日3服。功用：溫中澀腸。主治：冷痢下膿血，臍腹痛脹滿，食不消化，兼治脾氣不足，鶩溏青黑。

現代醫學可用於治療慢性痢疾、慢性腸炎、慢性結腸炎等。

8. 當歸　川烏：養血活血，祛風除濕

【配伍分析】 當歸味甘而辛，性溫柔潤，補血活血，消腫止痛；川烏味辛苦，性燥剛烈，祛風除濕，散寒止痛。二藥伍用，剛柔相濟，溫而不燥，補而不滯，一治外風，襲人而斷其源，一治內風養血行血風自滅。「治風先治血，血行風自滅。」相輔相成，共奏養血活血，祛風除濕之功。

【用藥經驗】 二藥配伍，適用於①寒濕痹阻，關節疼痛，手足沉重，屈伸不利。②跌仆損傷。③風寒頭痛日久，偏頭痛。

當歸常用10克，川烏為3～9克，先煎30～60分鐘。二藥配伍，與骨碎補、虎骨、血竭、赤芍等同用，可治跌

仆傷寒；與秦艽、防風、羌活、桂枝等同用，可治風冷腳痹疼痛，攣縮不可屈伸；與薏苡仁、川芎、獨活、白朮、麻黃等同用，可治濕痹，關節疼痛重著，痛有定處，手足沉重，或有麻木不仁；與蒼朮、川芎、丁香、乳香、沒藥同用，可治關節痹痛，刺痛為主。然二藥配伍，味辛苦性溫燥，陰虛者忌用，孕婦忌用。

【名方舉例】 乳香定痛丸（《古今醫鑒》）蒼朮60克，川芎30克，當歸30克，丁香15克，乳香9克，沒藥9克。上藥研細末，棗肉為丸，如梧桐子大。每服6克，每日服2次。亦可用飲片作湯劑水煎服，用量按原方比例酌減。功用：祛除寒濕，活血止痛。主治：寒濕痹阻，關節疼痛，屈伸不利。

現代醫學常用於治療風濕性關節炎、類風濕性關節炎、坐骨神經痛等。

9.桂枝　生地：養陰生津，通絡止痛

【配伍分析】 桂枝辛甘性溫，長於宣陽氣於衛分，暢營陰於肌表，又能橫行肢臂，溫通經絡而止痛，功具溫陽化氣，溫經止痛；生地味甘苦，性寒質膩，為清熱涼血，養陰生津之要藥。二藥配伍，一剛一柔，生地得桂枝，宣達陽氣，可防膩滯，桂枝得生地滋陰復液，陽得陰則能化氣，共奏養陰生津，通絡止痛之功。

【用藥經驗】 二藥配伍，適用於①月經不通，腹痛有冷感。②手臂筋骨損傷，發熱紅腫。③心悸氣短，舌淡少苔，脈結代。

桂枝常用3～10克，生地為10～30克。二藥配伍，與

枳殼、陳皮、紅花、當歸等同用，可治手臂筋骨損傷；與桃仁、白芍、炙甘草等同用，可治經閉，少腹冷痛；與人參、阿膠、大棗、麥冬等同用，可治氣血虛弱，心動悸，脈結代。然二藥配伍味甘苦，外感熱病忌用，孕婦慎用。

【名方舉例】 桂枝桃仁湯（《婦人良方大全》）桂枝9克，芍藥9克，炙甘草6克，生薑9克，大棗5枚，生地9克，桃仁6克。水煎服。功用：溫經散寒，活血祛瘀。主治：月經不通，腹痛有冷感。

現代醫學可用於治療產後、病後營衛不和，時發熱汗出，產後發熱，痛經，風濕性關節炎等。

10.羌活　生地：解表散寒，清熱生津

【配伍分析】 羌活辛溫，氣味雄烈，入足太陽經，能祛風條達四肢，通暢血脈，疏散寒邪，發汗解表，透利關節；生地甘寒質膩，清熱滋陰，涼血止血。兩藥伍用，剛柔相濟，一陰一陽，燥潤相制，疏散但不燥烈傷正，清熱而不凝滯戀邪，共奏解表散寒，清熱生津之功。

【用藥經驗】 二藥配伍，適用於①風濕襲表，兼用裏熱，頭痛身痛，發熱，口苦而乾，煩渴，舌苔黃膩者。②陽毒火熾，壯熱無汗，骨節煩痛者。③熱毒壅盛，瘡瘍腫痛之證。

羌活常用6～9克，生地為9～30克。二藥配伍，與防風、細辛、川芎、黃芩等同用，可治外感風寒濕邪，兼有裏熱證；與黃連、知母、防己、白朮等同用，可治風寒濕邪表證兼有裏熱、頭痛發熱，口乾煩滿而渴；與石

膏、知母、黃芩同用，可治陽毒火熾，壯熱便秘，骨節煩痛。然二藥配伍，無風熱表證、陰虛津少者忌用。

【名方舉例】 大羌活湯（《此事難知》）羌活5克，防風5克，蒼朮5克，細辛1克，川芎3克，黃連3克，生地黃3克，黃芩3克，甘草3克，知母6克，防己3克，白朮3克。水煎服。

功用：發散風寒，祛濕清熱。主治：風寒濕邪表證兼有裏熱，頭痛發熱，惡寒，口乾煩滿而渴。

現代醫學常用於治療感冒、風濕性關節炎等病。

11.蒼朮　生地：燥濕散寒，清熱養陰

【配伍分析】 蒼朮芳香辛散，苦溫燥烈，內能燥脾濕，外能散風寒；生地黃味甘苦，性寒質潤，功具清熱涼血，養陰生津之能。二藥伍用，一燥一潤，一剛一柔，燥潤相合，剛柔相濟，共奏燥濕散寒，清熱養陰之功。

【用藥經驗】 二藥配伍，適用於①風寒表證挾濕、惡寒發熱無汗證。②脾腎陰虛而濕滯不化的水腫。

蒼朮常用6～10克，生地黃為10～30克。二藥配伍，與何首烏、黃精、人參、黑豆同用，可治鬚髮早白、脫髮；與枸杞、山藥、丹皮、龜板、澤瀉等同用，可治慢性腎炎腎病已久，腎陰虛而濕滯不化，水腫，腰膝酸痛；與羌活、防風、細辛、川芎等同用，可治外感風寒濕邪，兼有裏熱證。然二藥配伍，無濕邪或陰虛之象不宜使用。

【名方舉例】 羌活保元湯（《壽世保元》）羌活5克，防風5克，蒼朮5克，細辛1克，川芎3克，白芷3

克，生地黃3克，黃芩3克，甘草3克，生薑3片，蔥白3克。水煎服。功用：通陽解表，清熱祛濕。主治：表陽虛兼有濕熱證。證見惡寒發熱，肌表無汗，頭痛項強，口苦而渴。

現代醫學常用於治療感冒、風濕性關節炎等。

12.川楝子 生地：滋陰疏肝，行氣止痛

【配伍分析】 川楝子苦寒，性燥，入肝經，有疏肝行氣，清火止痛之功；生地苦寒質潤，入肝經，清熱涼血，養陰生津。同為苦寒之品，一剛烈，一陰柔，剛柔相濟，相輔相成，共奏滋陰疏肝，行氣止痛之功。

【用藥經驗】 二藥配伍，適用於①肝腎陰虛，血燥氣鬱的胸脘脇痛，口苦咽乾。②肝氣鬱滯的疝氣結聚。

川楝子常用3～10克，生地為10～30克，二藥配伍，與丹參、白芍、枳實同用，可治胸脇脹痛；與沙參、當歸、枸杞、麥冬同用，可治胸脘脇痛，口苦咽乾。然二藥配伍，性苦寒，肝胃虛弱、陰虛火旺者忌用。

【名方舉例】 一貫煎（《柳州醫話》）北沙參10克，麥冬10克，當歸身10克，生地黃30克，甘杞子12克，川楝子5克。水煎服。功用：滋陰疏肝。主治：肝腎陰虛，血燥氣鬱，胸脘脇痛，吞酸吐苦，咽乾口燥，舌紅少津，脈細弱或虛弦；疝氣結聚。

現代醫學常用於治療慢性肝炎、肝硬化、脂肪肝、慢性胃竇炎、萎縮性胃炎、胃潰瘍、妊娠高血壓綜合徵、神經官能症、肋間神經痛、皮膚瘙癢症、慢性濕疹、蕁麻疹、玫瑰糠疹、視網膜炎、放射治療後陰中乾澀症、抽動

——穢語綜合徵、疝症等。

13.白朮　山藥：益氣健脾，養胃生津

【配伍分析】 白朮甘苦性溫，益氣健脾，燥濕利水，偏於補脾之陽；山藥甘平，質潤，益氣健脾，養胃生津，偏於補胃之陰。二藥合用，一柔一剛，一陰一陽，補脾陽不傷胃陰，養胃陰不礙脾陽，陰陽平補，共奏益氣健脾，養胃生津之功。

【用藥經驗】 二藥配伍，適用於①脾胃虛弱，食少便溏，四肢乏力。②孕婦脾虛嘔吐，或滑胎不固。③脾胃氣虛，發熱食少，神倦乏力。

白朮常用6～12克，山藥為15～30克。二藥配伍，與人參、茯苓、甘草、炒扁豆同用，可治小兒脾胃氣虛，面色蒼白，食少便溏；與附子、肉桂、人參、黃耆同用，可治脾腎虛寒，脘腹冷痛，肢厥不溫；與砂仁、陳皮、麥芽、芡實等同用，可治孕婦嗜食或厭食，便溏，消瘦乏力。然二藥配伍，脾虛水腫者忌用。

【名方舉例】 參苓白朮散（《太平惠民和劑局方》）蓮子肉500克，薏苡仁500克，縮砂仁500克，桔梗500克，白扁豆750克，白茯苓1000克，人參1000克，甘草1000克，白朮1000克，山藥1000克。為細末，每服6克，棗湯調下，小兒根據歲數酌減；亦可用飲片作湯劑水煎服，用量按原方比例酌情增減。

功用：益氣健脾，滲濕止瀉。主治：脾胃虛弱，食少，便溏，或吐，或瀉，四肢乏力，形體消瘦，胸脘悶脹，面色萎黃，舌苔白，質淡紅，脈細緩或虛緩。

現代醫學常用於治療慢性腸炎、淺表性胃炎、慢性腎炎、消化不良、胃腸功能紊亂、糖尿病、肝硬化、肺源性心臟病、慢性支氣管炎、惡性腫瘤放療化療中胃腸道毒副反應、乳糜尿、帶下、水腫、陽痿等。

14. 白朮　白芍：健脾養肝，燥濕止瀉

【配伍分析】 白朮甘苦溫性燥，主入脾經，燥濕健脾，以促生化之源，使氣血充盛而諸疾無從以生；白芍味甘苦而酸，性微寒而柔潤，主入肝經，養肝血，斂肝氣，滋肝陰，且收斂止瀉。二藥配伍，白朮益脾氣助脾陽以運之，白芍養肝血，斂肝陰以藏之，一肝一脾，一陰一陽，剛柔相濟，共收健脾養肝，燥濕止瀉之功。

【用藥經驗】 二藥配伍，適用於①脾虛肝旺之腸鳴脹痛，大便泄瀉，或脘脇脹悶，食慾不振等。②肝鬱脾虛之經行乳房脹痛，月經不調等。

白朮常用10克，白芍為10克。二藥配伍，與甘草同用，可治脾濕水瀉，身重困弱，腹痛甚者；與川芎、茯苓、澤瀉同用，可治妊娠肝脾不和之腹痛；與薑黃、羌活、當歸、海桐皮等同用，可治風寒所致的肩臂疼痛及腰部作痛；與熟附子、茯苓、生薑同用，可治脾腎陽虛，水氣內停；與黨參、肉豆蔻、肉桂、訶子等同用，可治久瀉、久痢、脫肛；與茜草、海螵蛸、牡蠣、黃耆等同用，可治衝任損傷，崩漏及月經過多；與烏賊骨、生地、續斷、龍骨等同用，可治月經過期不止。然二藥配伍，性甘燥，陽衰虛寒，陰虛內熱，胃陰不足、津液虧損者均不宜用。

【名方舉例】 痛瀉要方(《景岳全書》)白朮90克,白芍60克,陳皮45克,防風60克。或煎,或丸,或散皆可用。現代醫學參照原方比例,酌定用量,作湯劑煎服。功用: 補脾瀉肝。主治: 肝旺脾虛,腸鳴脹痛,大便泄瀉,瀉後仍脹痛,舌苔薄白,脈兩關不調,弦而緩。

現代醫學常用於治療急性腸炎、過敏性結腸綜合徵、慢性膽囊炎、慢性肝炎、小兒泄瀉等。

15.柴胡 白芍: 疏肝解鬱,養陰柔肝

【配伍分析】 柴胡辛散,疏肝解鬱,宣暢氣血; 白芍酸收,補血養陰柔肝。二藥配伍,剛柔相濟,一散一收,疏不耗肝陰,柔養不礙滯,補肝體而和肝用,疏肝氣解鬱結以順肝性。使肝氣得舒,肝血得補,共奏疏肝解鬱,養陰柔肝之功。

【用藥經驗】 二藥配伍,適用於①情志不遂,肝氣鬱結所致的情緒抑鬱,或急躁易怒,胸脇苦滿,兩肋乳房脹痛,月經不調等。②肝脾失調,清陽不升,濁陰不降所致的胸脇脹悶,脘腹疼痛,泄利,脈弦等。

柴胡常用6克,白芍為10克。二藥配伍,與香附、八月札、鬱金、橘葉等同用,可治經期乳房脹痛、乳房結塊疼痛,肝鬱乳汁不行; 與枳實、甘草同用,可治手足不溫,脘腹脇肋脹痛; 與黃柏、丹皮、枳實、甘草同用,可治急性闌尾炎; 與熟地、當歸、白朮、茯苓同用,可治肝脾血虛,臨經腹痛; 與香附、鬱金、黃芩、丹皮等同用,可治肝鬱兼熱,經前脇腹脹痛,煩躁易怒; 與白朮、茯苓、泡參、炒蒲黃、血餘炭等同用,可治鬱怒傷

肝，暴崩下血，淋漓不止；與白朮、茯苓、生地、益母草等同用，可治妊娠經血時下，口苦咽乾，脇脹。然二藥配伍，陽衰虛寒之證，真陰虧損，肝陽上升者忌用，陰虛陽浮之證應慎用。

【名方舉例】 加味逍遙散（《內科摘要》）當歸9克，白芍9克，茯苓9克，白朮9克，柴胡9克，牡丹皮9克，山梔9克，炙甘草6克。水煎服。功用：疏肝健脾，養血清熱。主治：肝脾血虛，化火生熱，或煩躁易怒，或自汗盜汗，或頭痛目澀，或頰赤口乾，或月經不調，少腹作痛，或少腹墜脹，小便澀痛，舌紅苔薄黃，脈弦數。

現代醫學常用於治療慢性肝炎、胃炎、消化性潰瘍、功能性低熱、月經不調、盆腔炎、原發性高血壓、中心性視網膜炎、視神經萎縮等。

16.獨活　白芍：祛風除濕，養血柔肝

【配伍分析】 獨活味辛苦性溫，辛散達邪，祛風散濕止痛，為治風寒濕痹的要藥，王好古稱其能「搜肝風」而升清陽；白芍苦酸微寒，養血柔肝。二藥配伍，一剛一柔，一陰一陽，疏風散濕順肝性，養血柔肝和肝體，共奏祛風除濕，養血柔肝之功。

【用藥經驗】 二藥配伍，適用於①肝之陰血不足，陰不制陽，風陽上擾之眩暈。②痹證日久，血氣凝滯，肢節屈伸不利。

獨活常用5～10克，白芍為10～15克。二藥配伍，與珍珠母同用，可治肝用不及，鬱而不伸，風擾於上而致的眩暈；與桑寄生、杜仲、牛膝、秦艽等同用，可治痹證

日久，腰膝酸軟，肢體痲木；與黃耆、續斷、生薑、當歸、肉桂等同用，可治血氣凝滯的風痹。然二藥配伍，熱痹、血虛痹痛者慎用。

【名方舉例】 三痹湯（《婦人良方》）獨活9克，白芍6克，杜仲6克，牛膝6克，細辛6克，秦艽6克，茯苓6克，肉桂6克，防風6克，川芎6克，人參6克，甘草6克，當歸6克，乾地黃6克，黃耆6克，續斷6克，生薑6克。水煎服。功用：益氣養血，祛風勝濕。主治：血氣凝滯，手足拘攣、風痹等。

現代醫學常用於治療坐骨神經痛、腰背或四肢的慢性勞損、關節痛、類風濕性關節炎、強直性脊柱炎、腰椎骨質增生等病症。

17.黃柏　知母：清熱燥濕，養陰降火

【配伍分析】 黃柏苦寒沉降，清熱燥濕，長於清腎經相火，泄下焦濕熱而堅陰；知母苦寒，質柔性潤，能上清肺熱，下瀉腎火，並有滋陰潤燥作用。二藥配伍，同為苦寒之品，一剛燥，一陰柔，堅陰與養陰並用，養陰不助濕熱，清熱除濕不傷津，共奏清熱燥濕，養陰降火之功。

【用藥經驗】 二藥配伍，適用於①陰虛火旺之低熱潮熱，盜汗咯血衄血，虛煩不寐。②相火妄動遺精，「陽強」，女子性欲亢進諸症。③下焦濕熱所致小便短赤，大便瀉而不爽，或婦女帶下黃濁諸症。

黃柏常用6～9克，知母為6～9克。二藥配伍，與肉桂同用，可治濕熱蘊結膀胱，癃閉不通，小腹脹滿，

或尿道澀痛；與地黃、龜板同用，可治肝腎陰虛，虛火上炎；與六味地黃丸同用，可治陰虛火旺而致的骨蒸勞熱，虛煩盜汗，腰酸尿黃；與補中益氣湯同用，可治清陽下陷之血尿。然二藥配伍，性苦寒，脾虛便溏者忌用。

【名方舉例】 大補陰丸（《丹溪心法》）黃柏120克，知母120克，熟地黃1 80克，龜板1 80克。上4味研為細末，豬脊髓適量蒸熟，搗如泥狀；煉蜜，混合藥粉拌勻和為丸，每丸約重15克。每日早晚各服1丸，淡鹽開水送服。亦可作湯劑水煎服，用量按原方比例酌減。

功用：滋陰降火。主治：肝腎陰虛，虛火上炎，骨蒸潮熱，盜汗遺精，咳嗽咯血，心煩易怒，足膝疼熱或痿軟，舌紅少苔，尺脈數而有力。

現代醫學常用於治療肺結核咯血、慢性腎盂腎炎、附睾炎、糖尿病、遺精、甲狀腺機能亢進、陽強、血淋、暴盲、盜汗、更年期綜合徵等。

18. 吳茱萸　大棗：溫中補虛，降逆止嘔

【配伍分析】 吳茱萸味辛而苦，辛熱燥烈，長於溫肝暖胃，降逆止嘔；大棗味甘性溫質柔，能補脾和胃，益氣血而調營衛，安心神。二藥配伍，一剛一柔，一散一補，吳茱萸得大棗之柔潤則溫散不燥烈，大棗得吳茱萸之辛熱，益氣養血而不壅滯，共奏溫中補虛，降逆止嘔之功。

【用藥經驗】 二藥配伍，適用於①脾胃虛寒的胃脘疼痛，妊娠惡阻。②厥陰頭痛，乾嘔，吐涎沫。

吳茱萸常用3～9克，大棗為3～5枚。二藥配伍，

與黃連、沙參、麥冬同用，可治肝鬱化火犯胃，脇痛嘔吐；與人參、生薑同用，可治胃中虛寒，食穀欲嘔；與附子、小茴香、川楝子同用，可治寒疝，腰痛，牽引睪丸；與川芎、當歸、白芍等同用，可治厥陰頭痛，乾嘔吐涎沫；與補骨脂、五味子、肉豆蔻、生薑同用，可治脾腎虛寒、五更泄瀉，腰酸肢冷，脈沉無力。然二藥配伍，性苦燥，熱證、陰虛有熱者不宜使用。

【名方舉例】 吳茱萸湯（《傷寒論》）吳茱萸3克，人參6克，大棗4枚，生薑18克。水煎服。嘔吐劇者，宜冷服，少量頻服，以免格拒不納，有些患者服藥後症狀反劇，約半小時後可自行消失。

功用：溫中補虛，降逆止嘔。主治：胃中虛寒，食穀欲嘔，胸膈滿悶，或胃脘痛，吞酸嘈雜；厥陰頭痛，乾嘔吐涎沫；少陰吐利，手足逆冷，煩躁欲死。

現代醫學常用於治療急、慢性胃炎，胃及十二指腸潰瘍，膽囊炎，梅尼埃綜合徵，頭痛，原發性高血壓，妊娠惡阻等。

19.半夏　麥冬：清熱化痰，降逆和胃

【配伍分析】 半夏辛溫燥烈，能燥濕邪而化痰濁，降逆和胃而止嘔吐；麥冬甘寒質潤，能清肺熱而養肺陰，潤肺燥而咳嗽，且益胃生津，清心除煩。二藥配伍，一剛一柔，半夏得麥冬之潤而燥不傷陰，麥冬得半夏之溫，潤而不膩，共收清熱化痰，降逆和胃之功。

【用藥經驗】 二藥配伍，適用於①熱病傷津，肺胃陰虛及肺癰、肺癆等病，以虛熱日久，咳唾氣逆，口乾舌

紅，嘈雜欲嘔。②氣鬱痰結的梅核證，咽中如有異物，吞之不下，吐之不出。

半夏常用6～10克，麥冬為10～20克。二藥配伍，與桔梗、射干、鬱金、生地、厚朴等同用，可治梅核氣；與白朮、黃連、菖蒲、竹茹、南星等同用，可治中風痰熱，舌強難言，神氣不清；與竹茹、棗仁、人參、南星等同用，可治小兒急驚風後，脾虛氣弱，痰多有熱；與竹葉、石膏、人參、甘草等同用，可治身熱多汗，口乾喜飲，疲乏無力，氣逆欲吐。然二藥配伍，和胃降逆，孕婦慎用。

【名方舉例】 竹葉石膏湯（《傷寒論》）竹葉15克，生石膏30克，半夏9克，麥門冬15克，人參5克，甘草3克，粳米15克。水煎服。功用：清熱生津，益氣和胃。主治：傷寒、溫熱、暑病之後，餘熱未清，氣津兩傷，身熱多汗，心胸煩悶，氣逆欲嘔，口乾喜飲，或虛煩不寐，脈虛數，舌紅苔少。

現代醫學常用於治療麻疹併發肺炎、流行性出血熱、流行性腦脊髓膜炎、肺炎、慢性胃炎、糖尿病、血管神經性頭痛、小兒夏季熱、口瘡等。

20.桃仁　大黃：活血祛瘀，瀉熱通腑

【配伍分析】 桃仁苦甘而平，性柔潤，為血分之品，最善破血行瘀，又可潤腸滑腸；大黃苦寒，性剛燥，既善於泄熱毒、破積滯，治實熱便秘，也能入血分，活血通經，破一切瘀血，治療血熱互結之蓄血。二藥配伍，剛柔相濟，大黃得桃仁，專入血分，共奏破血積、下

瘀血之功；桃仁得大黃，破積滑腸之力增強，對瘀熱停積不行兼見大便秘結不通者，用後一通腸腑，使瘀熱與大便並下，共收活血祛瘀，瀉熱通腑之功。

【用藥經驗】 二藥配伍，適用於①瘀熱互結之蓄血證。②瘀熱致痛經、閉經，產後惡露不下之少腹疼痛，肌膚甲錯等。③腸癰初起。④跌打損傷。

桃仁常用6～12克，大黃為3～10克。二藥配伍，與柴胡、當歸、紅花、穿山甲等同用，可治跌打損傷，瘀血留於脇下，痛不可忍；與黃芩、生地、水蛭、地鱉蟲等同用，可治五勞虛極，腹滿不能食，肌膚甲錯；與鱉甲、黃芩、柴胡、丹皮、半夏、葶藶等同用，可治瘧疾日久不癒，脇下痞硬成塊；與朴硝、虻蟲同用，可治閉經，或下腹有包塊，腹痛拒按；與當歸、丹參、鬱金、鱉甲等同用，可治上腹痞塊，大腹膨脹，面色蒼黃，肌肉消瘦；與丹皮、冬瓜子、芒硝同用，可治腸癰初起，右少腹疼痛拒按，甚則局部有痞塊；與當歸、芍藥、丹皮、玄明粉同用，可治特發性血尿；與芒硝、枳實、生地同用，可治流行性出血熱少尿期；與益母草、大腹皮同用，可治急性腎功能衰竭；與芒硝、桂枝、滑石、甘草同用，可治慢性腎盂腎炎的尿急、尿頻。然二藥配用，作用峻猛，易傷正氣，如非實證，不宜妄用；且活血破積，滑腸，故孕婦、月經期、哺乳期忌用。

【名方舉例】 桃仁煎（《婦人良方大全》）桃仁36克，大黃36克，朴硝36克，虻蟲1 8克。共為細末，醋煉為丸，梧桐子大，以溫酒吞服5丸。亦可作湯劑，水煎服，用量按原方比例酌情增減。

功用：通經下血，逐瘀破瘕。主治：經閉不通，臍腹脹痛，小便不通，痛不可忍者。

現代醫學常用於治療閉經、子宮肌瘤、卵巢囊腫、急性盆腔炎、肝硬化、腹水、腹腔腫瘤等。

21.枸杞　菟絲子：補腎益精，養肝明目

【配伍分析】 枸杞味甘性平，柔潤多液，補肝腎，益精血而能明目，滋陰潤燥力強；菟絲子甘溫，補腎固精，養肝明目，既能助陽又能益陰。二藥伍用，一柔一剛，一陰一陽，滋而不膩，溫而不燥，共奏補腎益精，養肝明目之功。

【用藥經驗】 二藥配伍，適用於①肝腎陰虛，腰膝酸痛，遺精消渴。②肝腎不足，眼目失養而致目昏、視力減退等症。

枸杞常用5～10克，菟絲子為10～15克。二藥配伍，與熟地、當歸、肉蓯蓉、巴戟等同用，可治陰陽俱虛，腰痛腳軟，溲清髮落；與五味子、覆盆子、車前子同用，可治腎氣不足，真元虧損的陽痿、早洩、不育不孕；與製附子、肉桂、鹿角膠、山藥等同用，可治氣衰神疲，畏寒肢冷，腰膝酸軟；與熟地、山萸肉、杜仲、當歸等同用，可治腎虛月經量少或閉經，腰脊酸軟，頭暈耳鳴；與白蒺藜、青葙子、菊花、草決明等同用，可治肝腎不足的瞳孔散大，視物昏花，羞明流淚；與熟地、山藥、鹿膠、龜板等同用，可治真陰不足，腰酸腿軟，遺精滑泄。然二藥配伍，適用於肝腎陰虛證，脾腎陽虛證忌用。

【名方舉例】 五子衍宗丸（《證治準繩》）菟絲子

240克，五味子30克，枸杞子240克，覆盆子120克，車前子60克。上藥共研細末，煉蜜為丸。每服6～9克，每日服2～3次，開水或淡鹽水湯送服。亦可用飲片作湯劑，水煎服，用量按原方比例酌減。功用：溫陽益腎，補精填髓，種嗣衍宗。主治：腎虛遺精，陽痿早洩，小便後淋瀉不盡，精寒無子，閉經，帶下稀薄，腰酸膝軟，鬚髮早白，夜尿增多，舌淡嫩苔薄，脈沉細軟。

現代醫學常用於治療陽痿症、精液異常症、不射精症、慢性腎炎、不孕症、不育症、夜尿增多症、小兒遺尿症、癃閉症、閉經、中心性漿液性視網膜脈絡膜炎等。

22.補骨脂　胡桃肉：溫腎助陽，納氣定喘

【配伍分析】 補骨脂溫燥而澀，補腎助陽，固精縮尿，納氣歸宅；胡桃肉甘溫油潤，溫補肺腎，潤肺斂肺，納氣定喘。二藥伍用，一腎一肺，一剛一柔，金水相生，共奏溫腎助陽，納氣定喘之功。

【用藥經驗】 二藥配伍，適用於①腎陽不足，下元虛損而致的陽痿。②腎虛氣喘而致的虛喘。③腎虛腰痛。

補骨脂常用5～10克，胡桃肉為6～12克。二藥配伍，與菟絲子、沉香同用，可治腎陽不足的陽痿；與杜仲、乾薑同用，可治腎虛腰痛；與小茴香、胡盧巴、蓮芯、穿山甲等同用，可治諸虛不足，腿酸腰痛、膝軟無力，容顏衰老；與蛤蚧、杏仁、貝母、人參等同用，可治肺腎兩虛，咳嗽氣喘者。然二藥配伍，痰火實喘、寒飲犯肺、咳而上氣者忌用，瘀血腰痛者亦忌用。

【名方舉例】 青娥丸（《太平惠民和劑局方》）杜

仲500克，補骨脂250克，胡桃仁20個，大蒜120克（熬膏）。上藥共研細末，水泛為丸。每服3～6克，每日服2～3次，開水送服。亦可用飲片作湯劑，水煎服，一般去大蒜，各藥用量按原方比例酌減。功用：補腎壯腰。主治：腎虛腰痛，腰酸如折，俯仰不利，轉側艱難，舌胖嫩苔薄白，脈沉細。

現代醫學常用於治療腰肌勞損、產後腰痛、腰椎肥大症、性功能減退症。

23.鹿角膠　阿膠：補陽滋陰，補血止血

【配伍分析】 鹿角膠甘鹹性溫，補腎陽，益精血，止血，擅通督脈；阿膠甘平滋潤，補血滋陰，滋腎潤肺，且有良好的止血作用。二藥配伍，阿膠功偏滋陰補血止血，鹿角膠功偏助陽補血止血，均為氣血之屬，味最純厚，一陰一陽，一柔一剛，滋而不膩，溫而不燥，共奏補陽滋陰，生精填髓，補血止血之功。

【用藥經驗】 二藥配伍，適用於①虛勞諸不足，症見疲乏無力，失眠多夢，心悸氣短，遺精盜汗等。②癲癇。③孕婦胎元不固，滑胎。

鹿角膠常用5～10克，阿膠為5～10克。二藥配伍，與人乳同用燉化服，可治癲癇；與鱉甲、生牡蠣等同用，可治熱病傷陰，虛風內動，頭暈目眩，甚則手足抽搐者；與菟絲子、川斷、巴戟、當歸、熟地等同用，可治滑胎。然二藥配伍，補陽滋陰，陰虛陽亢者、脾胃虛弱者忌用。

【名方舉例】 補腎固沖丸（《中醫學新編》）菟絲子

120克，川斷60克，巴戟60克，杜仲60克，阿膠60克，鹿角膠60克，枸杞60克，當歸60克，熟地60克，黨參60克，白朮60克，大棗120克，砂仁20克。阿膠、鹿角膠烊化，餘藥研末，和末為丸，每丸重0.3克，每服20丸，每日服2次，開水送下。亦可用飲片作湯劑水煎服，用量按原方比例酌減。功用：補腎益脾，調衝任。主治：孕女胎元不固，胎動不安，腰酸腹墜，下血見紅，滑胎。

現代醫學常用於治療先兆流產、習慣性流產、胎兒宮內發育遲緩、月經不調、更年期綜合徵、放環後副反應等。

24.葶藶子　大棗：瀉痰行水，下氣平喘

【配伍分析】 葶藶子入肺經，辛散苦降，功專降瀉肺氣，以宣上竅而通下竅，有瀉肺平喘，利水消腫之功；大棗味甘性溫質柔，能培補脾胃，照顧胃氣。與葶藶子合用，既能以甘緩和葶藶子峻猛之性，使瀉肺而不傷正；又可培土利水，澄源截流，佐葶藶子利水消腫。二藥配伍，一剛一柔，一補一瀉，以緩制峻，以補助瀉，共奏瀉痰行水，下氣平喘之功。

【用藥經驗】 二藥配伍，適用於①痰飲停積於胸膈，咳喘而有浮腫者。②小兒乳食沖肺，咳嗽痰喘面赤。

葶藶子常用3～10克，大棗為5枚。二藥配伍，與蘇子同用，可治飲停上焦，喘滿不得臥，面身水腫，小便不利者；與黑牽牛、漢防己、杏仁同用，可治小兒乳食沖肺，咳嗽痰喘，面赤；與黃耆、附子同用，可治肺心病喘促浮腫；與白芥子、蘇子、萊菔子同用，可治痰涎壅

盛，喘息不能平臥。然二藥配伍，葶藶子苦辛大寒，功專瀉肺，雖有大棗緩和，但屬峻烈之品，故虛寒性咳喘、水腫應慎用。

【名方舉例】 葶藶大棗瀉肺湯（《金匱要略》）葶藶子15克，大棗12枚。水煎服。

功用：瀉肺行水，下氣平喘。

主治：痰涎壅盛，咳喘胸滿，不能平臥，或面目浮腫，小便短少。

現代常用於治療百日咳、支氣管哮喘、肺癰、肺炎、支氣管擴張、滲出性胸膜炎、特發性液氣胸、肺源性心臟病、風濕性心臟病合併心衰等。

25.菊花　枸杞：清肝息風，養肝明目

【配伍分析】 菊花甘苦，清輕發散，入肝經，擅疏風清熱，既清肝息風，又養陰明目；枸杞甘平質潤，補腎益精，養肝明目，滋陰潤燥力強。二藥伍用，一剛一柔，清肝養肝同施，共收清肝息風，養肝明目之功。

【用藥經驗】 二藥配伍，適用於①肝腎不足，視物模糊，頭暈目眩。②風熱目赤，目暗昏花。

菊花常用10～15克，外感風熱多用黃菊花，清肝或平肝用白菊花，枸杞為5～10克。二藥配伍，與桑葉、決明子、夏枯草、蟬蛻等同用，可治肝經風熱，目赤腫痛；與地黃、山茱萸、山藥等同用，可治肝腎不足，視物模糊；與巴戟天、肉蓯蓉同用，可治頭昏、耳鳴、眼目昏糊。然二藥配伍，清養結合，對肝火上炎的目赤腫痛忌用。

【名方舉例】 益壽地仙丹（《*丹溪心法*》）菊花90克，枸杞60克，巴戟天90克，肉蓯蓉120克。上藥共為末，煉蜜為丸，如梧桐子大，每服30丸，每日服2～3次，空腹鹽湯或溫酒送服。亦可用飲片作湯劑水煎服，用量按原方比例酌減。

功用：補益肝腎。

主治：頭暈、耳鳴、眼目昏糊。

現代醫學常用本方治療腦動脈硬化症、頸椎綜合徵、低血壓、老年體虛等。

第六章　動靜相隨配伍

動靜相隨的配伍是指以通利動走藥與澀滯靜守藥並用的一種配伍方法。也即「走」與「守」的配伍。一般來說，辛散、通下、滲利、行氣、活血藥等均具有行走的特徵；收斂、固澀、補益藥等具有靜守的特徵。

由動靜藥的配伍使用，即可防走藥傷正之弊，又可防守藥留邪為患。動靜相隨的配伍，臨床上主要適合於血虛兼瘀，或血熱兼瘀，或感受暑濕，或脾虛痞滿，或精虛頭昏暈，或白濁，或淋證，或腎虛腰痛，或血證等等。

臨床使用動靜相隨的配伍時，遣藥應把握如下幾點：

①精心選藥，合理配伍。

動靜相隨的配伍主要針對「瘀、濕、虛」為主的病證，治瘀有散瘀、祛瘀、化瘀之別，治濕有滲濕、化濕、利小便之分；治虛有針對虛證補虛，針對藥性耗陰傷氣的防虛，應詳審病證，精心辨證施治，合理選擇藥物。

②主次分明，監制為用。

動靜相隨配伍時，通利動走藥為主時，用量宜重，澀滯靜守藥宜輕；當補虛時，陰柔靜守藥為主，用量宜重，通利動走藥用量宜輕。然動靜相隨的配伍，大多數是為了「以靜制動，以動制靜」，防止用藥的偏激，杜絕傷正或留邪之弊。

1.當歸　白芍：養血補血，調經止痛

【配伍分析】當歸辛甘而溫，補血行血，長於活血行滯止痛，為補血調經之良藥；白芍酸甘而微寒，補血斂陰，調經止痛。當歸辛香性平，走而不守，白芍酸收性斂，守而不走。二藥合用，辛而不過散，酸而不過斂，一開一合，動靜相宜，使其補血而不滯血，行血而不耗血，養血補血之功最良。另外，當歸能和肝而活血止痛，白芍能柔肝而和營止痛。二者合用，還具有養肝和血，調經止痛之能。

【用藥經驗】二藥配伍，適用於①婦人衝任虛損，崩中漏下，月經不調。臍腹疼痛。②心肝血虛之心悸、頭暈，血脈不和之腹中攣急作痛，痛經和妊娠腹痛。

當歸常用10～15克，白芍為10～15克。二藥配伍，與川芎、熟地同用，可治衝任虛損，月水不調，臍腹痛；與白朮、茯苓、澤瀉、川芎同用，可治妊娠肝脾不和所致腹痛；與香附、艾葉、黃耆、續斷等同用，可治子宮虛寒不孕，經行腹痛，腰脊酸冷；與人參、黃耆、熟地、川芎同用，可治月經先期而至，量多色淡，四肢乏力；與桂枝、細辛、大棗等同用，可治手足厥冷，遇寒加劇，脈細欲絕；與桂枝、炙甘草、飴糖等同用，可治產後虛羸不足，腹中時痛，少氣，或小腹拘急，痛引腰背，不能飲食。然二藥配伍，性甘寒，陽衰虛寒、濕盛中滿、大便溏瀉者不宜用，麻疹初期兼有表證、或透發不暢者不宜用。

【名方舉例】聖愈湯（《醫宗金鑒》）熟地20克，

白芍15克，川芎8克，當歸15克，人參20克，黃耆20克。水煎服。功用：益氣，補血，攝血。主治：月經先期而至，量多色淡，四肢乏力，體倦神衰之證。

現代醫學常用於治療月經過多、貧血、神經衰弱、全血細胞減少、手術後傷口長期不癒合、手術後腸瘺、術後衰竭、血精、痿證、嗜酸性粒細胞增多症。

2.當歸　赤芍：涼血補血，化瘀止痛

【配伍分析】 當歸味甘而辛，性溫，甘補辛散，苦泄溫通，為血中之氣藥，補血活血，行滯止痛，又兼散寒，不僅為調經之要藥，亦為妊產期疾患之良藥；赤芍味苦微寒，入肝經血分，長於清熱涼血，祛瘀止痛，對瘀血諸痛功效尤佳。二藥合用，當歸主血兼主氣、主動，赤芍藥純陰而主血、主靜，氣血雙調，動靜結合，寒溫並用，既補又行，補血不止血，行血不傷血，寒不遏血，溫不動血，血虛能補，血滯能行，血寒能溫，血熱能清，共奏涼血補血，化瘀止痛之功。

【用藥經驗】 二藥配伍，適用於①瘀血所致的痛經、閉經、癥瘕、產後腹痛。②風濕痹痛。③瘡瘍腫毒初起，赤腫潰堅，屬於陽證者。

當歸常用10克，赤芍為10克。二藥配伍，與赤茯苓、山梔、甘草同用，可治五淋諸證；與白芷、皂角刺、金銀花、乳香等同用，可治瘡瘍腫毒初起，紅腫熱痛；與羌活、薑黃、防風、炙黃耆等同用，可治風濕痹痛，肩項臂痛，手足麻木；與黃耆、地龍、川芎、紅花、桃仁等同用，可治半身不遂，口眼喎斜；與小茴

香、乾薑、延胡索、五靈脂等藥同用，可治少腹瘀血積塊，或有腰酸疼痛；與桃仁、紅花、桔梗、枳殼等同用，可治胸脇刺痛，經閉痛經。然二藥配伍，血寒經閉、濕盛中滿、大便溏瀉者不宜用。

【名方舉例】 少腹逐瘀湯（《醫林改錯》）小茴香1.5克，乾薑3克，延胡索3克，當歸9克，赤芍6克，川芎3克，官桂3克，蒲黃9克，五靈脂6克。水煎服。

功用：活血祛瘀，溫經止痛。主治：少腹瘀血積塊疼痛或不痛，或痛而無積塊，或少腹脹滿，或經期腰酸少腹脹，或月經一月見三、五次，連續不斷，斷而又來，其色或紫或黑，或有崩漏兼少腹疼痛等症。現代醫學常用於治療痛經、崩漏、不孕症、慢性盆腔炎、子宮內膜異位症、卵巢囊腫、子宮腫瘤、陽痿、血精、陰莖內縮、精液不液化、男性不育症、腸沾黏、腸套疊等。

3.生地黃　赤芍：涼血解毒，養陰散瘀

【配伍分析】 生地黃苦寒質潤，清熱滋陰，涼血解毒；赤芍苦寒清熱，性散而泄，既能瀉肝降火，清血分實熱，又能散瘀血留滯而通脈止痛。二藥配伍，有走有守，生地黃滋腎水以濟肝木，赤芍瀉肝火以強腎精，肝腎同治，邪熱清而瘀無所成，瘀血去而熱無所附，共奏涼血解毒，養陰散瘀之功。

【用藥經驗】 二藥配伍，適用於①溫熱病熱入營血，發熱舌絳，身發斑疹，吐衄尿血。②婦人血熱崩沖者。

生地黃常用10～15克，赤芍為6～15克，清熱涼血宜

生用，祛瘀止痛宜醋炒或酒炒。二藥配伍，與犀角、丹皮同用，可治熱甚動血的吐血、鼻衄、便血、尿血；與黃芩、黃連等同用，可治上焦有熱，口舌生瘡；與黃芩、升麻等同用，可治胃火血熱妄行吐衄，或大便下血；與當歸、荊芥、防風、黃芩等同用，可治痘疹餘毒，一切瘡毒；與牛蒡子、荊芥、連翹、金銀花等同用，可治赤遊風，頭面、四肢皮膚赤熱而腫，色若丹塗，游走不定；與連翹、桃仁、石菖蒲、鮮茅根等同用，可治溫熱病，熱陷包絡，神昏譫語；與丹皮、丹參、葛根等同用，可治瘀膽型肝炎。然二藥配伍，性苦寒，血寒經閉者忌用，氣虛、陽虛之出血者及脾胃虛弱者不宜使用。

【名方舉例】 犀角地黃湯（《景岳全書》）犀角3克，生地黃30克，赤芍12克，牡丹皮9克，黃芩9克，升麻6克。水煎服。功用：清熱解毒，涼血散瘀。主治：胃火血熱妄行吐衄，或大便下血。

現代醫學常用於治療急性白血病、敗血症、血小板減少性紫癜、過敏性紫癜、重症肝炎、尿毒癥、流行性腦脊髓膜炎、流行性B型腦炎、流行性出血熱、丹毒、疔瘡、藥疹、蕁麻疹、出血性麻疹、內痔出血、肛裂等。

4.桂枝　白芍：解肌發表，調和營衛

【配伍分析】 桂枝和營解肌，氣薄升浮，能解肌表，通陽氣而入衛祛邪；白芍和營斂陰而入營和裏，桂、芍相合，一氣一血，一散一收，一寒一熱，一動一靜，開合相濟，則桂枝辛甘通陽，解除肌表之風寒，攘外以調衛；白芍酸苦斂陰，固護外泄之陰液，安內以

和營，前人認為：「桂枝君芍藥，是於發汗中有斂汗之旨；芍藥臣桂枝，是於和營中有調衛之功。」（《醫宗金鑒》），二藥相制為用，解表而不傷陰，斂陰而不礙邪，表證得解，營衛自和。別外，桂枝入血分，既能溫陽通脈，又能振奮脾陽；白芍走陰分，既能益陰護裏，緩急止痛，又能善養胃陰，共收調和脾胃，緩中和裏之用。

【用藥經驗】 二藥配伍，適用於①風寒表虛證，症見發熱，惡風汗自出，脈浮緩者。②中焦受寒，脘腹疼痛，嘔吐，泄瀉。③婦女衝任虛寒，瘀血內阻所致的月經後期，量少，經期腹痛，痛經及崩漏等。④小兒心血不足引起脾肺虛弱的自汗、盜汗等。

桂枝常用6～9克，白芍為10～15克。若取解肌發表、調和營衛之功，桂枝與白芍的用量比例為1：1；若取調和脾胃，緩中和裏，桂枝與白芍用量的比例為1：2。二藥配伍，與生薑、大棗等同用，可治柔痙，與飴糖、炙甘草、大棗等同用，可治外感風寒表虛證，頭痛發熱，汗出惡風；與厚朴、杏仁、炙甘草等同用，可治發熱汗出惡風，氣喘咳嗽；與瓜蔞根、生薑、大棗等同用，可治虛勞裏急，腹中時痛，溫按則痛減；與當歸、細辛、通草、大棗同用，可治寒入經絡，手足厥冷，遇寒加劇；與黃耆、生薑等同用，可治血痹證、肌膚麻木不仁；與吳茱萸、當歸、川芎、阿膠等同用，可治衝任虛寒，瘀血阻滯，漏下不止，月經不調。然二藥配伍，表實無汗，表寒裏熱及溫病初起、咽痛脈數者忌用。

【名方舉例】 桂枝湯（《傷寒論》）桂枝9克，白芍9克，炙甘草6克，生薑9克，大棗5枚。水煎服。功用：

解肌發表，調和營衛。主治：外感風寒虛證，頭痛發熱，汗出惡風，鼻鳴乾嘔，苔白不渴，脈浮緩。

現代醫學常用於治療感冒、流感、低熱、自汗、虛性便秘、頻發性室性早搏、無脈症、多發性動脈炎、面神經麻痹、偏癱、偏頭痛、植物神經功能紊亂、過敏性紫癜、過敏性鼻炎、寒冷性多形紅斑、濕疹、蕁麻疹、皮膚瘙癢症、凍瘡、產後發熱等。

5.香附　白芍：疏肝理氣，養血調經

【配伍分析】 香附辛苦甘平，功能疏肝解鬱，調經止痛；白芍酸寒，為補血養血之品，並能柔肝止痛。二藥伍用，一理肝氣，一養肝血，且香附因辛香之氣而助白芍以養血和血，白芍以酸柔之味養血柔肝，且瀉肝氣之亢盛。二藥合用，氣血兼施，動靜相宜，共收疏肝理氣，養血調經之功。

【用藥經驗】 二藥配伍，適用於①肝鬱氣滯，胸脇脹痛，痛無走處，脘悶噯氣，精神抑鬱，情緒不寧，善太息等證。②婦女為七情所傷，氣血不和而致的月經不調，經行腹痛，或見乳房脹痛及脇肋疼痛等症。③男性乳房發育症。

香附常用10～15克，白芍為10～15克。二藥配伍，與炙甘草、枳實、柴胡、川芎等同用，可治肝鬱氣滯，脇肋疼痛，胸脘脹悶；與鬱金、黃芩、山梔、丹皮等同用，可治肝鬱兼熱，經前腹痛，性急易怒；與艾葉、當歸、肉桂、續斷等同用，可治子宮虛寒不孕，月經不調；與熟地、當歸、川芎、白朮等同用，可治月經不

調，腹脹腹痛，乳房作脹；與橘核、貝母、麥芽、半夏等同用，可治男性乳房發育症。然二藥配伍，瘀血所致的月經不調，脇痛腹脹忌用。

【名方舉例】四製香附丸（《景岳全書》）香附500克，熟地120克，白芍120克，當歸120克，川芎120克，陳皮90克，白朮90克，甘草30克，黃柏30克，澤蘭90克。上藥研末，酒糊為丸，每服6克，每日服2～3次。亦可改作湯劑，水煎服，用量按原方比例酌情增減。功用：養血行瘀，順氣調經。主治：婦女氣血阻滯，月經不調，經期脹痛等。現代醫學常用於治療月經不調、痛經、經前期緊張綜合徵、乳腺增生症、脇痛、帶下病等。

6.川芎　白芍：疏肝開鬱，調經止痛

【配伍分析】川芎辛溫香竄，主入肝經，偏於升散，走而不守；白芍微苦略酸，亦入肝經，養血斂陰，偏於收斂，守而不走。二藥伍用，動靜結合，散斂並舉，辛酸相施，切合肝體陰而用陽之性。《本草求真》云：「血之盛者，必損辛之以散，故川芎號為補肝之氣；氣之盛者，必損酸之以收，故白芍號斂肝之液，收肝之氣，而令氣不妄行也。」活血、養血兼顧，疏肝、柔肝並舉，使其活血而不傷正，疏肝開鬱而不損肝陰，共收疏肝開鬱，調經止痛之功。

【用藥經驗】二藥配伍，適用於①肝血、肝陰不足之月經不調、閉經。②肝鬱血滯之胸脇脹痛，月經不調，痛經。

川芎常用6～10克，白芍為10～12克。二藥配伍，與

柴胡、白芥子、白芷等同用，可治鬱氣不宣，又加風邪襲於少陽經的偏頭痛；與當歸、熟地、澤蘭、黃柏等同用，可治女子月經不調，乳房作脹；與香附、艾葉、當歸、吳茱萸等同用，可治子宮虛寒不孕，經行腹痛；與當歸、桂枝、丹皮、人參等同用，可治瘀血阻滯，漏下不止，月經不調；與熟地、人參、黃耆、當歸等同用，可治月經先期而至，量多色淡，四肢乏力。然二藥配伍苦辛走竄，血熱的崩漏者忌用。

【名方舉例】 當歸芍藥散（《金匱要略》）當歸90克，白芍500克，川芎250克，茯苓120克，白朮120克，澤瀉250克。上藥共為細末，每服3克，酒調送下，每日服3次。亦可用飲片作湯劑，水煎服，各藥用量按原方比例酌情增減。功用：和血止痛。主治：妊娠腹中綿綿作痛。現代醫學常用於治療痛經、子宮肌瘤、卵巢囊腫、附件炎、更年期綜合徵、不孕症、妊娠高血壓綜合徵、胎位不正、胎萎不長、妊娠腹痛、功能失調性子宮出血、妊娠癲癇、羊水過多、習慣性流產、妊娠黃疸、高血壓、冠心病、肝炎、腎炎、痢疾、慢性闌尾炎、輸尿管結石、前列腺肥大、咽炎、鼻炎、肛裂等。

7.川芎　生地：行氣活血，養陰清熱

【配伍分析】 川芎辛散溫通，既能活血，又能行氣，為血中氣藥，走而不守；生地（地黃）甘寒滋潤，清熱涼血，養陰生津，守而不走。二藥伍用，滋陰有活血之源，行氣有解寒潤之弊，動靜相隨，相輔相成，共收行氣活血，養陰清熱之功。

【用藥經驗】 二藥配伍，適用於①氣滯血瘀的各種病證。②產後餘血不盡，結塊上沖，心煩腹痛。③中風初起，風中經絡之手足不遂。

川芎常用6～10克，生地為10～30克，鮮品用藥加倍。二藥配伍，與秦艽、防風、當歸、獨活等同用，可治風邪初中經絡，口眼喎斜，舌強語蹇；與續斷、澤蘭、赤芍、桃仁等同用，可治跌打損傷，胸腹部刺痛，傷處瘀血；與熟地、人參、黃耆、當歸同用，可治惡瘡出血過多，而心煩不安，不得睡眠；與桃仁、紅花、枳殼、桔梗等同用，可治胸脇瘀滯刺痛，經閉痛經。然二藥配伍，無氣滯血瘀者慎用，孕婦忌用。

【名方舉例】 一盤珠湯（《中西醫結合治療骨與關節損傷》）續斷15克，生地黃12克，川芎12克，澤蘭12克，當歸12克，赤芍藥12克，蘇木12克，烏藥12克，木香6克，桃仁6克，大黃6克，甘草6克，製乳香9克，製沒藥9克。水煎服。

功用：活血散瘀止痛。主治：跌打損傷。現代醫學常用於治療軟組織挫傷、骨折、關節扭挫傷等。

8.附子　肉桂：溫腎助陽，散寒止痛

【配伍分析】 附子、肉桂均為辛熱溫裏藥。附子辛熱燥烈，走而不守，為通行十二經的純陽之品，徹內徹外，能升能降，回陽救逆；肉桂味辛甘，性大熱，渾厚降著，能走能守，偏暖下焦而溫腎陽，更能引火歸元以攝無根之火。二藥相合，附子擅入氣血而散寒止痛，肉桂善人血分而溫經通脈。動靜結合，相輔相成，共收溫腎助

陽，散寒止痛之功。

【用藥經驗】 二藥配伍，適用於①真元虛損，下元不足，臍腹強痛，消渴，陽痿。②陰盛格陽，真寒假熱證。③風寒濕痹，關節酸痛，不能轉側，甚則一身盡痛，屬寒濕較盛者。

附子常用10克，肉桂為10克，引火歸元二藥用量為1～2克。二藥配伍，與天麻、獨活、防風、南星等同用，可治脾臟中風，四肢緩弱，舌本強直，言語蹇澀；與熟地、山藥、山茱萸、茯苓、丹皮等同用，可治精神萎不振軟，形寒肢冷，小溲清長；與葫蘆巴、巴戟天、玄胡、大茴香等同用，可治小腸寒疝；與防風、木香、補骨脂、川楝子等同用，可治寒疝厥冷，陽痿，奔豚等症；與鹿角膠、菟絲子、枸杞子、當歸等同用，可治氣衰神疲，畏寒肢冷，陽痿滑精。然二藥配伍，均為大溫大熱之品，凡出血、熱證、陰虛火旺之證忌用，孕婦忌用。

【名方舉例】 十補丸（《濟生方》）熟地黃30克，山藥30克，山茱萸30克，牡丹皮30克，澤瀉30克，茯苓30克，附子60克，肉桂30克，五味子60克，鹿茸30克。上藥共研細末，煉蜜為丸，如梧桐子大。每服3～6克，每日服2～3次，空腹鹽湯或鹽酒送服。亦可用飲片作湯劑，水煎服，用量按原方比例酌減。功用：溫補腎陽。主治：腎氣不足，面色黧黑，足冷足腫，耳鳴耳聾，肢體羸瘦，足膝軟弱，小便不利，腰脊疼痛。

現代醫學常用於治療慢性腎炎、前列腺肥大症、夜尿增多症、產後尿瀦留、神經性耳聾、功能性閉經、性功能衰退症、早衰症等。

9.附子　乾薑：回陽救逆，溫中散寒

【配伍分析】 附子辛甘大熱，走而不守，有斬關奪將之能，為通行十二經之要藥，溫腎回陽，能升能降，內達外散，為補助元陽之主藥；乾薑味辛而大熱，純陽之味，守而不走，散脾胃之寒，為溫暖中焦、通脈之主藥。二藥相須為用，補中有發，而使回陽救逆、溫中散寒的作用大大增強，因而陶節庵有：「溫經用附子，無乾薑不熱」之說。張仲景用附子回陽救逆時，必用生者與乾薑相配，生附性烈善走，伸發陽氣，表散寒邪，二藥伍用，生附祛外寒，乾薑暖風寒，一走一守，動靜相隨，確有獨到之妙。且附子與乾薑同煎，又可降低附子的毒性，防止發生中毒反應。同氣相求，相須相殺，共收回陽救急之功。俞昌贊曰：「用附子、乾薑勝陰復陽，取飛騎突人重圍，擎旗樹幟，使既散之陽望而爭趨，頃之復令耳。」

【用藥經驗】 二藥配伍，適用於①陽氣衰微、陰寒內盛之亡陽證。②因大汗、大吐、大瀉而致的四肢厥冷，脈微欲絕的亡陽虛脫症。③中焦陽虛，寒飲內停，脘腹冷痛，嘔吐，腹瀉等症。④中寒厥逆，眩暈仆倒，口噤腳攣，無汗，或自汗淋漓者。

附子常用3～5克，乾薑為5～10克，附子宜先煎30～60分鐘。二藥配伍，與人參、白朮、炙甘草同用，可治脘腹冷痛，畏寒肢冷，嘔吐泄瀉；與黨參、白朮、桃仁、紅花同用，可治吐瀉轉筋，身涼汗多；與人參、熟地、當歸同用，可治吐衄崩漏，陰陽將脫；與艾葉、黃連、知母、五味子等同用，可治戴陽證，面赤身熱頭疼，

汗出肢冷，脈微欲絕；與茯苓、人參、炙甘草同用，可治四肢厥逆，煩躁，心悸。然二藥配伍，味辛性熱燥烈，有助火傷陰耗血之嫌，凡熱證、陰虛火旺、孕婦均不宜使用。

【名方舉例】 四逆湯（《傷寒論》）附子5～10克，乾薑6～9克，炙甘草6克。以水先煎附子1小時，再加餘藥同煎，取汁溫服。功用：回陽救逆。主治：少陰病，四肢厥逆，惡寒蹯臥，嘔吐不渴，腹痛下利，神衰欲寐，舌苔白滑，脈象微細；大汗、大瀉所致的亡陽暴脫。現代醫學常用於治療休克，心肌梗塞，心力衰竭，急、慢性胃腸炎，霍亂，胃下垂，小兒泄瀉，腓腸肌痙攣等。

10.人參　黃耆：補氣助陽，生津止渴

【配伍分析】 人參、黃耆同為補氣要藥，人參味甘微苦而性微溫，善補五臟之氣，補氣而兼能養陰，生津止渴，守而不走；黃耆味甘陛溫，善走肌表，補氣兼能扶陽，生津止渴，走而不守。二藥伍用，一走一守，動靜相隨，補元氣，生精血，陰陽兼顧，徹裏徹外，通補無瀉，共收補氣助陽、生津止渴之功。

【用藥經驗】 二藥配伍，適用於①久病虛弱諸證。②中氣不足、下陷所致的胃下垂，子宮脫垂等內臟下垂症。③腎虛脾弱，精不得攝、血不得統之尿血砂淋，痛不可忍等證。④消渴，口燥咽乾，尿頻量多。⑤肺脾不足，精神困倦，食納減少。

人參常用6～10克，黃耆為10～15克。二藥配伍，與肉桂、甘草同用，可治虛損心怯，倦怠乏力，少氣畏

寒；與當歸、白朮、炙甘草同用，可治瘡癰久不收口，膿液清稀，面黃體瘦；與當歸、陳皮、升麻、柴胡等同用，可治脾胃氣虛，發熱，自汗出，脫肛，子宮下垂；與炙甘草、升麻、白朮等同用，可治氣虛下陷，血崩血脫，亡陽垂危；與白朮、當歸、五味子、肉桂等同用，可治脾肺氣虛，精神倦怠，少氣懶言；與羌活、獨活、防風、茯苓等同用，可治脾胃虛弱，肢體酸重疼痛；與葛根、蔓荊子、升麻、黃柏等同用，可治風熱上擾，頭痛目眩，視物不清；與當歸、白朮、豬尿脬等同用，可治產後小便不能約束而自遺，排尿淋漓；與肉桂、熟附子、白朮、茯苓等同用，可治脾腎虛寒，四肢厥冷，精神困倦；與蒼朮、柴胡、升麻、黃柏等同用，可治元氣不足，四肢倦怠，身體沉重，或大便溏泄；與茯苓、白朮、當歸、熟地等同用，可治氣血不足，虛勞咳嗽，食少遺精；與當歸、白朮、五味子、遠志等同用，可治勞積虛損，心虛驚悸，行動喘息；與續斷、白朮、熟地、砂仁等同用，可治婦女妊娠，氣血兩虛，胎動不安。然二藥配伍，性苦溫助陽，肝陽上亢、火鬱內熱、陰虛陽亢者均不宜用。

【名方舉例】 保元湯（《博愛心鑒》）黃耆20克，人參20克，肉桂8克，甘草5克。加生薑1片，水煎服。功用：補氣溫陽。

主治：虛損勞怯，元氣不足，倦怠乏力，少氣畏寒；小兒痘瘡，陽虛頂陷；血虛漿清，不能發起灌漿者。現代醫學常用於治療慢性腎炎、慢性腎功能衰竭、慢性肝炎、哮喘、痘疹虛陷、過敏性紫癜、怔忡、鬱冒、崩漏、瘡瘍經久不癒，以及防治腹部術後腸麻痹、腸沾黏等。

11.人參 木香：健脾益氣，行氣止痛

【配伍分析】 人參味甘微苦，既能緩中補虛，助陽生氣，又能大補元氣，益氣生津，為峻補之品，主靜；木香味苦辛性溫，辛散溫通苦泄，芳香醒脾，善行脾胃氣滯，有調中宣滯，行氣止痛之功，主動。二藥伍用，補中有行，動中有靜，既可免除人參滋補呆滯之弊，又可防木香行氣而耗氣之性，共收健脾益氣，行氣止痛之功。

【用藥經驗】 二藥配伍，適用於①年老氣虛，脾胃不健而見神怯乏力，納呆少食或便難解者。②氣虛兼有氣滯腹脹。③久病體虛，虛不能峻補者。

人參常用6～10克，木香為1.5～3克。二藥配伍，與附子、白朮、炮薑、丁香等同用，可治胃寒嘔逆，心腹冷痛；與白朮、茯苓、全蠍、天麻等同用，可治小兒慢驚，虛風內動，手足抽動，目睛上視，或脾虛挾痰者；與白朮、茯苓、白豆蔻、大棗等同用，可治脾胃虛寒，脘腹疼痛，不思飲食，或氣虛痰食氣滯，咳嗽多痰，倦怠少食；與當歸、白朮、肉豆蔻、木香等同用，可治厥陰病舌捲卵縮，時發厥逆。然二藥配伍，辛溫苦燥，肝陽上亢、陰虛火旺者忌用。

【名方舉例】 沉香溫脾湯（《衛生寶鑒》）沉香、木香、丁香、炮附子、官桂、人參、縮砂仁、炮薑、白豆蔻、炙甘草、白朮各等份。上藥共研粗末。每服9克，加生薑5片，大棗1枚，水煎去渣，空腹時熱服。亦可用飲片水煎服，各藥劑量按常規劑量酌定。功用：溫陽

祛寒，健脾理氣。主治：脾胃虛冷，心腹疼痛，嘔吐噁心，腹脇脹滿，不思飲食，四肢倦怠，或泄瀉吐利。現代醫學常用於治療慢性胃炎、消化性潰瘍、慢性腸炎等。

12.黃連　大黃：清熱涼血，瀉火解毒

【配伍分析】 二藥均苦寒泄熱。但功效不盡相同，黃連清熱燥濕，瀉火解毒，偏重於心、胃，上中焦，守而不走；大黃沉降，力猛善行，走而不守，直達下焦，善蕩滌胃腸實熱積滯而長驅直下，入血分既能瀉血分實熱而涼血，又能通利血脈以消散瘀血。二藥配伍，相須為用，一走一守，動靜相合，瀉火、清熱、解毒、涼血之力大增，既清氣分實熱，又瀉血分火毒，同時，還具有下結除滯、滌腸通便之功。

【用藥經驗】 二藥配伍，適用於①腸胃濕熱積滯，痢疾初起，腹痛裏急後重者。②血熱妄行之吐血、衄血、咯血者。③火邪上炎所致的目赤腫痛，咽喉腫痛，牙齦腫痛等證。

黃連常用6克，大黃為9克，後下。二藥配伍，與黃芩同用，可治面紅目赤，煩熱痞滿，尿赤便秘；與黃芩、附子同用，可治熱痞兼表陽虛，心下痞滿，惡寒汗出；與黃芩、枳殼、當歸、甘草同用，可治痘後患痢，其熱甚者；與連翹、薄荷、菊花、川芎等同用，可治邪火熾盛，頭痛目赤，咽痛，口舌生瘡；與當歸、龍膽草、梔子、黃柏等同用，可治肝膽實火，頭暈目眩，神志不寧；與芍藥、當歸、檳榔、木香等同用，可治濕熱痢，腹痛便膿血。然二藥配伍，性苦寒，脾胃虛弱者慎

用，孕婦、月經期、哺乳期應忌用。

【名方舉例】 當歸龍薈丸（《丹溪心法》）當歸30克，龍膽草30克，梔子30克，黃連30克，黃柏30克，黃芩30克，蘆薈15克，大黃15克，木香4.5克，麝香1.5克。上藥研末，煉蜜為丸，每服3～6克，每日2次，溫開水送下。亦可去蘆薈、麝香，改作湯劑水煎服，用量按原方比例酌減。功用：清瀉肝膽實火。主治：肝膽實火，頭暈目眩，神志不寧，甚則驚悸抽搐，譫語發狂，或胸腹脹痛，大便秘結，小便赤澀。現代醫學常用於治療急性病毒性肝炎、膽道蛔蟲症、膽囊炎、膽石症、高血壓病、精神分裂症、慢性粒細胞白血病、真性紅細胞增多症、多囊卵巢綜合徵、習慣性便秘等。

13. 生地黃　大黃：清熱涼血，養陰通便

【配伍分析】 生地黃甘寒微苦，質潤清涼，長於滋陰清熱，涼血生津，兼能止血，守而不走；大黃苦寒沉降，力猛善走，入陽明能蕩滌胃腸實熱積滯，入厥陰能清瀉血分實熱而消瘀活血。二藥伍用，攻補兼施，動靜結合，清瀉不傷正，養陰不膩滯，共奏清熱涼血，養陰通便之功。

【用藥經驗】 二藥配伍，適用於①心胃火熾，氣火升騰，挾血上逆之吐血、衄血。②熱結便秘。③熱擾營血引起的咯血、月經過多、崩漏、尿血、血淋等。

生地黃常用15～18克，大黃為3～6克，後下。二藥配伍，與續斷、川芎、當歸、木香等同用，可治跌打損傷，腰腹部刺痛，傷處瘀血腫脹；與大棗、甘草、芒

硝同用，可治傷寒有熱，虛羸少氣，心下滿，胃中有宿食；與知母、當歸、枳實、厚朴等同用，可治數下亡陰，唇燥口裂，腹硬滿而痛；與玄參、麥冬、丹皮、知母同用，可治溫病下後，邪氣復聚，口燥咽乾，舌苔乾黑；與芒硝、人參、當歸、玄參、麥冬等同用，可治熱結裏實，氣陰不足，大便秘結。然二藥配伍性寒。濕熱病忌用，孕婦亦忌用。

【名方舉例】 增液承氣湯（《溫病條辨》）玄參30克，麥冬25克，生地黃25克，大黃9克，芒硝5克。水煎服。功用：滋陰增液，瀉熱通便。主治：陽明溫病，熱結陰虧，燥屎不行，下之不通者。

現代醫學常用於治療習慣性便秘、痔瘡便秘、萎縮性胃炎、病毒性腦炎、高血壓腦病、黏膜乾燥症、眩暈等。

14. 炮薑　大黃炭：溫經止血，祛瘀止痛

【配伍分析】 炮薑味苦澀性溫，溫經止血，守而不走；大黃炒黑味苦性寒，入血分，清血分邪熱，活血祛瘀而止血，走而不守。二藥伍用，一溫一寒，一守一通，溫不助熱，寒不傷陽，動靜相隨，相反相成，共收溫經止血，祛瘀止痛之功。

【用藥經驗】 二藥配伍，適用於①脾虛失統，虛中夾實，寒中有伏熱之血證。②冷積便秘，久利赤白，手足不溫。③脾陽虛弱，暴崩漏下。

炮薑常用3～6克，大黃炭為1.5克。二藥配伍，與黃土湯同用，可治虛寒性遠血證；與附子、人參、甘草同用，可治脾陽不足，冷積便秘；與熟地炭、當歸、白芍

炭、附子等同用，可治經漏下血，日久不癒，色淡質稀，四肢不溫。然二藥配伍，血分實熱、熱邪迫血妄行的各種出血，以及氣虛所致出血諸證，不可應用。

【名方舉例】 溫經攝血湯（《中醫婦科治療學》）紅參10克，白朮10克，炮薑10克，炙甘草3克，吳茱萸3克，大黃炭1.5克。水煎服。功用：溫經攝血。主治：脾陽虛弱，暴崩或漏下，色淡質稀，少腹脹痛，食少便溏，舌淡苔白，脈虛遲。現代醫學常用於治療子宮內膜增殖症、子宮肌瘤、崩漏、月經量多等。

15. 白朮　茯苓：健脾化飲，消痞除滿

【配伍分析】 白朮味甘苦性溫，健脾益氣，燥濕利水；茯苓甘淡，其性平和，利水滲濕，健脾寧心，二藥合用，白朮主補主守主靜，茯苓既可健脾補中為守為靜，又可利水滲濕為走為動，動靜結合，動不傷脾，靜不留飲，共奏健脾化、消痞除滿之功。

【用藥經驗】 二藥配伍，適用於①脾虛濕盛之四肢困倦，脘腹脹悶，食慾不振，泄瀉，水腫，小便不利。②心下支飲，目眩冒。③妊娠水腫，小便艱澀。

白朮常用10～15克，茯苓為10～15克。二藥配伍，與乾薑、甘草同用，可治身重，腰以下冷痛，腰重如帶五千錢；與芍藥、附子、生薑等同用，可治脾腎陽虛，水氣內停；與桂枝、炙甘草同用，可治中陽不足，胸脇支滿，目眩心悸；與橘皮、大腹皮、生薑同用，可治婦女妊娠脾虛浮腫；與澤瀉、桑白皮、大腹皮、檳榔等同用，可治水腫，喘滿倚息，不得平臥，飲食不下；與豬

苓、澤瀉、桂枝同用，可治水濕停蓄證；與人參、甘草同用，可治脾胃氣虛，面色晄白，語聲低微，四肢乏力；與人參、陳皮、半夏、甘草同用，可治脾胃氣虛兼有痰濕，噁心嘔吐，胸脘痞悶。然二藥配伍，甘淡利濕，內有濕熱或舌赤少津者慎用。

【名方舉例】 實脾飲（《重訂嚴氏濟生方》）厚朴6克，白朮6克，木瓜6克，木香6克，草果仁6克，大腹皮6克，附子6克，白茯苓6克，炮乾薑6克，炙甘草3克。加生薑、大棗，水煎服。功用：溫陽健脾，行氣利水。主治：陽虛水腫證。肢體浮腫，頭身以下更甚，胸腹脹悶，口不渴，畏寒肢冷，食少身重，尿少便溏，舌淡苔膩，脈沉遲。現代醫學常用於治療慢性腎小球腎炎、心源性水腫、肝硬化腹水等屬陽虛者。

16.益智仁　茯苓：溫脾益腎，固精縮尿

【配伍分析】 益智仁辛溫收攝，溫腎陽，縮小便，固腎精，止白濁，主守主靜，易留濕濁；茯苓甘淡不和，益脾氣，利水濕，主走主動。二藥伍用，一利一澀，一動一靜，相互制約，相互促進，溫澀不留濕，利濕不傷正，脾腎兼補，縮利並用，共奏溫脾益腎，固精縮尿之功。

【用藥經驗】 二藥配伍，適用於①下元虛寒所致的膏淋，而見小便白濁，頻數無度，白如米泔，凝如膏糊者。②腎陽虛固精無力的遺精。③小兒遺尿。

益智仁常用3～6克，茯苓為10～15克。二藥配伍，與蓮蕊、半夏、縮砂仁、黃柏等同用，可治心腎火旺，夜夢遺精；與熟地、菟絲子、補骨脂、製附子等同用，可

治腎陽不足的小便頻數、遺尿、腰酸、形寒；與萆薢、石菖蒲、烏藥等同用，可治下焦虛寒，濕濁下注，膏淋白濁。然二藥配伍，陰虧津少者慎用，濕熱下注者忌用。

【名方舉例】 鞏堤丸（《景岳全書》）熟地黃60克，菟絲子60克，炒白朮60克，五味子30克，益智仁30克，茯苓30克，補骨脂30克，製附子30克，炒韭子30克。為細末，山藥打糊為丸，每服9克，空腹開水或溫酒送下。功用：溫陽益腎，固精止遺。主治：命門火衰，腎陽不足所致的小便頻數，遺尿或排尿不禁，腰酸，形寒，脈虛軟而遲者。現代醫學可用於治療腎功能減退引起的夜尿增多，老人排尿失禁及小兒習慣性遺尿等病證。

17.菟絲子 茯苓：健脾益腎，固精止遺

【配伍分析】 菟絲子甘溫，既能助陽又能益陰且有固精縮尿，明目止瀉之功，守而不走，主補主靜；茯苓甘淡，健脾補中，利水滲濕，走而不守，主走主動。二藥伍用，動靜相濟，脾腎兼施，溫澀不留邪，利濕不傷正，共奏健脾益腎，固精止遺之功。

【用藥經驗】 二藥配伍，適用於①脾腎虛弱，精關不固，遺精，泄瀉，白帶等症。②脾虛泄瀉，四肢缺力。

菟絲子常用10～15克，茯苓為10～15克。二藥配伍，與煅牡蠣、金櫻子同用，可治腎虛遺泄滑精，腰膝酸軟，面白少華；與山藥、蓮肉、五味子同用，可治脾腎兩虛，遺精白濁，婦女帶下；與芡實、蓮鬚、五味子同用，可治精關不固，遺精，或膀胱不約，小便頻數；與白朮、蓮肉、五味子、杜仲等同用，可治脾腎虛損，不能

收攝，夢遺精滑，身體困倦。然二藥配伍，肝火偏盛，濕熱下注，痰火內蘊引起的遺精忌用。

【名方舉例】 治遺精方（《慈禧光緒醫方選議》）熟地9克，澤瀉9克，丹皮2.4克，雲茯苓3克，山藥3克，棗皮3克，芡實3克，菟絲子3克，杜仲3克，巴戟3克，豬油3克。上藥研粗末，水煎服。功用： 健脾益腎，固精止遺。主治： 脾腎不足、遺精。現代醫學可用於治療遺精、滑精、性功能減退、陽痿、男子不育等病症。

18.益智仁　萆薢：溫腎利濕，分清化濁

【配伍分析】 益智仁辛溫而澀，暖腎壯陽，固精縮尿，主守主靜； 萆薢苦平，利濕而分清去濁，祛風而舒筋通絡，主走主動。二藥伍用，一利一澀，一靜一動，溫澀不留濕，利濕不傷陰，共奏溫腎利濕，分清化濁之功。

【用藥經驗】 二藥配伍，適用於①下元虛寒，小便頻數，遺尿白濁。②腎虛白帶。

益智仁常用3～6克，萆薢為10～15克。二藥配伍，與黃連、茯苓、黃柏、豬苓等同用，可治下焦濕熱所致的小便混濁，遺精； 與熟地、菟絲子、炒白朮、製附子等同用，可治腎陽不足所致的小便頻數，腰酸形寒，遺尿或排尿不禁； 與天麻、牛膝、杜仲、羌活等同用，可治風濕痹痛，手腳麻木，步履艱難； 與石菖蒲、烏藥、茯苓、甘草梢同用，可治小便頻數混濁，口乾不飲。然二藥配伍，性苦溫，膀胱濕熱壅盛的白濁、膏淋慎用。

【名方舉例】 萆薢分清飲（《丹溪心法》）益智仁9克，川萆薢9克，石菖蒲9克，烏藥9克。上銼，每服

15克，入煎，入鹽0.5克，食前服。亦可作湯劑水煎服。功用：溫腎利濕，分清化濁。主治：下焦虛寒，濕濁下注，膏淋白濁，小便頻數，混濁不清，白如米泔，稠如膏糊，舌淡苔白，脈沉。現代醫學常用於治療乳糜尿、慢性前列腺炎屬下焦虛寒者，對婦女寒濕帶下亦可選用，並酌加熟附子、肉桂、菟絲子、茯苓等藥。

19. 製首烏　刺蒺藜：益腎固精，平肝散風

【配伍分析】 製首烏苦甘而澀，溫而不燥，補肝腎，益精血，健筋骨。主補主守主靜；刺蒺藜苦泄平肝，辛散疏肝祛風，主瀉主走主動。二藥伍用，一補一瀉，一守一走，一靜一動，相互制約，相互為用，共奏益腎固精，平肝散風之效。

【用藥經驗】 二藥配伍，適用於①精血不足。血不上榮所致頭昏、頭痛、失眠、健忘。②中風後半身不遂，筋骨拘攣。

何首烏常用10～30克，刺蒺藜為5～10克。二藥配伍，與枸杞、杜仲、當歸、川芎等同用，可治精虛頭痛頭昏；與女貞子、懷牛膝、黑芝麻、生地等同用，可治肝腎陰虛，手指麻木，腰酸足軟；與當歸、遠志、酸棗仁、人參等同用，可治失眠、健忘。然二藥配伍，性苦泄，大便溏泄忌用。

【名方舉例】 養陰息風湯（《先醒齋醫學廣筆記》）桑葉6克，菊花9克，黑芝麻12克，白蒺藜9克，生地9克，製首烏15克，天冬9克，女貞子9克，懷牛膝6克，柏子仁6克。水煎服。功用：養陰滋液，平肝息風。

主治：中風後半身不遂，筋脈拘攣，以及肝腎陰虛，血燥生風，手指麻木，腰酸足軟等。

現代醫學可用於治療流行性B型腦炎，流行性腦脊髓膜炎等病後期出現的肢體抽搐、手足拘攣屬於肝腎陰虛者，原發性高血壓，腦中風，低血鈣手足搐弱等。

20.蒲黃　滑石：化瘀泄熱，通淋止血

【配伍分析】 蒲黃甘平，長於澀斂，祛瘀止血，利尿通淋，靜中有動；滑石甘寒而滑，寒能清熱，滑能利竅，能清胃而下通膀胱，清解暑熱，利尿通淋，走而不守為動藥。二藥伍用，一以靜中有動，一以純動，動靜結合，相互制約，相互為用，共奏化瘀泄熱、通淋止血之功。

【用藥經驗】 二藥配伍，適用於①瘀阻下焦，小便不利，莖中疼痛。②下焦濕熱，小便不暢，淋漓刺痛。③尿瀦留。

蒲黃常用3～10克，包煎，滑石為9～24克。二藥配伍，與大黃、萹蓄、瞿麥、車前草等同用，可治濕熱蘊結膀胱，排尿艱澀；與冬葵子、生地、小薊等同用，可治血淋；與琥珀、澤瀉、瞿麥、萹蓄等同用，可治尿瀦留。然二藥配伍，性滑利，脾胃氣虛、滑精、熱病傷陰、孕婦忌用。

【名方舉例】 蒲灰散（《金匱要略》）蒲黃12克，滑石6克。上藥共研粗末，每服3克，每日服3次；亦可用飲片作湯劑水煎服。功用：化瘀泄熱，通淋止血。

主治：小便不利，莖中疼痛等。

現代醫學常用於治療泌尿系統感染、尿路結石、尿瀦留、前列腺肥大、血精、淋證、黃疸性肝炎等。

21.花蕊石　三七：化瘀止血，活血定痛

【配伍分析】 花蕊石酸澀收斂，辛能行散，入肝經血分，長於化瘀收澀止血，能守能走，靜中有動；三七甘溫微苦，活血祛瘀，消腫止痛，具有止血不留瘀的特長，主動主走。二藥伍用，一以靜中有動，一以純動，動靜結合，動多靜少，止血而不留瘀，活血而不出血，共奏化瘀止血，活血定痛之功。

【用藥經驗】 二藥配伍，適用於①咯血吐血，衄血崩漏。②跌打損傷，瘀滯腫痛。

花蕊石常用10～15克，三七為3～10克。二藥配伍，與香附、鬱金、陳皮、枳實同用，可治氣滯血瘀者；與桂枝、乾薑、肉桂同用，可治寒凝血瘀者；與黃芩、山梔、丹皮、黃連等同用，可治熱灼血瘀者；與蒼朮、半夏、南星等同用，可治痰聚瘀阻者；與黨參、黃耆、白朮等同用，可治氣虛血瘀者；與乳香、沒藥、三棱、莪朮等同用，可治瘀重痛甚者。然二藥配伍，無瘀滯者忌用。

【名方舉例】 化血丹（《醫學衷中參西錄》）煅花蕊石9克，三七6克，血餘炭3克，共研細末，分2次沖服，亦可作湯劑水煎服。功用：化瘀止血。主治：咯血、吐血、衄血，二便下血。

現代醫學常用於治療肺結核、支氣管擴張、胃黏膜脫垂、胃及十二指腸潰瘍、腎炎、腎結核、腎結石、子宮肌瘤、功能性失調性子宮出血等症所致的各種出血症。

22.熟地　細辛：補腎強腰，祛寒止痛

【配伍分析】 熟地味甘性微溫，補血生津，滋養肝腎，且能填精補髓；細辛辛散溫通，祛風散寒而止痛。二藥伍用，一守一走，一靜一動，熟地之滋潤可制細辛之燥散，使之散而無過，細辛之辛能去熟地之呆膩，使之補而不滯，潤燥並用，補散兼施，互制其短而展其長，共奏補腎強腰，祛寒止痛之功。

【用藥經驗】 二藥配伍，適用於①腎虛腰痛或風濕腰痛而有陰虛見症者。②血虛頭痛。

細辛常用1～3克，熟地為9～15克，大量時可用30～60克。二藥配伍，與防己、知母、黃連、羌活、白朮等同用，可治風濕襲表，頭痛身痛，發熱口乾；與黃耆、當歸、桑寄生、川芎等同用，可治血虛頭痛；與人參、當歸、茯苓、白朮、五味子等同用，可治五臟痹；與獨活、桑寄生、川芎、生薑等同用，可治肝腎兩虧，腰膝疼痛，肢節屈伸不利。然二藥配伍，陰虛陽亢，氣滯多痰、食少便溏者忌用。

【名方舉例】 獨活寄生丹（《沈氏尊生書》）獨活9克，寄生6克，杜仲6克，牛膝6克，細辛6克，熟地黃10克，秦艽6克，茯苓6克，防風6克，人參6克，甘草6克，當歸6克，芍藥6克，生薑3克。水煎服（原方作丹劑，藥的用量不同）。功用：祛風濕，止痹痛，益肝腎，補氣血。主治：痹證日久，肝腎兩虧，氣血不足，腰膝疼痛，肢節屈伸不利，或麻木不仁，畏寒喜溫，舌淡苔白，脈象細弱。現代醫學常用於治療坐骨神經痛、腰背或

四肢的慢性勞損、關節痛、類風濕關節炎、骨關節炎、強直性脊柱炎、腰椎骨質增生症。

23.滑石 甘草：清熱解暑，利尿通淋

【配伍分析】 滑石甘寒體滑，能清胃而下通膀胱，清解暑熱，利濕通淋，走而不守為動藥；生甘草甘平，清心解毒，甘緩而守為靜藥。二藥配伍，一靜一動，甘寒生津，清暑不留濕，利濕不傷津，共奏清熱解暑，利尿通淋之功。

【用藥經驗】 二藥配伍，適用於①感受暑濕，而見身熱煩渴、小便不利或泄瀉者。②濕熱蘊結膀胱的淋證。③疹熱大盛，紅紫黑陷，狂言引飲者。

滑石常用10～20克，甘草為3～6克。二藥配伍，與辰砂、燈芯草同用，可治暑濕證兼見心悸怔忡，失眠多夢；與青黛同用，可治肝膽鬱熱夾暑濕的目赤咽痛，或口舌生瘡；與薄荷同用，可治暑濕證兼見微惡風寒，頭痛頭脹，咳嗽不爽者；與生側柏葉、生車前、生藕節同用，可治血淋；與車前、萹蓄、大黃、山梔等同用，可治濕熱淋證，尿頻尿急，淋瀝不暢。然二藥配伍，性沉寒而滑利，陰虛，內無濕熱，小便清長者忌用；孕婦不宜用。

【名方舉例】 六一散（《傷寒直格》）滑石1 80克，甘草30克。上藥研為細末，每服9～1 8克，溫開水或加蜜少許調服；或布包水煎服。功用：清暑利濕。主治：感受暑濕，身熱煩渴，小便不利，或嘔吐泄瀉；亦治膀胱濕熱，小便赤澀淋痛以及砂淋等。現代醫學常用於治療中暑、泌尿系結石、尿路感染、小兒消化不良、口瘡等。

第七章　潤燥互用配合

潤燥互用配伍，是指辛香苦燥藥與陰柔滋潤藥並用的配伍方法。臨床上主要適用於①時病，如濕溫病、伏暑病之中後期。一方面濕蘊不化，氣機被阻，不得流通；另一方面，陰津日耗，又不能單純使用辛香苦燥之藥以理氣化濕，須潤燥互用，才能除疾不傷正。②雜病。主要針對肺、胃、腎的病證，肺為嬌臟，胃喜濕惡燥，腎為水火之臟。用藥時，宜潤燥得宜方能兼顧臟腑之特性。

臨床使用潤燥互用配伍時，遣藥須把握如下幾點：

①熟知藥性，合理配用。

石壽棠云：「病有燥濕，藥有燥潤，凡體質柔而軟，有汁有油者皆潤，體質乾脆，無汁無油者皆燥。然，潤有辛潤、溫潤、平潤、涼潤、寒潤之殊；燥有辛燥、溫燥、熱燥、平燥、涼燥、寒燥之異。又有微潤、甚潤、微燥、甚燥之不同。」並把藥物進行了歸類。

辛潤指：杏仁、牛蒡、桔梗、葛根、細辛、前胡、防風、青蒿、紫菀、百部、當歸、川芎、桃仁、紅花、茺蔚子、白芷、鮮石菖蒲、遠志、鮮鬱金、蜀漆、僵蠶、芥子、萊菔子、蘇子、薤白、生薑、豆豉、蔥白、芹菜汁、韭汁之類；

溫潤如：黨參、高麗參、黃耆、白朮、蓯蓉、枸杞、山萸、菟絲、蘆巴、巴戟天、桑椹、金櫻子、五味子、桂圓、大棗、胡桃、鹿茸、鹿膠、羊腎、海參、淡菜、紫河車之類；

平潤如：南北沙參、東洋參、熟地、首烏、芍藥、玉竹、百合、沙菀、柏子仁、酸棗仁、甜杏仁、冬瓜仁、麻仁、亞麻仁、黑芝麻、烏梅、蜂蜜、飴糖、阿膠、燕窩、豬膚、鴨腸、人乳之類；

涼潤如：乾地黃、元參、天冬、麥冬、西洋參、鮮石斛、女貞子、銀花、菊花、鮮桑葉、蒲公英、知母、荷葉、竹瀝、竹茹、竹葉、淡竹葉、蘆根、白茅根、懷牛膝、川貝母、枇杷葉、瓜蔞、花粉、海藻、昆布、柿霜、紫草、白薇、梨汁、蔗汁、荸薺汁、露水、龜板、鱉甲、牡蠣、決明、文蛤、海浮石、童便之類；

寒潤如：石膏、鮮地黃、犀角、羚羊角、蚌水、豬膽汁之類；

辛燥如：羌活、獨活、蘇葉、荊芥、薄荷、藿香、佩蘭、香菇、木香、香附、麻黃、桂枝、牽牛、芫花之類；

溫燥如：蒼朮、厚朴、半夏、南星、蔻仁、砂仁、益智仁、破故紙、山楂、青皮、陳皮、檳榔之類；

燥熱如：附子、肉桂、乾薑、炮薑、吳萸、椒目之類；

平燥如：茯苓、琥珀、通草、苡仁、扁豆、山藥、甘草、神麴、炒穀芽、豬苓、澤瀉、川牛膝、萆薢、茵陳、防己、豆捲、蠶砂、車前子、海金沙之類；

涼燥如：連翹、梔子、霜桑葉、丹皮、地骨皮、釵石斛、滑石、寒水石、柴胡、升麻、蟬蛻、鉤藤、槐米、枳殼、枳實、葶藶子之類；

寒燥如：黃連、黃芩、黃柏、木通、苦參、金鈴子、龍膽草、大黃、玄明粉、大戟、甘遂之類。

這種藥品分類法是建立在「潤藥得春秋冬三氣者多，得夏氣者少；燥藥得夏秋冬三氣者多，得春氣者少。燥藥得天氣多，故能治濕；潤藥得地氣多，故能治燥。」的藥品與氣候生長環境上，可供臨床配藥參考。

②立法遣藥，注重權變。

醫者意也，病純者用藥純，病雜者用藥雜。有病雖雜而出於一源，則立方要有專主；有病雖純而夾以他病，則立方要有變通。燥病須防其夾濕，濕病須防其化燥，觀其以往，以治其現在；治其現在，須顧其將來。寒燥當用濕潤藥，熱燥當用涼潤藥，寒熱之別，固當分明；標本輕重，尤宜權變。

1.黃連　知母：清熱瀉火，滋陰潤燥

【配伍分析】 黃連大苦大寒，不僅能燥泄胃腸之濕熱，又能清心胃之實火而解毒；知母甘寒質潤，清熱降火，除煩止渴，既能清泄肺火，又能潤燥止咳。二藥伍用，一燥一潤，相使為用，清熱不傷陰，滋陰不礙邪，共收清熱瀉火，滋陰潤燥之功。

【用藥經驗】 二藥配伍，適用於①暑熱耗津，身熱汗多，心煩口渴。②胃火亢盛致口渴多飲，消穀善饑。③心火上炎之不寐，口糜等症。

黃連常用3～6克，知母為6～9克。二藥配伍，與天冬、麥冬、朱砂同用，可治膽虛氣滯，化火擾心，膽

怯心驚，煩躁口苦；與黃芩、柴胡、龍膽草、麥冬等同用，可治膽氣上溢的膽癉，口中常苦，小便赤澀；與生地黃、黃芩、甘草同用，可治太陽、少陽合病，伏陽上沖，變為狂病；與山梔、防風、牛蒡子、石膏等同用，可治心經火旺，酷暑時生天瘡，發及遍身者；與竹葉、荷梗、西瓜翠衣、西洋參等同用，可治暑熱傷人，體倦氣少，口渴汗多。然二藥配伍，性苦寒，脾胃虛寒者忌用。

【名方舉例】 清暑益氣湯（《溫熱經緯》）西洋參5克，石斛15克，麥冬9克，黃連3克，竹葉6克，荷梗15克，知母6克，甘草3克，粳米15克，西瓜翠衣30克。水煎服。功用：清暑益氣，養陰生津。主治：暑熱耗氣傷津，身熱汗多，心煩口渴，小便短赤，體倦少氣，精神不振，脈虛數者。

現代醫學常用於治療夏季熱、夏月感冒、肺炎等。

2.草果　知母：溫中燥濕，滋陰清熱

【配伍分析】 草果辛香燥烈，芳香辟穢，既能燥濕散寒，又能除痰截瘧；知母苦寒清熱瀉火，甘寒滋陰潤燥。二藥合用，潤燥相濟，一陰一陽，取草果治太陰獨勝之寒，知母治陽明獨勝之火，燥不傷陰，潤不助濕，共奏溫中燥濕，滋陰清熱之功。

【用藥經驗】 二藥配伍，適用於①瘟疫或瘧痰，表裏不和，乍寒乍熱，苔垢膩。②痰濕阻於膜原，胸膈痞滿，心煩懊憹，頭眩口膩。

草果常用3～6克，知母為6～12克。二藥配伍，與常山、柴胡、檳榔、厚朴同用，可治瘧疾；與荷梗、山

梔、厚朴、檳榔同用，可治痰濕阻於膜原，胸膈痞滿，咳痰黏稠；與白薇、黑梔子、黃芩、甘草同用，可治瘟疫頭痛煩躁，寒少熱多，日久不退；與佩蘭、茵陳蒿、大青葉、板藍根等同用，可治流行性感冒的胸脘痞悶，肢體重倦。然二藥配伍，無濕熱者忌用。

【名方舉例】 達原飲（《瘟疫論》）檳榔6克，厚朴3克，草果1.5克，知母3克，白芍3克，黃芩3克，甘草1.5克。水煎服。功用：開達膜原，辟穢化濁。主治：瘟疫或瘧疾，邪伏膜原，憎寒壯熱，或每日3次，或每日1次，發無定時，胸悶嘔惡，頭痛煩躁，脈弦數，舌苔垢膩。

現代醫學常用於治療瘧疾、流行性感冒、布魯菌病、高熱、淋證、濕熱痢、小兒病毒性腸炎、黃疸型肝炎、失眠等。

3.杏仁　橘紅：燥濕化痰，止咳平喘

【配伍分析】 杏仁苦溫多脂，疏利開通，功具潤肺降氣，止咳平喘；橘紅苦溫辛行，燥濕理氣化痰。二藥伍用，一潤一燥，一疏一降，燥濕化痰不傷肺陰，潤肺降氣不助濕痰，共奏燥濕化痰、止咳平喘之功。

【用藥經驗】 二藥配伍，適用於①外感濕邪，濕滯胸膈，咳嗽有痰，氣逆而喘。②肺熱咳嗽，痰多氣促，胸中滿悶。

杏仁常用3～10克，橘紅3～9克。二藥配伍，與甜葶藶、半夏、秦艽、炙甘草同用，可治肺癆實熱，面目苦腫，煩熱頰赤，咳嗽喘急；與瓜蔞、貝母、麥冬、桔梗等同用，可治肺熱咳嗽，痰多氣促，胸中滿悶；與白芥

子、半夏、茯苓、生薑等同用，可治風寒咳嗽，痰滯氣逆。然二藥配伍，性苦溫，熱痰咳喘忌用。

【名方舉例】 六安煎（《景岳全書》）半夏9克，橘紅9克，白茯苓9克，生薑3克，水煎服。功用：燥濕化痰，炙甘草5克，杏仁9克，白芥子9克，止咳平喘。主治：風寒咳嗽及非風初感，痰滯氣逆症。

現代醫學常用於治療支氣管哮喘、肺炎等。

4.杏仁　厚朴：下氣祛痰，燥濕除滿

【配伍分析】 杏仁苦溫而多脂，入肺經而善降氣行痰，止咳平喘；厚朴辛散苦泄，下氣降逆，燥濕除滿。二藥伍用，一潤一燥，濕去則痰無以生，痰消則肺氣自利，喘咳自平，共奏下氣祛痰、燥濕除滿之功。

【用藥經驗】 二藥配伍，適用於①濕邪阻遏上中二焦，氣機不利，水濕聚而成痰，上貯於肺之咳嗽，痰多喘急，脘悶之症。②外感風寒表虛，氣喘咳嗽，咳吐白痰。

杏仁常用5～10克，厚朴為5～10克。二藥配伍，與白芍、桂枝同用，可治咳嗽氣急，怕冷，腹脹；配麻黃、半夏同用，可治濕痰內阻，胸悶咳喘；與麻黃、生石膏、製半夏同用，可治咳嗽氣喘；與半夏、枳殼、白朮同用，可治術後噁心嘔吐，脘腹脹痛；與黃連、通草、半夏、車前子、滑石同用，可治秋季腹瀉。然二藥配伍，只宜於氣滯、痰阻之咳喘，若肺氣虛或陰虛咳喘則不宜使用。

【名方舉例】 桂枝加厚朴杏子湯（《傷寒論》）桂枝9克，炙甘草6克，白芍9克，生薑9克，大棗7枚，厚朴

6克，杏仁9克。水煎服。功用：解肌祛風，降氣定喘。主治：外感風寒表虛，頭痛發熱，汗出惡風，氣喘，咳嗽，咳吐白痰，舌苔白滑，脈浮緩。

現代醫學常用於治療感冒、支氣管炎、支氣管哮喘、腺病毒性肺炎等。

5.杏仁　貝母：清肺化痰，止咳平喘

【配伍分析】 杏仁辛苦微溫，辛能散邪，苦可下氣，溫可宣滯，長於宣降肺氣，止咳平喘；貝母苦甘微寒，甘以潤燥，苦以化痰，長於清化熱痰。二藥伍用，一溫一寒，一潤一降，一以治氣，一以治痰，辛散苦燥，甘寒潤養，潤燥互用，共收清肺化痰，止咳平喘之功。

【用藥經驗】 二藥配伍，適用於①肺虛久咳，痰少咽燥等症。②外感風寒，痰熱鬱肺，咳嗽不已，咳吐黃痰等。

杏仁常用6～10克，貝母為6～10克。二藥配伍，與麥冬、款冬花、紫菀同用，可治小兒咳嗽氣急；與桔梗、紫菀、甘草同用，可治傷寒暴咳，喘急，欲成肺癆，勞嗽；與黃芩、石膏、瓜蔞、枳殼等同用，可治肺胃鬱火，咳嗽痰黃，面赤脈數；與知母、甜葶藶、半夏、橘紅等同用，可治肺癆實熱，咳嗽喘氣，煩熱頰赤；與馬兜鈴、桔梗、牛蒡子、桑葉等同用，可治熱爍肺金，咳逆胸悶，身體發熱；與桔梗、甘草、款冬花、牛蒡子等同用，可治痘疹肺熱，喘嗽吐痰；與紫蘇、前胡、枳殼、黃芩等同用，可治傷寒，發熱憎寒，頭疼有汗，咳嗽聲重；與蛤蚧、人參、知母、炙甘草等同用，可治咳久氣

喘，痰稠色黃，形體羸瘦。然二藥配伍，性潤苦下，脾虛便溏者忌用。

【名方舉例】 桑杏湯（《溫病條辨》）桑葉3克，杏仁4.5克，沙參6克，貝母3克，香豉3克，梔皮3克，梨皮3克。水煎服。功用：清宣溫燥，潤肺止咳。

主治：外感溫燥，邪在肺衛，身不甚熱，乾咳無痰，咽乾口渴，右脈數大。現代醫學常用於治療上呼吸道感染、百日咳、肺結核咯血等。

6.陳皮　蘇子：消痰順氣，除喘定嗽

【配伍分析】 陳皮辛苦性燥，辛散苦降，芳香醒脾，長於行肺經氣滯而燥濕化痰，且理氣和胃；蘇子富含油脂，味辛性潤，溫中降逆而消痰，潤肺止咳而平喘。二藥伍用，一燥一潤，一行一降，燥濕化痰而不傷陰，潤肺止咳而痰易化，共奏除喘定嗽，消痰順氣之功。

【用藥經驗】 二藥配伍，適用於①脾肺氣滯，肺失宣肅，痰多氣逆而見咳喘並作，胸膈滿悶之症。②痰濁中阻，胃氣上逆而致嘔逆、吐噦等。③津枯腸燥，大便不通。

陳皮常用3～9克，蘇子為6～9克。二藥配伍，與知母同用，可治津枯腸燥，大便秘結；與厚朴、半夏同用，可治痰涎壅盛，喘咳上氣，胸膈滿悶；與香附、甘草同用，可治外感風寒，內傷飲食；與大腹皮、當歸、白芍等同用，可治妊娠子懸，胎動不安；與藿香、半夏、生薑同用，可治魚蟹中毒所致的嘔吐、腹脹；與川貝、百部、杏仁、半夏等同用，可治小兒百日咳；與香

附、旋覆花、半夏、薏苡仁等同用，可治伏暑濕溫，飲停脇下，或咳或不咳，寒熱如瘧狀；與南星、半夏、麥芽、山楂、黃連等同用，可治一切痰飲咳嗽，頭暈目眩，胸膈痞悶，食積酒積；與天花粉、杏仁、麥冬、生地等同用，可治肺熱咳嗽，痰多氣促，口舌乾燥；與半夏、前胡、當歸、香附等同用，可治痰鬱喘滿，脈沉而滑。然二藥配伍，性溫而滑，陰虛津少及脾虛便溏者慎用。

【名方舉例】 蘇子降氣湯（《太平惠民和劑局方》）蘇子75克，半夏75克，當歸45克，炙甘草60克，前胡30克，厚朴30克，肉桂45克，陳皮45克。上藥共研粗末。每服6克，加生薑2片，大棗1枚，蘇葉5片，水煎服。亦可改作湯劑水煎服，各藥用量按原方比例酌減。

功用：降氣平喘，祛痰止咳。主治：上實下虛的痰涎壅盛，咳喘短氣，胸膈滿悶；或腰痛腳弱，肢體倦怠；或肢體浮腫，舌苔白滑或白膩。

現代醫學常用於治療慢性支氣管炎、支氣管哮喘、肺氣腫、肺源性心臟病。

7.陳皮　當歸：健脾和胃，調氣和血

【配伍分析】 陳皮辛散苦降，芳香走竄，理氣化痰，兼可健脾和胃，以資氣血生化之源；當歸氣輕味濃質潤，人心肝能生陰化陽，養血柔筋，兼可溫通經脈，以暢氣血之用，為補血活血之要藥。

二藥伍用，陳皮性燥，當歸性潤，潤燥結合，當歸得陳皮，緩其滋膩之性，補而不壅滯，陳皮得當歸，制其辛散之弊，散而不耗氣，相輔相成，瘀者可通，虛者可補，

共奏健脾和胃，調氣和血之功。

【用藥經驗】 二藥配伍，適用於①心肝血虛，面色萎黃，眩暈心悸。②氣滯血瘀，月經不調，痛經，經閉等症。

陳皮常用6～12克，當歸為5～15克。二藥配伍，與香附、熟地、川芎、澤蘭同用，可治婦女氣血阻滯，月經不調，經期腹痛；與人參、白朮、熟地、杜仲等同用，可治妊娠期陰道流血，腰腹墜脹；與五味子、人參、地黃、知母等同用，可治下後傷陰，氣血虧損；與人參、黃耆、白朮、五味子等同用，可治痘瘡已潰，不能收斂，肌肉瘦削，倦怠無力；與蘇子、半夏、厚朴、沉香等同用，可治上盛下虛，痰涎壅盛，胸膈噎塞。然二藥配伍，調氣和血時多行氣，當歸稱之為血中之氣藥，婦女月經期間慎用。

【名方舉例】 胎元飲（《景岳全書》）人參6克，白朮9克，陳皮6克，炙甘草6克，當歸9克，白芍9克，熟地9克，杜仲9克。水煎服。功用：補氣養血，固腎安胎。主治：妊娠期陰道少量流血、色淡紅、質稀薄；或腰腹脹痛或墜脹；伴神疲肢倦，面色蒼白，心悸氣短，舌質淡，苔薄白，脈細滑。

現代醫學常用本方治療先兆流產、習慣性流產、胎兒宮內發育遲緩、月經不調等。

8.川芎　當歸：活血祛瘀，養血和血

【配伍分析】 川芎辛溫而燥，善於行走，有活血行氣，祛風止痛之功；當歸甘補辛散，苦泄溫通，質潤而

膩，補中有動，養血中有活血之力。川芎偏於行氣散血，當歸偏於養血和血，二藥伍用，活血、養血、行血三者並舉，潤燥相濟，當歸之潤可制川芎辛燥，川芎辛燥又防當歸之膩，使祛瘀而不耗傷氣血，養血而免致血壅氣滯，共奏活血祛瘀，養血和血之功。

【用藥經驗】 二藥配伍，適用於①脇痛胸痹，癰疽瘡瘍，跌仆瘀腫。②血虛、血瘀頭痛、月經不調、痛經、經閉等。③產後瘀血腹痛。④風濕痹痛。

川芎常用6～10克，當歸為3～12克。二藥配伍，與熟地、白芍、藁本、防風等同用，可治目為物傷，血虛頭痛；與乳香、血竭、自然銅等同用，可治跌打損傷，腫脹疼痛；與桃仁、乾薑、炙甘草同用，可治產後血虛受寒，惡露不行，小腹冷痛；與吳茱萸、人參、桂枝、丹皮等同用，可治衝任虛寒，瘀血阻滯，漏下不止，月經不調；與白芍、茯苓、白朮、澤瀉同用，可治妊娠腹中綿綿作痛；與桃仁、紅花、威靈仙同用，可治痹證日久，瘀血阻滯所致肢節疼痛；與黃耆、地龍、赤芍、紅花等同用，可治中風後遺症，半身不遂；與肉桂、牛膝、車前子、紅花同用，可治久產不下，胎死不動；與秦艽、羌活、牛膝、桃仁等同用，可治氣血痹阻經絡所致的肩痛、臂痛、腰痛、周身疼痛；與小茴香、乾薑、延胡索、肉桂等同用，可治少腹瘀血積塊疼痛；與五靈脂、桃仁、枳殼、赤芍等同用，可治瘀在膈下，形成積塊，痛處不移；與桔梗、柴胡、枳殼、桃仁等同用，可治胸脇瘀滯刺痛，痛有定處。然二藥配伍，辛溫升散，氣虛氣弱，氣逆嘔吐、肝陽頭痛、月經過多等證，均當慎用。

【名方舉例】 補肝湯（《醫宗金鑒》）當歸10克，白芍10克，熟地10克，川芎6克，炙甘草6克，木瓜6克，酸棗仁6克。水煎服。功用：補肝養筋明目。主治：肝血不足，筋緩手足不能收持，目視物不清，舌質淡，脈弦細。現代常用於治療腓腸肌痙攣、末梢神經炎、肢體抽動症、小兒夜盲症、頸椎病、慢性肝炎、格林一巴厘綜合徵、神經衰弱、失眠健忘等。

9.蒼朮　當歸：燥濕健脾，補血和血

【配伍分析】 蒼朮芳香辛散，苦溫燥烈，長於燥濕健脾，且祛風散寒除濕；當歸甘辛而溫，質地滋潤，補血活血而能消腫止痛，且有散寒功效。二藥伍用，一潤一燥，相制相成，蒼朮得當歸則不慮其燥烈傷陰；當歸得蒼朮亦不致滋膩礙脾，共奏燥濕健脾，補血和血，散寒止痛之功。

【用藥經驗】 二藥配伍，適用於①心肝血虛，面色萎黃，眩暈心悸，或血虛兼瘀之月經不調，痛經，經閉等症。②濕痹，關節疼痛，重著麻木。③肝血不足，眼目昏澀。

蒼朮常用6～10克，當歸為5～15克。二藥配伍，與木賊、枳實、草決明、穀精草等同用，可治睛腫旋螺突出，青盲有翳；與陳皮、川芎、桃仁、木香、砂仁等同用，可治產後惡露上沖，胸脘痞滿，時時作噦；與薏苡仁、麻黃、桂枝、白芍等同用，可治濕痹疼痛，痛有定處；與川芎、川烏、乳香、沒藥等同用，可治寒濕痹阻，關節疼痛，屈伸不利。然二藥配伍，味辛而溫，風熱

目疾，陰虛內熱者忌用。

【名方舉例】 薏苡仁湯（《張氏醫通》）薏苡仁15克，白芍9克，當歸15克，麻黃9克，桂枝9克，蒼朮15克，炙甘草6克，生薑6克。水煎服。功用：除濕利痹。主治：中風濕痹，關節煩痛。現代醫學常用於治療風濕性關節炎、類風濕性關節炎、坐骨神經痛等。

10.生地　黃連：滋陰瀉火，解毒消斑

【配伍分析】 生地黃，甘寒質潤，入腎經滋腎陰，益精血；苦寒泄熱，入心經，清熱涼血。黃連苦寒性燥，人心經瀉心火，解熱毒。二藥伍用，潤燥相濟，瀉火而不傷陰，滋陰而不留邪，黃連燥清膈上之熱，生地滋培下焦之陰，清上滋下，復水火既濟之用，共奏滋陰瀉火，解毒消斑之功。

【用藥經驗】 二藥配伍，適用於①肺熱津傷，煩渴多飲之消渴。②心中有熱，擾神津傷，心煩口乾等。③溫病，壯熱煩渴，咽喉腫痛。

生地黃常用10～15克，黃連為3～6克。二藥配伍，與棗仁、遠志、當歸、朱砂等同用，可治驚悸怔忡，失眠多夢；與琥珀、龍齒、遠志、茯神等同用，可治心悸失眠，善驚易怒；與當歸、黃耆、黃柏、熟地等同用，可治低熱盜汗，面赤心煩；與黃芩、丹皮、升麻、石膏等同用，可治胃經有熱，牙齦腫痛；與僵蠶、石膏、金銀花、山梔等同用，可治溫病，壯熱煩躁，咽喉不利；與青黛、山梔、柴胡、人參等同用，可治裏實表虛，陽毒發斑；與犀角、丹皮、元參、石膏等同用，可治痧痲雖

布，壯熱煩躁，咽喉腫痛腐爛；與犀角、丹皮、黃芩、赤芍等同用，可治上焦有熱，口舌生瘡，或血妄行的吐血、下血；與天花粉、藕汁同用，可治肺熱津傷，煩渴多飲的消渴病。然二藥配伍，性寒涼，脾胃虛寒者慎用，無熱證、消渴病的中、下消忌用。

【名方舉例】 黃連瀉心湯（《雲岐子脈訣》）黃連3克，生地黃9克，知母9克，黃芩6克，甘草3克。水煎服。功用：養陰瀉火。主治：傷寒、太陽、少陽相合，伏陽上沖，變為狂病，脈緊。

現代醫學常用於治療急性扁桃體發炎、口腔炎、精神分裂症與躁狂型精神病等。

11.生地　黃芩：滋陰清熱，涼血止血

【配伍分析】 生地甘寒質潤，清熱涼血而止血，且有養陰生津之功；黃芩苦寒，苦能燥泄，寒能清熱，功具清熱止血，涼血解毒之功。二藥伍用，潤燥相濟，滋陰不礙邪，涼血不留瘀，共奏滋陰清熱，涼血止血之功。

【用藥經驗】 二藥配伍，適用於①內熱亢盛，迫血妄行所致的吐血、衄血、咳血、便血、血崩等證。②肺熱咳嗽，乾咳無痰。③胎熱不安。

生地常用10～30克，黃芩為3～10克。二藥配伍，與黃連、丹皮、石膏、升麻同用，可治胃經有熱，牙齦腫痛，出血不止；與柴胡、當歸、丹皮、山梔等同用，可治肝膽鬱火，血熱妄行，目赤易怒，婦人崩漏；與知母、葛根、石膏、人參等同用，可治骨蒸勞熱；與丹皮、焦山梔、地榆、牡蠣等同用，可治婦女血崩，口燥

唇焦；與熟地、黃柏、續斷、山藥等同用，可治陰虛內熱，帶下淋濁，色赤帶血；與桑寄生、杜仲、菟絲子等同用，可治胎動不安；與白茅根、三七、仙鶴草、側柏葉等同用，可治肺熱咯血。然二藥配伍性寒，脾胃虛寒，少食便溏者忌用。

【名方舉例】 保陰煎（《景岳全書》）生地6克，熟地6克，黃芩4.5克，黃柏4.5克，芍藥6克，山藥4.5克，續斷4.5克，甘草3克。水煎服。

功用：涼血滋陰，清熱止血。主治：陰虛內熱，帶下淋濁，色赤帶血，血崩便血，月經先期，脈滑。

現代醫學常用於治療月經先期、功能性子宮出血、子宮頸炎、更年期綜合徵、先兆流產、習慣性流產、不孕症、陰挺等。

12.生地　黃柏：滋陰清熱，瀉火堅陰

【配伍分析】 生地黃甘寒質潤，入腎經，能滋陰降火，使陰生則熱自退，取「滋即為清」之義；黃柏苦寒沉降，瀉火堅陰，使火去不復傷陰，取「以瀉為補」之義。二藥伍用，潤燥結合，滋陰以清熱，瀉火以堅陰，補中寓瀉，瀉中寓補，共奏滋陰清熱，瀉火堅陰之功。

【用藥經驗】 二藥配伍，適用於①肝腎陰虛，虛火上炎，骨蒸潮熱，盜汗遺精等。②消渴病，以下消最為適宜。③下焦濕熱之尿血、便血、崩漏證。

生地常用15～1 8克，黃柏為9克。二藥配伍，與龜板、丹皮、側柏葉炭、地榆等同用，可治肝經血熱，迫血妄行的血崩，色紅量多；與人參、紫河車、龜板、杜

仲等同用，可治久病虛損，形體消瘦，潮熱盜汗；與龍骨、牡蠣、茯神、知母等同用，可治陰虛火旺、衝任損傷的崩漏，黑帶；與黃耆、浮小麥等同用，可治陰虛火旺，盜汗不止。然二藥配伍，性寒涼滋膩，脾胃虛弱，納差便溏者忌用。

【名方舉例】 當歸六黃湯（《蘭室秘藏》）當歸9克，生地黃12克，熟地黃12克，黃芩9克，黃柏6克，黃連3克，黃耆15克。水煎服。功用：滋陰瀉火，固表止汗。主治：陰虛有火，發熱盜汗，面赤心煩，口乾唇燥，便結溲黃，舌紅，脈數。

現代醫學常用於治療盜汗、低熱、遺精、甲狀腺功能亢進症、更年期綜合徵、原發性血小板減少性紫癜等。

13.生地　白朮：健脾益氣，養陰通便

【配伍分析】 生地黃苦寒質潤，養陰清熱涼血，潤腸通便；白朮甘溫苦下，益脾胃之氣運濕止瀉，且通便。《本草正義》謂白朮「能振動脾陽，而又疏通經絡，且以氣勝者，疏行迅利，本能致津液通便也。」二藥伍用，一燥一潤，陰陽並調，健脾與養陰共施，相制相濟，並行不悖，陽運陰布，調暢腑氣，共奏健脾益氣，養陰通便之功。

【用藥經驗】 二藥配伍，適用於①頑固性習慣性便秘。②痔瘡、脫肛、面色萎黃，積年不癒者。③脾氣虛弱，衝脈不固，婦女月經過多。

生地黃常用10～30克，白朮為30～60克，小劑量止瀉，大劑量通便。二藥配伍，與黃耆、當歸、桃仁、升

麻等同用，可治陰血虧虛，大便燥結，食不得下；與黃耆、人參、柴胡、羌活等同用，可治腸一下血，血出如箭；與地骨皮、黃柏、枸杞、知母等同用，可治產後骨蒸發熱；與當歸、白芍、烏梅、大棗等同用，可治心悸怔忡，失眠健忘，神疲乏力；與熟地、當歸、白芍、天冬等同用，可治男子衄血、便血，女子產後崩漏，失血過多；與升麻同用，可治習慣性便秘。然二藥配伍，白朮用量獨重，熱病引起的實熱便秘忌用。

【名方舉例】 安沖湯（《醫學衷中參西錄》）白朮18克，生地18克，生黃耆18克，生龍骨18克，生牡蠣18克，生杭芍18克，海螵蛸12克，茜草9克，川續斷12克。水煎服。功用：益氣健脾，安沖攝血。主治：脾氣虛弱，衝脈不固，婦女月經過多，經行時久，過期不止或不時漏下等。

現代醫學常用於治療功能性子宮出血、產後出血過多等病。

14.生地　丁香：養陰清熱，降逆止呃

【配伍分析】 生地黃甘寒質潤，養陰潤燥，涼血清熱；丁香辛溫芳香，溫中行氣，治呃逆，除胃寒瀉痢，暢七情五鬱。二藥伍用，寒溫並施，潤燥並用，相制相濟，共奏養陰清熱，降逆止呃之功。

【用藥經驗】 二藥配伍，適用於①頑固性呃逆屬胃熱傷陰者。②寒熱錯雜，胃氣上逆，呃聲低怯，下肢欠溫。

生地黃常用15克，丁香為3克。二藥配伍，與竹茹、

大棗、人參、石膏等同用，可治胃熱傷陰的呃逆乾嘔，苔薄黃者；與白芍、橘皮、旋覆花、柿蒂等同用，可治呃逆聲低，下肢欠溫。然二藥配伍，生地用量獨重，性偏寒，中虛寒滯，痰濁中阻的呃逆忌用。

【名方舉例】 加味降逆止呃湯（《中醫治法與方劑》）代赭石24克，旋覆花12克，橘皮15克，竹茹12克，丁香9克，生地黃15克，柿蒂9克，太子參12克，甘草9克，天冬9克，枇杷葉9克，白芍9克。水煎服。

功用：降逆止呃。主治：寒熱錯雜，胃氣上逆，呃逆，其聲低怯，下肢欠溫，口乾舌紅，苔薄脈細。

現代醫學常用於治療慢性胃炎、膈肌痙攣、妊娠惡阻、幽門不完全性梗阻嘔吐、腹部手術後呃逆不止等。

15. 貝母　半夏：化痰止咳，消痞散結

【配伍分析】 貝母苦寒，清熱化痰，潤肺止咳，且散結消腫；半夏辛散溫燥，能燥濕邪而化痰濁，消痞悶而散痰結。二藥伍用，一潤一燥，清熱則除濕聚成痰之因，燥濕則杜生痰之源，共奏化痰止咳，消痞散結之功。

【用藥經驗】 二藥配伍，適用於①各種濕痰咳嗽，偏寒偏熱均可酌情配合使用。②癰疽瘰癧。

貝母常用6～12克，半夏為3～10克。根據病性之寒熱酌情增減二藥的用量。二藥配伍，與黃芩、知母、瓜蔞同用，可治咳嗽痰多色黃者；與陳皮、茯苓同用，可治痰多色白如泡沫者；與葶藶子、蘇子、杏仁同用，可治咳喘劇烈者；與百部、款冬花、紫菀同用，可治久咳不止者；與前胡、瓜蔞、黃芩、石膏等同用，可治肺胃鬱

火，咳嗽痰黃，面赤脈數；與南星、黃連、天花粉、羌活等同用，可治肥人中風，口眼喎斜，手足麻木。然二藥配伍，反烏頭，配伍組方時應注意。

【名方舉例】 海藻玉壺湯（《外科正宗》）海藻3克，貝母3克，半夏3克，昆布3克，青皮3克，川芎3克，當歸3克，連翹3克，甘草節3克，獨活3克，海帶1.5克。水煎服。功用：化痰行氣，消癭散結。主治：癭瘤初起，或腫或硬，或赤或不赤，但未破者。

現代醫學常用於治療單純性甲狀腺腫、甲狀腺機能亢進、甲狀腺腺瘤、甲狀腺炎、乳腺增生病等。

16. 麥冬　黃連：滋陰清熱，瀉火除煩

【配伍分析】 麥冬味甘性潤，既入肺胃，清肺熱、潤肺燥而止咳，且益胃生津，又入心經，清心除煩；黃連苦寒性燥，善清中焦濕熱而清熱燥濕，瀉火解毒，尤以瀉心胃實火見長。二藥配用，清補結合，燥潤並用，既清心胃之火不傷陰，又養肺胃之陰不留邪，共奏滋陰清熱，瀉火除煩之功。

【用藥經驗】 二藥配伍，適用於①心陰不足，心經有熱之煩躁口苦，膽怯心驚。②胃中嘈雜似饑，惡嘔欲吐，煩渴引飲，胃陰不足，火旺盛者。③消渴不止，煩渴引飲，小便數，四肢無力者。

麥冬常用12～15克，清養肺胃之陰宜去心，清心除煩不宜去心；黃連為3～6克，火盛明顯，黃連適當增量；陰傷嚴重，麥冬量宜加大。二藥配伍，與犀角、生地、銀花、連翹等同用，可治身熱夜甚，煩躁不寐，斑疹

隱隱；與地骨皮、黃芩、半夏、赤芍等同用，可治心膽實熱，口舌生瘡，驚悸煩渴；與當歸、茯苓、朱砂、甘草等同用，可治膽怯心悸，煩躁口苦；與生地、山藥、知母、黃芩等同用，可治中消多食；與人參、知母、五味子、烏梅肉等同用，可治上消證，飲水多而食少。然二藥配伍味苦性寒，脾虛便溏者忌用。

【名方舉例】 生地八物湯（《醫學心悟》）生地15克，山藥15克，知母15克，麥冬12克，黃芩9克，黃連6克，黃柏6克，丹皮9克，荷葉15克。水煎服。

功用：清胃瀉火，養陰增液。主治：中消多食。

現代醫學常用於治療糖尿病、慢性胃炎、胃潰瘍。

17. 百部　紫菀：降氣祛痰，潤肺止咳

【配伍分析】 百部甘潤苦降，為潤肺降氣止咳之良藥；其性偏潤；紫菀辛散苦降，長於化痰止咳，其性偏燥。二藥伍用，潤燥並用，相得益彰，化痰中寓潤肺之意，潤肺又不礙祛痰，共奏降氣祛痰、潤肺止咳之功。

【用藥經驗】 二藥配伍，適用於①寒熱虛實、內傷、外感等各種咳嗽。②勞嗽咳血、氣喘。

百部常用5～15克，紫菀為5～15克。二藥配伍，與桔梗、荊芥、白前、陳皮同用，可治風邪犯肺，咳嗽咽癢；與款冬花、杏仁、陳皮、冰糖等同用，可治乾咳無痰，咳則胸痛；與款冬花、烏梅等同用，可治肺寒咳嗽，日久不癒；與白附子、白僵蠶、川芎、南星等同用，可治小兒百日咳；與阿膠、知母、貝母、桔梗等同用，可治肺虛久咳，勞嗽咯血。然二藥配伍，苦降而潤，

脾虛便溏者慎用。

【名方舉例】 溫潤辛金湯（《時病論》）炙紫菀9克，百部6克，松子仁9克，款冬花9克，杏仁9克，炙陳皮6克，冰糖15克。水煎服。功用：溫肺潤燥，化痰止咳。主治：乾咳無痰，即有痰亦清稀而少，喉間乾癢，咳甚則胸脇引疼，舌苔白薄而少津，脈沉而緊。

現代醫學常用於治療支氣管炎。

18.橘紅 紫菀：理氣開鬱，化痰止咳

【配伍分析】 橘紅辛香苦溫，辛香理氣寬中，苦溫燥濕化痰；紫菀甘潤苦泄，辛開溫通，功具潤肺下氣，開泄肺鬱，化痰止咳之能。二藥伍用，潤燥得宜，理氣開鬱，化痰止咳作用更宏。

【用藥經驗】 二藥配伍，適用於①氣機不調，痰阻胸膈，咳嗽有痰，胸悶不舒。②燥痰黏結喉頭，咯之不出，咽之不下。③肺熱虛火，咳嗽痰喘。

橘紅常用3～6克，紫菀為5～10克，勞嗽咳血多用炙紫菀。二藥配伍，與款冬花、天花粉、桔梗、杏仁、貝母等同用，可治肺熱虛火，咳嗽痰喘，口乾聲啞，痰中帶血；與當歸、生地、麥冬、黃芩等同用，可治咳嗽痰多，痰中帶血；與蘇梗、白前、香附、旋覆花同用，可治燥痰黏喉，咳逆無痰，咯之不出，咽之不下；與五味子、蘇子、桑葉、枳殼等同用，可治痰喘。然二藥配伍，辛散苦燥，無氣滯、痰濕者忌用，氣虛及吐血證慎用。

【名方舉例】 定喘湯（《沈氏尊生湯》）紫菀10克，五味子6克，橘紅6克，炙甘草3克，蘇子3克，桑皮

6克，蘇葉3克，杏仁6克，半夏6克，枳殼6克，生薑3克。水煎服。功用：化痰平喘。主治：痰喘。

現代醫學常用於治療急、慢性支氣管炎、支氣管哮喘。

19.熟地　砂仁：益腎和胃，養血安胎

【配伍分析】 熟地味甘微溫，滋潤純淨，能補腎生精，養血滋陰，為養血補虛之要藥；砂仁辛散溫通，既能化濕醒脾，又能行氣和胃且安胎。二藥伍用，一潤一燥，熟地得砂仁，無滋膩礙胃之弊端；砂仁得熟地，有益腎安胎之妙用，共奏益腎和胃，養血安胎之功。

【用藥經驗】 二藥配伍，適用於①腎精虧損，胃氣不和者。②婦女妊娠，血虛胎動不安者。

熟地常用10～30克，砂仁為3～6克。二藥配伍，與人參、黃耆、續斷、白朮同用，可治脾腎不足所致的胎動不安；與天冬、人參、黃柏、甘草同用，可治夢中遺精，神疲體倦；與當歸、川芎、白芍、人參、大棗等同用，可治少氣懶言，食慾不振；與黃精、枸杞、女貞子等同用，可治肝腎陰虛之腰痛；與炮薑、附子等同用，可治寒凝胞宮，少腹疼痛；與當歸、黃芩、白朮、白芍同用，可治孕婦跌仆損傷，胎動不安。然二藥配伍，熟地用量獨重，脾虛便溏、食少納差者忌用。

【名方舉例】 泰山磐石散（《景岳全書》）人參3～5克，黃耆15克，當歸8克，川續斷5克，黃芩5克，白朮10克，川芎4克，芍藥6克，熟地黃10克，砂仁4克，炙甘草4克，糯米5克。水煎服，一劑煎3次，早、午、晚

空腹時服。功用：益氣健脾，養血安胎。主治：婦女妊娠，氣血兩虛，胎動不安或屢有墮胎宿患，面色淡白，倦怠乏力，不思飲食，舌質淡，苔薄白，脈滑無力或沉弱。

現代醫學常用於治療先兆流產、習慣性流產、妊娠惡阻、血小板減少性紫癜、腰肌勞損、胎兒宮內發育遲緩等。

20.蒼朮　桑椹子：燥濕健脾，滋陰養血

【配伍分析】 蒼朮芳香辛散，苦溫燥烈，長於燥濕健脾，溫胃散寒；桑椹子甘寒滋潤，補肝腎益精血。二藥伍用，一燥一潤，一剛一柔，滋陰養血而不膩，補脾健胃而不燥，共奏燥濕健脾，滋陰養血之功。

【用藥經驗】 二藥配伍，適用於①陰虛內熱，骨蒸潮熱，盜汗遺精。②濕痰內阻，倦怠虛弱者。

蒼朮常用6～10克，桑椹子為10～15克。二藥配伍，與黃柏、知母、生地、枸杞、地骨皮等同用，可治骨蒸潮熱，盜汗遺精；與枸杞、地骨皮同用，可治濕痰內阻，身重而軟。然二藥配伍，實證、熱證忌用。

【名方舉例】 山精丸（《雜病源流犀燭》）蒼朮1000克，黑桑椹子1000克，枸杞子500克，地骨皮500克。先將桑椹取汁浸蒼朮曬乾，後再浸再曬，依法9次，後與餘藥為末，煉蜜為丸，如梧桐子大。每服100丸，溫開水送下，亦可作湯劑，水煎服，各藥用量按常規劑量酌定。

功用：燥濕健脾，化痰和陰。

主治：痰濕內阻，身重而軟，倦怠困弱者。

現代醫學常用於治療慢性支氣管炎、肺氣腫、支氣管擴張及肺炎恢復期見有上述症狀者。

21.蒼朮　知母：燥濕健脾，滋陰降火

【配伍分析】 蒼朮氣味雄厚，芳香燥烈，長於燥濕健脾；知母甘寒質潤，既清泄肺火，潤燥止咳，又能生津止渴，降火除煩。二藥伍用，一燥一潤，以知母之潤制蒼朮之燥，以蒼朮之燥制知母之膩，相互制約，各擅其長，共奏燥濕健脾，滋陰降火之功。

【用藥經驗】 二藥配伍，適用於①脾濕未盡，陰液已傷之消渴。②外感濕熱，胃脘作痛。③風濕襲表，兼有裏熱。

蒼朮常用5～10克，知母為6～12克。二藥配伍，與天花粉、玄參、粉葛根、石膏等同用，可治中消；與厚朴、陳皮、防風、石膏等同用，可治外感濕熱，胃脘作痛；與防風、細辛、黃芩、黃連等同用，可治頭痛身痛，發熱口渴。然二藥配伍，單純的脾濕、胃陰不足症應慎用。

【名方舉例】 降糖益陰湯（《名醫偏方秘方大全》）川石斛15克，麥冬12克，生地15～30克，玄參15～30克，天花粉15克，生山藥30克，黃耆30克，蒼朮10克，知母10克，黃柏10克。水煎服。

功用：補陰生津，清熱瀉火。主治：消渴，症見多飲，多食、多尿，疲乏消瘦等證候群。

現代常用於治療糖尿病、慢性胃炎等病。

22.黃芩　天冬：清泄肺熱，滋腎降火

【配伍分析】 黃芩味苦性寒，苦能燥濕，寒能清

熱，尤以清泄肺熱為見長；天冬甘苦性寒，甘寒能滋陰生津，苦寒清熱降火，上能清肺熱、潤肺燥，下能滋腎水降腎火。二藥伍用，一潤一燥，一清一補，以黃芩清肅肺熱，以天冬既滋陰降火，又制黃芩苦燥傷陰之弊，從而起到保肺氣而不被火擾，相使相制，補不戀邪，瀉不傷正，清潤肺腎之燥，清補之中，使金水相生，共收清泄肺熱，滋腎降火之功。

【用藥經驗】 二藥配伍，適用於①肺熱陰傷或肺虛燥熱所致的乾咳少痰，咽乾音啞。②肺腎陰虧，虛火上沖所致煩渴引飲，多尿之上消證。③肺癰後期，正氣已傷而餘邪尚盛者。

黃芩常用6～9克，天冬為9～12克。二藥配伍，與石斛、生地、枇杷葉、茵陳蒿同用，可治胃中客熱，牙齦腫痛，口舌生瘡；與天花粉、麥冬、人參、知母等同用，可治上消，渴而多飲；與生地、玄參、金銀花、射干等同用，可治白喉病，症見咽痛，咽部偽膜，刺之出血者。然二藥配伍性苦寒，外感風寒咳嗽、虛寒泄瀉者忌用。

【名方舉例】 二冬湯（《醫學心悟》）天門冬6克，麥門冬9克，天花粉3克，黃芩3克，知母3克，荷葉3克，人參1.5克，甘草1.5克。水煎服。

功用：養陰清熱，生津止渴。

主治：上消，渴而多飲；肺熱咳嗽，痰少等症。

現代醫學常用於治療糖尿病、肺結核、百日咳、慢性支氣管炎、陰虛咳嗽等。

第八章　陰陽互根配伍

張景岳云：「凡診病施治，必須先審陰陽，乃為醫道之綱領。」陰陽互根配伍，是指純陽剛燥藥與純陰滯膩藥並用的一種配伍方法。一般來說，臨床治療陽虛證，純用溫燥陽剛之藥補陽，剛燥烈之性無所制約，反能傷陰劫津為害；治療陰虛證，盡用沉陰呆滯藥補陰，則有遏制清陽升發之弊，故滋陰的同時兼顧扶陽，溫陽的同時兼顧養陰，才是治療虛證的上乘之法。

正如張景岳所云：「善補陽者，必於陰中求陽，則陽得陰促而生化無窮；善補陰者，必於陽中求陰，則陰得陽升而泉源不竭。」陰陽互根配伍的形式包括從陰引陽，從陽引陰，陰中求陽，陽中求陰等四種，主要適用於氣虛、血虛、陰虛、陽虛、氣血兩虛、陰陽兩虛的病證。

臨床上使用陰陽互根配伍，遣藥應把握如下幾點：

①抓住綱領，執簡馭繁。補法雖繁，但必須從精氣寒熱幾個方面進行綜合分析。「以精氣分陰陽，則陰陽不可離」者，蓋氣能生精，精以化氣，視其精氣虛損之所在而補之，則補得其本，有氣因精而虛者，自當補精以化氣；精因氣而虛者，自當補氣以生精。「以寒熱分陰陽，則陰陽不可混」者，蓋陽虛則寒，陰虛則熱，視其寒熱之所在，即陽失陰而離者，不補陰何以救散亡之氣？水失火而敗者，不補火何以蘇垂寂之陰？此陰陽相濟之妙用也。

②**察其虛損，補其所虛**。凡氣虛者宜補其上，人參黃耆之屬是也。精虛者宜補其下，熟地枸杞之屬也。陽虛者宜補而兼暖，桂附乾薑之屬是也。陰虛者宜補而兼清，門冬芍藥生地之屬是也。藥物辛甘發散之品可扶陽，甘寒清熱之品可護陰，此固陰陽之治辨也。

③**當補則補，不當補則不補**。陳若虛的《外科正宗》云：「受補者，自無痰火內毒之相雜；不受補者，乃有陰火濕熱之兼攻。」概言蔽之，病有陰火，濕熱者，則勿投補藥治病，須掃清病因後，方可予以補。

1.人參　熟地：補中益氣，滋陰養血

【配伍分析】 人參味甘微苦，能緩中補虛，助陽益氣；熟地味甘微溫，滋潤純淨，其性緩和，功具滋陰養血，生精益髓。二藥伍用，一陰一陽，一形一氣，互主生成，氣足則能生血、行血，血足則能助氣、化氣，陰陽兼顧，有相輔相助之妙，共奏補中益氣，滋陰養血之功。

【用藥經驗】 二藥配伍，適用於①氣血兩虛之頭暈、心慌、失眠、健忘、月經過多、閉經、不孕等。②精氣虧損，身體羸瘦，神疲乏力，面色萎黃，耳鳴，短氣。

人參常用10～15克，熟地為10～15克。二藥配伍，與天冬、黃耆、砂仁、蓯蓉等同用，可治陰虛火旺，夢遺失精；與黃耆、桂心、遠志、龍齒等同用，可治產後心虛驚悸，神思不安；與當歸、白芍、白朮、茯苓等同用，可治氣血兩虛，體倦少食，婦女崩漏，經血不調；與白芍、川芎、當歸、黃耆同用，可治月經先期而至，量多色淡，四肢乏力，體倦神衰。然二藥配伍，味甘性溫，

氣滯多痰、脘腹脹痛、食少便溏、實證、熱證忌用。

【名方舉例】 大補元煎（《景岳全書》）人參15克，熟地黃9克，山藥9克，炙甘草6克，杜仲9克，當歸9克，枸杞子9克，山茱萸9克。水煎服。

功用：益氣養血，肝腎雙補。主治：氣血兩虧，精神不振，腰酸耳鳴，汗出肢冷，心悸氣短，脈微細。

現代醫學常用於治療腎病綜合徵、肺結核、哮喘、慢性支氣管炎、紫癜、月經不調、不孕症、帶下病、不育症、鼻衄、癲癇等。

2.附子　熟地：補火助陽，養血滋陰

【配伍分析】 附子辛而大熱，性剛燥，善扶五臟之陽，獨用則有耗於陰；熟地味甘性微溫，性潤柔，主補五臟之陰血，單用則有損於陽。附子稟純陽而主動，走而不守，熟地稟陰而主靜，守而不走。陰虛而陰凝者，非附子之動不足以散；陰虛而陽動者，非熟地之靜不足以鎮之。附子之燥烈，非熟地之甘不足以緩之；熟地之膩滯，非附子之辛不足以行之。二藥合用，剛柔相濟，動靜結合，補而不膩，行而不散，補陽中得以陰配，益陰中得以助陽，共奏補火助陽，益氣養陰之功。

【用藥經驗】 二藥配伍，適用於①陰陽兩虛之面色少華，頭暈耳鳴，腰膝酸痛，陽痿遺精。②腎陽不足，命門火衰，年老久病的畏寒肢冷，小便自遺。③陰盛格陽，真寒假熱證。

附子常用6～10克，熟地為9～15克。二藥配伍，與山藥、山茱萸、川牛膝、車前子等同用，可治腎陽不足，

腰重腳腫，小便不利；與肉桂、山藥、丹皮、鹿茸等同用，可治腎氣不足，面色黧黑，耳鳴耳聾，足膝軟弱；與白朮、當歸、枸杞、仙茅等同用，可治陽痿精衰，精寒不育；與鹿角膠、菟絲子、杜仲、枸杞子等同用，可治命門火衰，久病氣衰神疲，畏寒肢冷。然二藥配伍，陰虛陽盛、真熱假寒、氣滯多痰、脘腹脹痛、食少便溏及孕婦忌用。

【名方舉例】 右歸飲（《景岳全書》）熟地黃6～30克，山藥6克，山茱萸3克，枸杞子6克，甘草6克，杜仲6克，肉桂6克，製附子9克。水煎服。功用：溫腎填精。主治：腎陽不足，氣怯神疲，腰痛腰酸，肢冷，舌淡苔白，脈沉細；陰盛格陽，真寒假熱之證。

現代醫學常用於治療高血壓、自身免疫功能低下、造血功能障礙、系統性紅斑狼瘡、功能性低熱、硬皮病、性交不射精症、更年期綜合徵等。

3.肉桂　熟地：溫腎助陽，填補精血

【配伍分析】 肉桂辛甘大熱，渾厚沉降，偏暖下焦而溫腎陽，引火歸元而攝無根之火，在補氣養血藥中，常溫化陽氣，鼓舞氣血生長；熟地黃味甘微苦，味厚氣薄而沉，大補血衰，滋培腎水，填骨髓，益真陰，為補腎生精之要藥。二藥伍用，一陰一陽，引火歸原，共奏溫腎助陽，填補精血之功。

【用藥經驗】 二藥配伍，適用於①陽虛傷寒無汗證。②真元虛損，下元不足，消渴，陽痿等症。

肉桂常用2～5克，熟地黃為10～30克。二藥配伍，

與當歸、人參、白朮、柴胡等同用，可治陽虛傷寒無汗證；與炒山藥、山茱萸、澤瀉、川牛膝等同用，可治腎陽不足，腰重腳腫，小便不利；與仙人脾、仙茅、杜仲、巴戟天等同用，可治陽痿，精寒不育。然二藥配伍，脾虛便溏者慎用。

【名方舉例】 右歸丸（《景岳全書》）大懷熟地240克，山藥120克，山茱萸90克，枸杞子120克，鹿角膠120克，菟絲子120克，杜仲120克，當歸90克，肉桂60～120克，製附子60～180克。上藥研為末，煉蜜為丸，每丸約重15克，早晚各服1丸，開水送下，亦可用飲片作湯劑，水煎服，用量按原方比例酌減。功用：溫補腎陽，填補精血。主治：腎陽不足，命門火衰，久病氣衰神疲，畏寒肢冷；陽痿遺精，陽衰無子；大便不實，甚則完穀不化，小便自遺；腰膝軟弱，下肢浮腫等。

現代醫學常用於治療慢性支氣管炎、肺氣腫、肺源性心臟病、高血壓、貧血症、阿狄森病、遺傳性小腦共濟失調、重症肌無力、進行性肌營養不良症、腎下垂、前列腺肥大症、坐骨神經痛、席漢綜合徵、更年期綜合徵、男子性功能障礙、不育症、月經過多症、不孕症等。

4.黃耆　山藥：補氣升陽，養陰生津

【配伍分析】 黃耆甘溫，補氣升陽，利水消腫，而偏於補脾陽；山藥甘平，益腎固精，養陰生津，能補脾、肺、腎三經之陰，而偏於補脾陰。二藥伍用，一陰一陽，陰陽相合，相互促進，共奏補氣升陽，養陰生津之功。

【用藥經驗】 二藥配伍，適用於①脾胃氣虛，體倦、乏力、便溏者。②口渴多飲的消渴證。③脾腎陽虛的形寒肢冷，脘腹虛冷，遺精，尿頻。

黃耆常用10～30克，山藥為10～30克。二藥配伍，與生地、山茱萸、豬胰子等同用，可治口渴多飲的消渴證；與黨參、雞內金、砂仁、紫菀同用，可治食管憩室；與知母、葛根、五味子、天花粉等同用，可治腎虛胃燥的口渴引飲，小便頻數量多，困倦氣短；與人參、白朮、附子、肉桂等同用，可治脾腎虛寒，四肢厥冷，精神困倦。然二藥配伍，表實邪盛，濕盛中滿，氣滯濕阻，食積內停，內有實熱、陰虛陽亢、瘡癰初起或潰後熱毒尚盛等均不宜用。

【名方舉例】 固真湯（《證治準繩》）人參8克，白朮8克，茯苓6克，炙甘草6克，黃耆6克，山藥6克，熟附子8克，肉桂6克。加生薑3片，紅棗1枚，水煎服。

功用：健脾益氣，溫中散寒。

主治：脾腎虛寒，面色蒼白，四肢厥冷，額汗淋漓，撫之不溫，精神困倦，沉睡昏迷，口鼻氣涼，手足震顫，舌質淡，苔白滑，脈沉細無力。

現代醫學常用於治療胃、十二指腸潰瘍、慢性腸炎、結腸炎、慢性腎炎、脫肛等。

5.黃耆　黨參：補中益氣，生津養血

【配伍分析】 黃耆甘溫，補氣升陽，溫分肉、實腠理，益衛固表；黨參味甘性平，甘溫補中健脾胃，生津液，益氣生血。二藥伍用，黃耆偏於補陽而實表，黨參偏

於養陰而補中，一陰一陽，一表一裏，陰陽結合，共收補氣升陽，養陰生津之功。

【用藥經驗】 二藥配伍，適用於①久病虛弱諸症。②中氣不足，氣虛下陷的內臟下垂、子宮脫垂、脫肛諸症。③脾胃虛弱，消化不良，食少便溏，倦怠乏力，動則汗出等症。

黃耆常用10～15克，黨參為10～15克。二藥配伍，與肉桂、甘草同用，可治元氣不足，倦怠乏力；與白朮、升麻、柴胡、阿膠等同用，可治妊娠腰酸腹脹，胎動不安；與白朮、茯苓、陳皮、澤瀉等同用，可治脾胃虛弱，飲食無味，大便溏瀉。然二藥配伍，味甘性溫，熱證、濕熱證忌用。

【名方舉例】 舉元煎（《景岳全書》）黨參20克，黃耆15克，炙甘草3克，升麻4克，白朮6克。水煎服。

功用：益氣升提。主治：氣虛下血，血崩血脫，亡陽垂危，舌質淡胖，脈微弱。

現代醫學常用於治療內臟下垂、崩漏、先兆流產、習慣性流產、月經過多、惡露不絕、產後排尿異常、尿失禁、妊娠小便不通、過敏性紫癜等。

6.黃耆　熟地：溫陽化氣，滋陰生精

【配伍分析】 黃耆甘溫，溫養脾胃而生津，補氣溫陽而舉陷，為補氣升陽的要藥；熟地甘溫，滋陰養血而調經，生精益髓而補腎，為補腎生精之要藥。二藥伍用，一溫脾，一補腎，一補氣助陽，一養血滋陰，補氣以生精，補精以化氣，精氣互化，陰陽互根，共奏溫陽化氣，

滋陰生精之功。

【用藥經驗】 二藥配伍，適用於①下元不固，夢遺滑泄，陽痿。②腎陰不足，頭目暈眩，鬚髮早白。

黃耆常用9～30克，熟地為10～30克。二藥配伍，與人參、五味子、紫蘇、桑白皮同用，可治肺虛久咳，喘促短氣，氣怯聲低；與石蓮肉、鹿角霜同用，可治元氣不固，夜夢遺精；與當歸、鱉甲、川芎、鹿角膠等同用，可治氣血虧損的月經不調，身體瘦弱，陰虛盜汗；與人參、當歸、續斷、白朮等同用，可治妊娠氣血兩虛，胎動不安；與白芍、川芎、當歸、人參同用，可治月經先期而至，量多色淡，四肢乏力。然二藥配伍，味甘性溫，凡氣滯痰多，食少便溏者應慎用。

【名方舉例】 腎濁秘精丸（《普濟方》）石蓮肉60克，鹿角霜90克，熟地黃120克，黃耆120克。上藥為細末，酒糊為丸，如梧桐子大，每服9克，每日服2次，淡鹽水送下。功用：溫補腎元，固腎澀精。

主治：元氣不固，夜夢遺精。

現代常用於治療遺精、性功能減退、前列腺炎、乳糜尿等病症。

7.人參　鹿茸：益氣壯陽，養血滋精

【配伍分析】 人參甘苦微溫，大補元氣，生津止渴；鹿茸味甘鹹性溫，峻補腎陽，益精血，強筋骨。《內經》云：「形不足者溫之以氣」，人參大補元氣，鹿茸溫命門之火，以生少火之氣；「精不足者補之以味」，鹿茸味厚，益精血，得人參以生津，其源不竭。二藥相合，陽

得陰助，陰得陽化，共奏益氣壯陽，養血滋精之功。

【用藥經驗】 二藥配伍，適用於①先天不足，或後天勞傷，或年高火衰而見形體羸弱，腰膝酸軟，四肢發涼，精神疲憊，耳聾耳鳴等。②男子陽痿、遺精、早洩；女子宮寒不孕。

人參常用10克，鹿茸為1～3克，研末沖服。二藥配伍，與麥冬、五味子、熟地、當歸同用，可治房勞精脫，中風昏瞶；與白朮、茯苓、當歸、杜仲等同用，可治月經後期，量少色淡，性慾減退；與知母、萆薢、牡蠣、石蓮肉等同用，可治夢遺日久，精神倦怠，面色萎黃，久不育子。然二藥配伍，味甘性溫，實證，陰虛陽亢，血分有熱、胃火盛、肺有痰熱、外感熱病、腹脹者忌用。

【名方舉例】 毓麟珠（《景岳全書》）人參60克，白朮60克，茯苓60克，芍藥60克，川芎30克，炙甘草30克，當歸120克，熟地120克，菟絲子120克，杜仲60克，鹿角霜60克，川椒60克。上藥共研細末，煉蜜為丸，每服6～9克，每日服2～3次。亦可用飲片作湯劑，水煎服，用量按原方比例酌減。功用：益氣補血，溫腎養肝，調補衝任。主治：婦人氣血俱虛，經脈不調，久婚不孕，或帶濁，或腹痛，或腰酸，食少羸瘦。

現代醫學常用於治療月經不調、不孕症、男性性功能障礙、不育症等。

8.人參　當歸：補氣養血，活血化瘀

【配伍分析】 人參味甘微苦而性微溫，為氣分藥，補氣之力最峻；當歸味甘而辛性溫，為血分藥，功專養

血活血。二藥伍用，一氣一血。當歸伍人參能益氣攝血，人參配當歸能益氣生血，同入心經則補心氣而養心血，通心脈而化瘀滯，共奏補氣養血，活血化瘀之功。

【用藥經驗】 二藥配伍，適用於①驟然出血而致自汗頻頻，氣短脈微。②心氣不足，心血瘀滯之心悸，胸悶胸痛，甚則面唇、指甲青紫。③氣血兩虛之頭暈心悸、失眠、健忘、舌淡脈細。益氣攝血。

人參常用30克，當歸為6克；補氣養血活血，人參常用15克，當歸為10克。二藥配伍，與白朮、熟地、茯神、酸棗仁等同用，可治氣血虧虛，心悸怔忡，失眠多夢；與茯神、遠志、麥冬、紫石英等同用，可治心氣不足，驚悸汗出；與熟地、山茱萸、炒棗仁、肉桂等同用，可治心腎不交，健忘失眠；與白朮、黃耆、茯神、遠志等同用，可治心脾兩虛，心悸怔忡，盜汗虛熱；與熟地、白芍、川芎、黃耆同用，可治月經先期量多，體倦神衰，肢軟乏力；與黃耆、白朮、陳皮、五味子等同用，可治少氣懶言，自汗，面色少華，食慾不振；與黃耆、白朮、大棗、豬尿脬等同用，可治產後小便白遺或排尿淋漓挾有血絲。然二藥配伍，味甘性溫，濕盛中滿、大便溏瀉、實證、熱證、陰虛內熱者忌用。

【名方舉例】 歸脾湯（《濟生方》）白朮30克，茯神30克，黃耆30克，龍眼肉30克，酸棗仁30克，人參15克，木香15克，炙甘草8克，當歸3克，遠志3克。加生薑6克，紅棗3～5枚，水煎服。或作蜜丸，每丸約重15克，空腹時服1丸，開水送下，每日服3次。

功用：益氣補血，健脾養心。

主治：心脾兩虛，思慮過度，勞傷心脾，氣血不足，心悸怔忡，健忘不眠，盜汗虛熱，食少體倦，面色萎黃，舌質淡，苔薄白，脈細緩；脾不統血，見便血，婦女崩漏，月經超前，量多色淡，或淋漓不止，或帶下。

現代醫學常用於治療神經衰弱、失眠、頭暈、崩漏、功能性子宮出血、血小板減少性紫癜、再生障礙性貧血、白細胞減少症、胃及十二指腸潰瘍、腦外傷後遺症、特發性水腫、心臟病、椎管內麻醉後併發頭痛頭昏、脫髮等。

9. 人參　阿膠：益氣補血，潤肺生津

【配伍分析】 人參味甘微苦，歸脾肺經，大補元氣，尤益肺氣，不僅能益氣生血，還能益氣生津，益氣助陽；阿膠味甘性平，歸肺、肝、腎經，功偏補血滋陰，潤肺柔肝益腎。二藥伍用，人參益氣保肺，阿膠滋水生金，合收潤肺生津之功；人參益氣生血，血有生化之源，阿膠滋潤補血，血有化氣之本，氣血相依，陰陽互根，氣旺血生，陽得陰助，更好地發揮益氣補血作用。

【用藥經驗】 二藥配伍，適用於①肺腎陰虛兼肺氣不足之咳喘無力，痰中帶血，顴紅盜汗，腰膝酸軟，舌紅少苔。②氣血不足之頭暈、心悸、氣短、健忘等。③脾不統血之月經過多、崩漏。

人參常用10～15克，另煎；阿膠為10克（烊化沖服）。二藥配伍，與炙甘草、大棗、生地、桂枝等同用，可治氣虛血少所致的脈結代，心動悸，虛勞肺痨等症；與桑寄生、當歸、川芎、香附等同用，可治胎漏，月水妄行，淋漓不止；與款冬花、桔梗、貝母、五味子等同

用，可治久咳不已，肺虛氣弱，咳則汗出；與紫菀、知母、桔梗、五味子等同用，可治勞熱久嗽，痰中帶血；與山藥、白朮、麥冬、杏仁等同用，可治肺臟氣虛，胸中短氣，咳嗽聲微，四肢乏力；與地骨皮、桑白皮、烏梅、知母等同用，可治肺胃虛熱，咳嗽喘急，胸膈噎塞；與冬桑葉、石膏、麥冬、枇杷葉等同用，可治溫燥傷肺的身熱頭痛，乾咳無痰，咽乾鼻燥。然二藥配伍，味甘而膩，脾胃虛弱、嘔吐泄瀉、實證、熱證忌用。

【名方舉例】 九仙散（《衛生寶鑒》）人參30克，款冬花30克，桑白皮30克，桔梗30克，五味子30克，阿膠30克，烏梅30克，貝母15克，罌粟殼240克。上藥為末，每服9克，每日服2次。現多作湯劑水煎服，各藥用量按原方酌減。功用：斂肺止咳，益氣養陰。主治：久咳不已，肺虛氣弱，咳甚則氣喘自汗，脈虛數。

現代醫學常用於治療慢性支氣管炎、肺氣腫、支氣管哮喘、肺結核等。

10. 人參　麥冬：益氣生津，潤肺養陰

【配伍分析】 人參味甘性溫，大補元氣，有益氣生津、寧神益智之效；麥冬味甘微寒質潤，清肺熱而養肺陰，潤肺燥而止咳嗽，且益胃生津，清心除煩。二藥伍用，一補氣，一養陰，氣旺則津生，陽中求陰，泉源不竭，共奏益氣生津，潤肺養陰之功。

【用藥經驗】 二藥配伍，適用於①燥熱傷肺，乾咳痰黏，心煩口渴，舌乾無苔等證。②熱病傷陰，口渴心煩或熱病餘熱未盡者。

人參常用5～10克，麥冬為6～12克。二藥配伍，與知母、石膏、五味子、炙甘草同用，可治自汗煩渴，脈洪澀者；與竹葉、石膏、半夏、甘草同用，可治身熱多汗，口乾喜飲，疲乏無力；與五味子同用，可治暑熱傷津，神疲體倦，汗多氣短，口渴舌乾；與五味子、熟地、當歸、鹿茸同用，可治房勞精脫，中風昏瞶；與冬桑葉、石膏、杏仁、甘草同用，可治溫燥傷肺，頭痛身熱，乾咳無痰，心煩口渴；與半夏、甘草、大棗等同用，可治肺陰不足，咳逆上氣，口乾咽燥；與竹茹、茅根、生薑、炙甘草同用，可治煩熱嘔逆不下食，食則吐者；與黃芩、生地黃、阿膠、大棗等同用，可治妊娠六月胎動不安，腹痛如欲產。然二藥配伍，味甘性潤，脾虛便溏者忌用。

【名方舉例】 生脈散（《內外傷辨惑論》）人參10克，麥冬15克，五味子6克。水煎服。

功用：益氣生津，斂陰止汗。

主治：暑熱汗多，耗氣傷津，體倦氣短，咽乾口渴，脈虛細；久咳肺虛，氣陰兩傷，嗆咳少痰，氣短自汗，口乾舌燥，苔薄少津，脈虛數或虛細。

現代醫學常用於治療熱病、各型休克、心律失常、復發性氣胸、冠心病、心力衰竭、克山病、新生兒硬腫症、B型腦炎後期、原發性血小板減少性紫癜、衄血、傳染性單核細胞增多症、糖尿病、視神經萎縮、肺結核、病毒性心肌炎、手術後植物神經功能紊亂、及預防高原低氧對心肺的損害等。

11.人參　何首烏：益氣養血，扶正截瘧

【配伍分析】 人參味甘微苦而性微溫，為補氣要藥，功長健脾益氣生津；何首烏甘苦而澀，溫而不燥，補肝腎，益精血，為滋補佳品，且截瘧解毒。二藥伍用，何首烏得人參，從陽引陰則益氣養血之力倍增，扶正截瘧之功更著；人參得何首烏，則補精化氣，從陰引陽源泉不竭。共奏益氣養血，扶正截瘧之功。

【用藥經驗】 二藥配伍，適用於①氣血兩虛，瘧久不癒者。②氣血不足，鬚髮早白，遺精崩帶。③老年體弱，產後血虛，久病津枯所致的腸燥便秘。

人參常用10克，何首烏為10～30克。二藥配伍，與當歸、陳皮、煨薑同用，可治瘧疾反覆發作不止，精神疲乏，面色萎黃；與熟地、枸杞、當歸、杜仲等同用，可治陰陽兩虛，腰痛腳軟，溲清髮落；與黃精、生地、熟地、枸杞等同用，可治頭暈耳鳴，目眩髮落，鬚髮早白；與當歸、肉蓯蓉、麻仁、黑芝麻等同用，可治年老體弱，產後血虛的腸燥便秘。然二藥配伍，味甘性溫，大便溏瀉，實證、熱證、濕痰者忌用。

【名方舉例】 贊化血餘丹（《景岳全書》）血餘240克，熟地240克，枸杞120克，當歸120克，鹿角膠120克，菟絲子120克，杜仲120克，巴戟天120克，小茴香120克，白茯苓120克，肉蓯蓉120克，胡桃肉120克，何首烏120克，人參60克。上藥研末，煉蜜為丸，食前開水送服6～10克；亦可用飲片作湯劑，水煎服，用量按原方比例酌減。功用：滋陰補陽烏髮。主治：腎陰腎陽俱

虛，形體羸瘦，腰痛腳軟，小便清長，頭髮脫落或白，男子性慾減退，女子虛寒不孕等。

現代醫學常用於治療男性性功能障礙症、男性不育症、女性不孕症、席漢綜合徵等。

12.龜膠 鹿膠：滋陰壯陽，益精生血

【配伍分析】 龜膠鹿膠均為血肉有情之品，龜膠，味甘而鹹，性寒質重，通任脈而滋陰潛陽，益肝健骨，並有養血補心之功；鹿膠味甘而鹹性溫，通督脈，壯腎陽，益精血，強筋骨。二藥伍用，一補腎陽，一滋腎陰，陽生於陰，陰生於陽，陰陽並補，有補陰中包含「陽中求陰」之義，共奏滋陰壯陽，益精生血，強筋健骨之功。

【用藥經驗】 二藥配伍，適用於①腎中陰陽兩虛，任督精血不足的神疲乏力，腰膝酸軟，精神萎靡，脈沉細無力。②真陰不足，頭目暈眩，遺精滑泄，自汗盜汗，骨蒸勞損。

龜膠常用15～40克，鹿膠為10克。二藥配伍，與肉桂、當歸、菟絲子、巴戟天同用，可治婦女月經稀少，帶多不孕者；與酸棗仁、五味子、遠志同用，可治夜寐不安者；與附片、黃耆同用，可治形寒肢冷者；與山藥、補骨脂、肉桂同用，可治大便溏薄者；與益智仁、五味子同用，可治小便頻數者；與女貞子、菊花同用，可治兩目昏花者；與金櫻子、芡實、蓮鬚同用，可治遺精滑泄者；與仙茅、仙靈脾、狗腎同用，可治陽痿早洩者；與熟地、枸杞、山茱萸、菟絲子同用，可治形體消瘦，腰酸膝軟，咽乾口燥。然二藥配伍，味甘而膩，血分有熱，

胃火盛、外感熱病、胃有寒濕者忌用。

【名方舉例】 龜鹿二仙膠（《醫方考》）鹿角5000克，龜板2500克，枸杞子1500克，人參500克。鹿角、龜板熬膏和入。每晨取3克，清酒調化，淡鹽開水送服。亦可用飲片作湯劑，水煎服，用量按原方比例酌減。

功用：填陰補精，益氣壯陽。

主治：腎中陰陽兩虛，任、督精血不足，全身瘦弱，遺精陽痿，兩目昏花，腰膝酸軟。

現代醫學常用於治療性機能障礙、女性不孕症、男性不育症、再生障礙性貧血症、腎性貧血症、糖尿病、神經衰弱、自發性氣胸、老年性癡呆症等。

13.黃精　當歸：滋腎益精，補血活血

【配伍分析】 黃精味甘而平，補脾氣，益脾陰，滋腎益精；當歸味甘辛性溫，入心肝能生陰化陽，養血活血，為補血活血之要藥。二藥伍用，氣血雙補，精血互生，共奏滋腎益精，補血活血之功。

【用藥經驗】 二藥配伍，適用於①病後虛弱，精血虧虛，腰膝酸軟，頭暈眼花，內熱消渴等症。②體虛，面黃消瘦，神疲乏力，大便乾結。

黃精常用10～15克，當歸為6～9克。二藥配伍，與黨參、黃耆、熟地、白芍等同用，可治氣血不足，面色蒼白或萎黃，頭暈眼花，四肢倦怠，氣短懶言；與黃耆、丹參、雞內金、板藍根同用，可治早期肝硬化；與雞血藤、何首烏、川芎、僵蠶等同用，可治腦梗塞；與山藥、天花粉、知母、黃耆等同用，可治內熱消渴。然二藥

配伍，味甘性溫性膩，陰虛內寒、大便溏薄、痰濕內盛者忌用。

【名方舉例】 九轉黃精丹（《清內廷法製丸散膏丹各藥配本》）黃精500克，當歸500克。上藥黃酒浸，再蒸黑、曬乾，研為細粉，煉蜜為丸。每服6～9克，每日服2～3次，溫開水送下。

功用：滋補精血。

主治：體虛面黃消瘦，頭暈目眩，飲食減少，或消穀善饑，神疲乏力。

現代醫學常用於治療貧血、B型肝炎、肝硬化、腦梗塞以及中老年人體虛調補等。

14. 鎖陽　熟地：補腎助陽，養血滋陰

【配伍分析】 鎖陽味甘性溫，體潤質滑，補腎益精興陽，潤燥養精起萎；熟地味甘微溫，滋潤純淨，補腎生精，滋陰養血，為補腎生精之要藥。二藥伍用，一補腎益精，一滋腎生精，陰陽相濟，精血互滋，有補陰中包含「陽中求陰」之義，共奏補腎助陽，養血滋陰之功。

【用藥經驗】 二藥配伍，適用於①肝腎不足，筋骨肌肉痿軟欲廢者。②年老體弱虛勞病人腸燥便秘。

鎖陽常用10～15克，熟地為10～30克。二藥配伍，與仙靈脾、鹿筋、薏苡仁、乾薑等同用，可治肌肉萎縮；與杜仲、川斷、菟絲子、白朮等同用，可治陽痿遺精；與火麻仁、當歸、肉蓯蓉等同用，可治血虛便秘。然二藥配伍，味甘性潤，脾胃虛弱、痰濕風寒、濕熱浸淫所致的陽痿證忌用。

【名方舉例】 虎潛丸（《丹溪心法》）黃柏150克，龜板120克，知母60克，熟地黃60克，陳皮60克，白芍60克，鎖陽45克，虎骨30克，乾薑15克。研為細末，和蜜為丸，每丸約重10克，早、晚各服1丸，淡鹽湯或開水送下。亦可用飲片作湯劑，水煎服，各藥劑量按原方比例酌減。

功用：滋陰降火，強壯筋骨。

主治：肝腎不足，陰虛內熱，腰膝酸軟，筋骨酸弱，腿足消瘦，步履乏力，舌紅少苔，脈細弱。

現代醫學常用於治療進行性肌萎縮、脊髓或顱內病變引起的肌萎縮性癱瘓、格林一巴厘綜合徵、小兒麻痹症、膝關節結核、下肢慢性骨髓炎所致的筋骨痿軟、顱內血腫清除術後遺症、帶下等。

第九章　散斂兼顧配伍

散斂兼顧配伍，又稱斂散同用配伍，是取兩種相反作用的藥物結合起來，一方面收斂正氣，一方面解散邪氣，同時並進，取相反相成之意，以治正虛邪戀的病證的一種配伍形式。當患者素體虧虛或病程中正氣已傷，復感外邪時，單純使用辛散苦泄之品祛邪，則有耗散陽氣與陰液之弊，邪去正癒傷，只宜散斂同用，方可中病之「的」，採用辛散苦泄之品與酸澀收斂之藥並施，才能散不傷正，斂不礙邪，相反相成，達到解除病疾的目的。

散斂兼顧配伍，臨床主要應用於①外感風寒表虛證。②肺氣已虛，又有伏飲的咳喘證。③傷寒挾熱，腹痛下利證。④暑濕為患的嘔吐腹瀉證。⑤陰虛火旺所致的男子遺精、女子崩漏帶下症。

臨床使用散斂兼顧配伍，遣藥時應把握如下原則：

(1) 散斂兼顧，表裏同治　散是針對外感表證，有外感風寒或風熱的不同，發散風寒時，多選用性味辛溫甘苦之味，發汗作用較強的藥物；發散風熱時，多選用味辛甘性寒涼，宣散風熱的藥物。斂是針對內傷裏證，有陰虛、氣虛、陽虛、血虛之別，應分別選擇，斂氣、斂陰、澀腸、澀精之品，對正虛邪戀的病證，散斂兼顧，表裏同治。

(2) 散斂兼顧，以平為期　在散斂兼顧的配伍中，過量使用辛散苦泄之品，易傷陽氣及陰液；過量使用酸收斂澀之品，易造成「閉門留寇」之弊，散斂兼顧的配伍，應做到散中有收，散不傷正，斂不戀邪，以平為期。

1.升麻　白芍：發表透疹，和營斂陰

【配伍分析】 升麻甘辛微寒，升散上行，宣散風熱，解表透疹，善引清陽之氣上升，而有升陽舉陷之功；白芍味酸性寒，化陰補血，和營斂陰。二藥伍用，一散一斂，陰陽互濟，透表發汗而不傷營陰；和營斂陰又不戀風熱，發散中寓斂汗之意，共奏發表透疹，和營斂陰之功。

【用藥經驗】 二藥配伍，適用於①感受時氣瘟疫，頭痛發熱，麻疹初起，發而不透者。②傷寒挾熱，腹痛下利者。

升麻常用3～9克，白芍為10～15克。二藥配伍，與黃連黃柏等同用，可治傷寒挾熱，腹痛泄瀉；與石膏、麻黃、甘草、杏仁同用，可治傷寒溫病初起，三四日表證未解，惡寒發熱，頭痛口渴，煩躁無汗，咳嗽氣逆；與薄荷、蟬蛻、牛蒡子、金銀花等同用，可治麻疹初起、發而未透、目赤流淚；與白芷、石膏、薄荷、川芎等同用，可治陽明經頭痛頭風，身熱口渴；與桔梗、玄參、馬勃等同用，可治風熱所致的身熱頭痛，咽喉腫痛；與黃芩、葛根、甘草同用，可治小兒傷風有汗、頭疼、發熱惡寒者。與白芷、地膚子、薏苡仁等同用，可治面疣。然二藥配伍，性寒且酸，陽虛泄瀉者，麻疹疹點透達順暢者忌用。

【名方舉例】 芍藥四物解肌湯（《備急千金要方》）升麻9克，葛根9克，白芍9克，黃芩9克。水煎服。

功用：解肌發表清熱解毒。主治：外感表證，身熱頭痛，微惡風寒，口苦口乾，苔薄白帶黃，脈浮數；小兒麻疹初起，尚未透發，或透而不暢。

現代常用於治療麻疹初起、帶狀疱疹、細菌性痢疾、上呼吸道感染等。

2. 麻黃　白芍：發汗解表，和營斂陰

【配伍分析】 麻黃味辛微苦性溫，外能發散風寒以解表，內能開宣肺氣以平喘，為發汗之峻品；白芍味苦酸，性微寒，化陰補血，和營斂陰。二藥伍用，白芍酸寒能制麻黃辛溫之峻，使共發汗不峻，且能防麻黃發汗而耗陰津，一散一峻，散風寒而不耗營陰，斂營陰又不戀風寒，相得益彰，共奏發汗解表，和營斂陰之功。

【用藥經驗】 二藥配伍，適用於①外感風寒表實證，惡寒發熱、頭痛、無汗身痛、項背拘急，脈浮緊。②風寒客表，水飲內停，惡寒發熱，喘咳痰多而稀，不得平臥。

麻黃常用3～9克，白芍為6～15克。二藥配伍，與葛根、桂枝、生薑、大棗等同用，可治惡寒發熱無汗，項背拘急不舒；與細辛、乾薑、五味子、半夏等同用，可治惡寒發熱，咳嗽氣喘，痰涎清稀；與白朮、當歸、川芎、肉桂等同用，可治頑痹，四肢不仁，腳軟無力；與升麻、石膏、甘草、杏仁等同用，可治表證未解，煩躁無汗，咳嗽氣逆；與當歸、川芎、熟地、細辛同用，可治

妊娠傷寒，頭痛身熱，無汗、脈浮緊。然二藥配伍，性溫，風寒表虛證忌用。

【名方舉例】 解肌湯（《備急千金要方》）葛根12克，麻黃3克，黃芩6克，白芍6克，大棗4枚，甘草6克。水煎服。功用：解表散邪，兼清裏熱。

主治：傷寒溫病初起，邪在衛表，發熱惡寒，頭痛無汗，或有汗不多，口乾口苦，項背不舒，苔薄白，或黃白相兼，脈浮數。現代醫學常用於治療感冒、流感。

3.細辛　五味子：溫肺散寒，止咳定喘

【配伍分析】 細辛味辛性溫，辛散溫通，溫肺化飲，發散風寒，祛風止癢；五味子味酸性溫，酸澀收斂，斂肺滋腎，生津斂汗，澀精止瀉。二藥伍用，細辛辛散開肺，五味子酸收斂肺。一開一合，一散一斂，開無耗散肺氣之弊，合無斂遏邪氣之虞，為開合理肺之妙用，共奏溫肺散寒，止咳定喘之功。

【用藥經驗】 二藥配伍，適用於①感冒風寒，咳吐白沫，或寒飲咳喘諸症。②素有宿飲，復感風寒之咳嗽喘急、痰多稀薄者。

細辛常用1～3克，五味子為3～10克。咳嗽初起，以開宣為主，多用細辛；久咳之後，以斂肺氣為要，多用五味子。二藥配伍，與麻黃、白芍、甘草、桂枝、半夏等同用，可治風寒客表、水飲內停的惡寒、發熱、咳嗽氣喘、痰涎清稀；與麻黃、桂枝、炙甘草、石膏等同用，可治肺脹，心下有水氣，咳而上氣，煩躁而喘；與茯苓、甘草、乾薑同用，可治咳嗽痰多，胸滿不快；與杏

仁、款冬花、紫菀、乾薑等同用，可治肺寒咳嗽，遇冷即發，痰多稀白，吐咳不爽。然二藥配伍性溫，陰虛乾咳、肺虛咳喘、腎虛喘促者忌用。

【名方舉例】苓甘五味薑辛湯（《金匱要略》），茯苓12克，甘草6克，乾薑9克，細辛6克，五味子6克，水煎服。功用：溫肺化飲。主治：寒飲內蓄，咳嗽痰多，清稀色白，胸膈不快，舌苔白滑，脈弦滑等。

現代醫學常用於治療慢性支氣管炎、支氣管哮喘、肺氣腫，肺源性心臟病等。

4.乾薑　五味子：溫肺化飲，止咳平喘

【配伍分析】乾薑味辛性熱，溫燥辛散，性主動，溫肺散寒以蕩貯痰之器，溫中燥濕以絕生痰之源；五味子味酸性溫，酸澀收斂，性主靜，上斂肺氣，下納腎氣。二藥伍用，一動一靜，一斂一散，頗合肺司開合之機宜，又可互制其短而展其所長，溫散並行，散不傷正，斂不留邪，開合相濟。開中寓合，合中有開，共奏溫肺化飲，止咳平喘之功。

【用藥經驗】二藥配伍，適用於①寒飲內停之喘咳，症見咳痰清稀，氣逆短促，喜唾，苔白滑，脈沉遲。②外感風寒，內有停飲之證。症見惡寒發熱、無汗、咳喘、胸痞脈浮。

乾薑常用6～10克，五味子為3～10克。二藥配伍，與細辛同用，可治肺寒咳嗽、痰多清稀等症；與細辛、麻黃同用，可治寒濕性痰喘；與細辛、麻黃、甘草同用，可治風寒痰喘；與茯苓、細辛、甘草同用，可治寒

飲內蓄，咳嗽胸悶，痰多色白；與麻黃、桂枝、細辛、半夏等同用，可治風寒客表，水飲內停，惡寒發熱，喘咳痰多，不得平臥。然二藥配伍，味酸性燥，表邪未解，內有實熱，咳嗽初起，肺虛咳喘忌用。

【名方舉例】溫肺湯（《太平惠民和劑局方》）白芍藥180克，五味子90克，炮乾薑90克，肉桂90克，半夏90克，陳皮90克，甘草90克，細辛60克，杏仁90克。上藥研為粗末。每服10克，水煎服，亦可作湯劑水煎服，各藥用量按原方比例酌減。

功用：溫肺化飲，止咳平喘。主治：肺虛久客寒飲，發則喘咳，不能坐臥，嘔吐痰沫，不思飲食。

現代醫學常用於治療慢性支氣管炎等。

5.麻黃　五味子：調肺溫腎，止咳平喘

【配伍分析】麻黃味辛性溫，開宣肺氣，發汗解表而止咳；五味子味酸性溫且潤，「專收肺氣而滋腎水」（《本草備要》），且生津斂汗。二藥伍用，一散一斂，開合相濟，肺腎同治，開斂肺氣而止咳喘，發汗解表而不致失津液；麻黃調水之上源，五味子固水之本，肺腎相助，共收調肺固腎，止遺尿之功。

【用藥經驗】二藥配伍，適用於①外感內傷咳嗽者。②小兒遺尿。

麻黃常用6～9克，五味子為3～6克。新病外感咳嗽以麻黃為主，麻黃用9克，五味子為3克；久病內傷咳嗽以五味子為主，五味子用6克，麻黃用4.5克。二藥配伍，與益智仁，何首烏同用，可治小兒遺尿；與半夏、

甘草、桑白皮、人參等同用，可治痰喘胸滿，坐臥不安，聲重鼻塞；與射干、紫菀、款冬花、半夏等同用，可治寒飲鬱肺，咳而上氣，喉中如水雞聲；與人參、半夏、桑白皮、罌粟殼等同用，可治新久咳嗽，上喘氣急，胸滿氣逆；與半夏、炒蘇子、紫菀、黃芩等同用，可治肺痹，上氣咳喘。然二藥配伍，味酸性溫，凡表邪未解，內有實熱，咳嗽初起，麻疹初發者均忌用。

【名方舉例】 五味子湯（《聖濟總錄》）五味子9克，半夏9克，炒蘇子9克，麻黃6克，細辛3克，紫菀9克，黃芩6克，炙甘草6克，人參6克，桂枝9克，當歸6克，生薑6克。水煎服。功用：溫肺益氣，止咳平喘。主治：肺痹，上氣咳喘。

現代醫學常用於治療慢性支氣管炎、肺源性心臟病、肺氣腫等。

6.柴胡　五味子：扶正和解，收斂疏達

【配伍分析】 柴胡辛苦微寒，疏肝氣，解鬱熱達表散邪，尤長於升舉陽氣；五味子味酸性溫，斂肺氣，補心腎，澀大腸，且生津斂汗止瀉。二藥伍用，斂散結合，開闔並施，發散中可防肺氣耗傷，酸收而避邪之遏伏，共奏扶正和解，收斂疏達之功。

【用藥經驗】 二藥配伍，適用於①少陽病陽鬱於內，四肢厥逆，咳喘心悸。②素體氣虛，感受風熱之邪，久咳伴發熱重惡寒輕，自汗者。③腎虛兼有濕熱下注，小便艱澀。

柴胡常用10克，五味子為10克。二藥配伍，與枳

實、白芍、乾薑、炙甘草同用，可治肝脾不和，手足不溫，咳喘不止；與萹蓄、澤瀉、山梔、甘草梢等同用，可治小便艱澀，淋漓不暢，少腹急痛；與黃芩、半夏、人參、白芍等同用，可治肺傷咳嗽氣促。然二藥配伍，收斂疏達，咳嗽初起，痲疹初發忌用。

【名方舉例】 小柴胡湯（《濟生拔萃》）柴胡9克，黃芩6克，五味子6克，製半夏9克，白芍9克，人參6克，桑白皮9克，生薑3克，水煎服。功用：和解少陽，清肺化痰。主治：肺傷咳嗽氣促。

現代醫學常用於慢性支氣管炎，老年人感冒。

7.紫菀 五味子：斂肺補腎，生津止咳

【配伍分析】 紫菀味辛苦性溫，辛散苦降，潤肺下氣，化痰止咳；五味子味酸甘，性溫而潤，上能斂肺氣，下能滋腎陰，以收斂固澀見長。二藥伍用，一散一斂，散不耗陰，斂不留邪，共奏斂肺補腎，生津止咳之功。

【用藥經驗】 二藥配伍，適用於①肺虛久咳，喘促短氣，氣怯聲低。②肺腎不足，咳嗽痰少，咳則小便出。

紫菀常用5～10克，五味子為3～6克。二藥配伍，與款冬花、桂心、人參、麥冬等同用，可治肺氣不足，咳嗽上氣，短氣喘急，連唾不已；與桑白皮、桔梗、生地黃、竹茹等同用，可治虛勞骨蒸咳嗽；與人參、黃耆、杏仁、大棗等同用，可治喘急短氣，四肢無力；與百部、乾薑、桂枝、升麻等同用，可治新久咳嗽，唾稠黏，嗽有膿血，咽中腥臭。然二藥配伍，味酸性溫，痰濕咳

嗽，邪氣盛實者忌用。

【名方舉例】 紫菀湯（《醫方集解》）紫菀6克，阿膠6克，知母6克，貝母6克，人參3克，桔梗6克，甘草3克，五味子3克，茯苓6克，水煎服。

功用：養陰清熱，化痰止咳。

主治：肺虛久咳，痰中帶血，口乾咽燥及肺痿等。

現代醫學常用於治療支氣管炎、肺結核等。

8.麻黃　訶子：發汗解表，止咳平喘

【配伍分析】 麻黃味辛微苦性溫，辛開苦降，外能發散風寒以解表，內能開宣肺氣以平喘，為發汗解表之峻品；訶子味苦酸且澀，苦澀降斂，既能清肺降火，開音利咽，又能斂肺下氣，止咳平喘。二藥伍用，一散一斂，散中有收，不致耗傷肺氣，散中有清，降肺火而利咽喉，共收發汗解表，止咳平喘之功。

【用藥經驗】 二藥配伍，適用於①傷風咳嗽。咳嗽喘急，坐臥不安。②肺虛，上氣喘急。

麻黃常用3～9克，訶子為3～5克。二藥配伍，與杏仁、蘇子、麥冬、大棗等同用，可治肺虛，上氣喘急；與款冬花、肉桂、杏仁、甘草同用，可治咳嗽喘急，痰涎壅塞，痰稀色白。然二藥配伍，味酸澀性溫，痰咳初起者忌用。

【名方舉例】 麻黃散（《太平惠民和劑局方》）麻黃300克，款冬花150克，訶子皮150，甘草150克，肉桂180克，杏仁90克。上藥共研細末。每服6克，加茶葉3克，水煎服。亦可改作湯劑水煎服，各藥用量按常規劑量增

減。功用：溫肺散寒，止咳平喘。

主治：咳嗽喘急，痰涎壅塞，坐臥不安，心脇疼脹；兼治傷風咳嗽，膈上不快。

現代醫學常用於治療哮喘，支氣管炎等。

9.麻黃　白果：發汗解表，斂肺平喘

【配伍分析】 麻黃辛溫微苦，輕清上浮，以宣肺見長，溫肺散寒而平喘；白果氣薄味厚，性澀而收，「上斂肺金除咳逆，下行濕濁化痰涎。」(《本草便讀》)，治咳嗽日久，肺氣失斂所致的咳嗽喘息者。二藥伍用，一散一收，通降互濟，使肺氣宣肅有度，開肺散邪而不致耗傷肺氣，斂肺平喘而無留邪之弊。共奏發汗解表，斂肺平喘之功。

【用藥經驗】 二藥配伍，適用於：①哮喘痰嗽兼風寒引發者。②素體氣虛，痰濁壅肺，久咳久喘不癒者。

麻黃常用3～10克，白果為5～10克，二藥配伍，與蘇子、款冬花、桑白皮、黃芩等同用，可治寒包熱邪，哮喘即發；與甘草、射干、桑白皮、半夏等同用，可治寒痰阻肺所致的哮喘痰嗽證。然二藥配伍，味澀性溫，咳喘初起，肺腎不足的咳喘忌用。

【名方舉例】 麻黃定喘湯(《張氏運通》)白果9克，麻黃9克，蘇子6克，甘草3克，款冬花9克，杏仁9克，桑白皮9克，黃芩4.5克，半夏9克，厚朴6克。水煎服。功用：宣肺平喘，清熱化痰。

主治：寒包熱邪，哮喘痰嗽，遇冷即發。

現代醫學常用於治療急、慢性支氣管炎、支氣管哮

喘、慢性肺源性心臟病等。

10.麻黃　罌粟殼：宣肺解表，止咳平喘

【配伍分析】麻黃味辛性溫，功用：宣肺平喘，發汗解表，行水消腫，偏於散；罌粟殼味酸澀性平，上能斂肺氣以止咳，下能固澀大腸而止瀉，偏於斂。二藥伍用，麻黃善開，罌粟殼善合，一散一斂，一開一合，相反相成，共奏宣肺解表，止咳平喘之功。

【用藥經驗】二藥配伍，適用於①肺虛不斂所致的久咳不止，無痰或少痰，氣短乏力等。②肺脹，痰喘胸滿，坐臥不安，聲重鼻塞頭昏。

麻黃常用6～10克，罌粟殼為5～10克，罌粟殼宜醋炒，以加強其收斂作用。二藥配伍，與半夏、桑白皮、五味子、人參等同用，可治痰喘胸滿，坐臥不安；與杏仁、陳皮、款冬花、膽南星同用，可治咳嗽日久，咳痰量多色稀，氣短乏力。然二藥配伍，味酸收斂，咳嗽初起、嬰兒、孕婦及哺乳期婦女忌用（罌粟殼過量服，中毒成癮。）

【名方舉例】炙粟湯（《中華臨床中藥學》）罌粟殼10克，麻黃9克，杏仁9克，陳皮6克，牡蠣6克，款冬花9克，膽南星6克，甘草3克，水煎服。腎虛加熟地、山茱萸；食慾不振加雞內金、扁豆；風邪犯肺加荊芥、防風。功用：化痰止咳，斂肺平喘。主治：慢性支氣管炎。

11.麻黃　麻黃根：調整肺氣，祛痰止咳

【配伍分析】麻黃辛溫，輕揚走表，既能開腠理，

透毛竅以發汗，又能開宣肺氣而平喘；麻黃根甘平微澀，入肺經，能行周身之表而固衛氣，斂肌腠，閉毛竅，為斂肺固表止汗之要藥。二藥伍用，一散一斂，一開一合，開合相濟，開不耗散，合不留邪，共奏調整肺氣，祛痰止咳之功。

【用藥經驗】 二藥配伍，適用於①哮喘初起，風寒外束而體實者，症見咳嗽，呼吸氣促，痰多稀薄色白，咯吐不利，或伴發熱，舌苔薄白而滑，脈浮緊。②風寒襲肺，微汗而咳，咳聲洪亮，痰少。

麻黃常用3～6克，麻黃根為6～9克，臨證時，麻黃根用量略大於麻黃，目的在於抑制其發汗而增強其平喘作用。二藥配伍，與杏仁、桃仁、白果等同用，可治哮喘，喉問痰聲轆轆，與桑白皮、杏仁、茯苓、陳皮等同用，可治肺感風寒，咳嗽上氣，痰氣不利。然二藥配伍，味辛性溫，痰熱遏肺、肝氣乘肺的咳喘證忌用。

【名方舉例】 二麻四仁湯（《中華臨床中藥學》）麻黃9克，麻黃根12克，杏仁9克，桃仁6克，瓜蔞仁9克，白果6克。水煎服。功用：宣肺解表，斂肺止咳。主治：哮喘初起，咳嗽氣促痰稀色白，舌苔薄白，脈浮緊。

現代醫學常用於治療慢性支氣管炎、支氣管哮喘。

12.防風　牡蠣：祛風散寒，固表止汗

【配伍分析】 防風味辛微溫，既能祛風散寒，又能勝濕止痛，偏於散；牡蠣味鹹性寒，氣寒純陰，鹹有軟堅化痰之功，寒有清熱益陰之能，長於收斂固澀。二藥伍用，一散一斂，勝濕不傷陰，斂汗不留邪，共奏祛風散

寒，固表止汗之功。

【用藥經驗】 二藥配伍，適用於①盜汗，風虛頭痛。②諸虛不足，汗出不止。

防風常用3～10克，牡蠣為9～30克，入煎劑宜先煎。二藥配伍，與白朮、白芷、甘草同用，可治諸虛不足，汗出不止；與白朮、當歸、黃柏、白芍等同用，可治盜汗，血虛頭痛。然二藥配伍，痰濁頭痛者忌用。

【名方舉例】 牡蠣散（《千金要方》）牡蠣30克，白朮15克，防風10克。水煎服。功用：益氣固表止汗。

主治：臥即盜汗，風虛頭痛。

現代醫學可用於植物神經功能紊亂，以及慢性疾患等所致的自汗、盜汗之證。

13.柴胡　牡蠣：疏肝軟堅，調和營衛

【配伍分析】 柴胡苦辛微寒，芳香疏泄，疏肝解鬱，調暢氣血，長於疏解半表半裏之邪；牡蠣性寒味澀，質重沉降，潛斂浮陽而收斂固澀，且軟堅散結，清熱除痰。二藥伍用，一升一降，一疏一斂，使氣血調和，共奏疏肝軟堅，調和營衛之功。

【用藥經驗】 二藥配伍，適用於①營衛不和之閉汗證。②肝鬱氣滯所致的胸脇痞滿，食慾不振者。

柴胡常用9克，牡蠣為30克。二藥配伍，與香附、烏藥、蒼朮、鬱金等同用，可治胸脇痞滿、食慾不振；與香附、蒼朮、菖蒲、夜交藤、合歡皮等同用，可治神經衰弱的失眠；與煨葛根、煨防風、煨木香、煨肉果等同用，可治慢性結腸炎的腹痛便溏；與麻黃、麻黃根、

杏仁、桃仁等同用，可治肝鬱犯肺的痰咳；與黃芩、茯苓、半夏、大黃等同用，可治胸滿煩驚、小便不利、譫語、一身盡重，不可轉側。然二藥配伍性寒，腎虛無火，精寒自出及虛而有寒者忌用。

【名方舉例】 柴胡桂枝乾薑湯（《傷寒論》）柴胡15克，桂枝12克，乾薑6克，瓜蔞根12克，黃芩9克，牡蠣20克，炙甘草3克。水煎服。

功用：和解散結，溫裏祛寒。主治：傷寒胸脇滿微結，小便不利，渴而不嘔，但頭汗出，往來寒熱，心煩；瘧疾寒多熱少，或但寒不熱。

現代醫學常用於治療慢性肝炎、慢性膽囊炎、膽石症、慢性胃炎、胸膜炎、瘧疾、發熱、月經不調、痛經、帶下病、乳腺囊性增生症等。

14. 桂枝　牡蠣：溫通心陽，固攝止汗

【配伍分析】 桂枝辛溫浮散，透達於肌腠之間，長於宣陽氣於衛分，暢營陰於肌表，走裏能溫煦心、脾、膀胱之氣，長於溫通心陽。牡蠣味鹹微寒，潛斂浮陽而固攝，清泄痰火而散鬱結。二藥伍用，一散一斂，一動一靜，開合相濟，除肌表之風寒，攘外以調衛，固護外泄之陰液，安內以和營，共奏溫通心陽，固攝止汗之功。

【用藥經驗】 二藥配伍，適用於①心陽內傷，沖氣止逆，煩躁不安，心悸怔忡，汗出肢冷。②傷寒誤用火法，造成心陽虛衰的心悸，驚狂臥起不安。③虛勞心悸、易驚、汗多、男子失精、女子夢交或遺溺。

桂枝常用3～9克，牡蠣為9～30克。二藥配伍，與

柴胡、乾薑、天花粉、黃芩等同用，可治往來寒熱，胸脇苦滿；與茯苓、半夏、大黃、大棗等同用，可治胸滿煩驚，小便不利；與甘草、龍骨同用，可治心陽內傷，沖氣上逆，煩躁不安，汗出肢冷；與龍骨、蜀漆、炙甘草、大棗等同用，可治心悸驚狂、臥起不安；與人參、當歸、黃耆、白朮等同用，可治產後虛汗不止。然二藥配伍，性寒且澀，脾虛便溏，心肺兩虛的心悸失眠忌用。

【名方舉例】 桂枝加龍骨牡蠣湯（《金匱要略》）桂枝9克，芍藥9克，生薑9克，甘草6克，大棗7枚，牡蠣9克，龍骨9克。水煎服。功用：調和營衛，滋陰和陽，鎮納固攝。主治：虛勞心悸，易驚、汗多、男子失精、女子夢交或遺溺，舌質淡潤，脈虛大或芤遲。

現代醫學常用於治療上肢顫抖，陣發性心動過速、甲狀腺機能亢進、神經衰弱、自汗、盜汗、遺尿、帶下、早洩、遺精、不射精、陽痿、肺炎等。

15.乾薑　烏梅：溫中散寒、澀腸止瀉

【配伍分析】 乾薑味辛性熱，入脾胃則溫中散寒，入肺經則溫散肺寒而化痰飲；烏梅酸澀而平，入肺經能斂肺止咳，入脾、大腸經，澀腸止瀉，並有安蛔止痛，和胃止嘔之功。二藥伍用。一散一斂，一開一合，肺脾同治，共奏溫中散寒，澀腸止瀉之功。

【用藥經驗】 二藥配伍，適用於①瀉痢日久不止，腹中冷痛，瀉下清稀，舌淡苔白，脈沉細或遲。②蛔厥證。腹痛時作，心煩嘔惡，得食則吐，常自吐蛔，手足厥冷。

乾薑常用3～10克，烏梅為6～12克。二藥配伍，與當歸、黃耆、白朮、龍骨同用，可治白痢頻發；與艾葉、訶子、黃連、白朮等同用，可治腸胃虛弱，冷熱不調，泄瀉腸鳴，日夜無度；與罌粟殼、肉豆蔻同用，可治虛寒瀉痢，日久不止；與蜀椒、炙艾、赤石脂同用，可治久痢久瀉，腹中冷痛，兩足不溫；與細辛、當歸、黃連、黃柏等同用，可治腹痛時發時止，得食而嘔又煩，常自吐蛔。然二藥配伍，味酸性熱，外有表邪及內有實熱積滯者忌用。

【名方舉例】 烏梅丸（《傷寒論》）烏梅300枚，細辛180克，乾薑300克，當歸120克，炮附子180克，蜀椒120克，桂枝180克，黃柏180克，黃連500克，人參180克。上藥共為末混勻，烏梅用50%醋浸一宿，去核打爛蒸熟，和上藥末，加蜜製丸，每服9克，每日1～3次，空腹溫開水送下。亦可水煎服，用量按原方比例酌減。功用：溫臟安蛔。主治：蛔厥證，腹痛時作，心煩嘔惡，得食即吐，常自嘔蛔，手足厥冷，亦治久痢，久瀉。

現代醫學常用於治療膽囊為、膽道蛔蟲症、蛔蟲性腸梗阻、血吸蟲病、慢性結腸炎、細菌性痢疾等。

16.乾薑　訶子：溫肺暖脾，澀腸止瀉

【配伍分析】 乾薑味辛大熱，既能散脾胃之寒，為溫暖中焦之主藥，又能溫散肺寒而化痰飲，為治療寒飲伏肺之要藥；訶子味苦酸且澀，既能斂肺下氣以正咳平喘，又能澀腸止瀉，下氣消脹。二藥伍用，一辛一酸，一散一斂，溫肺斂肺治其上，澀腸止瀉治其下，肺與大腸相

表裏，共奏溫肺暖脾，澀腸止瀉之功。

【用藥經驗】 二藥配伍，適用於①腸胃虛寒，泄瀉，飲食不化，腸鳴腹痛，脫肛不收。②瀉痢日久不止，羸不進食，冷熱不調，下痢赤白。

乾薑常用3～10克，訶子為3～5克。二藥配伍，與炮附子、阿膠、龍骨、赤石脂同用，可治泄瀉不止、久痢不瘥；與肉豆蔻、良薑、茯苓、肉桂等同用，可治臟腑久虛下寒，泄瀉不止，腸滑不禁；與高良薑、肉豆蔻、石榴皮、附子等同用，可治臟腑停寒，腸胃虛弱，腹痛泄瀉；與黃連、肉豆蔻、赤石脂、吳茱萸等同用，可治腸胃受濕，泄利頻作，米穀不化，腹脹腸鳴；與細辛、龍骨、黑附子、石榴皮等同用，可治脾腎陽虛，泄瀉稀薄，滑脫不禁，下肢不溫。然二藥配伍，味酸且澀，濕熱痢疾，泄瀉初起禁用。

【名方舉例】 斷下丸（《家藏經驗方》）枯白礬60克，細辛45克，訶子皮60克，乾薑90克，龍骨90克，赤石脂90克，黑附子30克，酸石榴皮60克，牡蠣60克。上研細末。麵糊為丸，如梧桐子大。每服9克，空腹時濃煎陳米飲送下。

功用：溫腎暖脾，澀腸固脫。主治：泄瀉稀薄，滑脫不禁，小腹寒冷，下肢不溫，舌苔薄白，脈沉遲。

現代醫學可用於治療慢性腸炎、慢性結腸炎等病症。

17. 附子　訶子：溫腎暖脾，澀腸固脫

【配伍分析】 附子大辛大熱，純陽燥烈，上能助心陽以通脈，下能溫腎陽以益火，內逐寒濕而止痛，外達衛

表而散寒，乃作用峻猛之溫裏藥；訶子味苦酸且澀，澀腸止瀉，斂肺利咽，二藥伍用，一散一斂，散外寒、溫腎陽、止泄瀉，共奏溫腎暖脾，澀腸止瀉之功。

【用藥經驗】 二藥配伍，適用於①臟腑久虛下寒，泄瀉不止，腸滑不禁。②脾胃不和。泄瀉不止。③大腸虛寒、滑脫不禁。

附子常用3～15克，入湯劑應先煎30～60分鐘以減弱其毒性，訶子為3～5克，澀腸止瀉宜煨熟用。二藥配伍與乾薑、白朮、肉豆蔻、罌粟殼等同用，可治大腸虛寒、滑脫不禁；與赤石脂、龍骨、乾薑、肉豆蔻同用，可治腸胃虛寒，下痢不止；與人參、茯苓、木香、大棗等同用，可治脾胃氣虛、不思飲食、臍腹疼痛、晝夜泄瀉、小便滑數；與肉豆蔻、木香、吳茱萸、蓽茇等同用，可治腹脇氣痛、腸鳴泄瀉，飲食不化；與木香、阿膠、陳皮、罌粟殼等同用，可治瀉痢日久，形羸不進食；與良薑、赤石脂、肉桂、細辛等同用，可治臟腑久虛下寒，泄瀉不止，腸滑不禁。然二藥配伍，性熱且澀，咳痰瀉痢初起者忌用。

【名方舉例】 固腸丸（《醫學入門》）龍骨60克，附子60克，枯礬60克，訶子60克，高良薑45克，赤石脂45克，丁香30克，木香15克，白豆蔻1 8克，砂仁1 8克。上藥為末，醋糊丸，如梧桐子大，每服6克，粟米飲下。功用：溫中祛寒，澀腸止瀉。主治：脾胃虛弱，臟腑停寒，臍腹絞痛，下利滑數，肌肉消瘦，飲食不下。

現代醫學常用於治療慢性腸炎、慢性結腸炎、慢性痢疾等病證。

18.補骨脂　五味子：補腎壯陽，澀腸止瀉

【配伍分析】 補骨脂味苦辛性溫，入腎能補火壯陽，入脾能散寒止瀉；五味子味甘酸性溫，上能固表止汗，下能補腎澀精，收斂止瀉。二藥伍用，一補腎陽，一滋腎陰，一散寒止瀉，一收斂止瀉，陰陽相濟，散斂兼顧，共奏補腎壯陽，澀腸止瀉之功。

【用藥經驗】 二藥配伍，適用於①脾腎虛弱，腹痛久瀉以及帶下等證。②小腸虛下痢，便膿血，懊憹不安者。

補骨脂常用5～10克，五味子為3～9克。二藥配伍，與肉豆蔻、吳茱萸同用，可治脾腎虛寒，五更泄瀉；與木香、乾薑、吳茱萸同用，可治外感寒濕，或酒食傷脾，腹痛作瀉；與黃耆、升麻等同用，可治瀉久脫肛者；與山茱萸、菟絲子、巴戟、車前子等同用，可治脾腎虛弱，腹痛久瀉及帶下；與肉蓯蓉、狗脊、獨活、附子等同用，可治久痢不癒，或下痢膿血，腹痛喜按。然二藥配伍，性溫澀，濕熱積滯、陰虛火旺、表邪未解者忌用。

【名方舉例】 四神丸（《內科摘要》）補骨脂120克，五味子60克，肉豆蔻60克，吳茱萸30克。為末，生薑24克，紅棗100枚，煮熟取棗肉，和末，丸如梧桐子大，每服6～9克，空腹或食前白湯送下。

功用：溫腎暖脾，澀腸止瀉。主治：脾腎虛寒、五更泄瀉、不思飲食、利下清穀，或久瀉不癒，腹痛腰酸肢冷、神疲乏力，舌質淡，苔薄白，脈沉遲無力。

現代常用於治療慢性結腸炎、慢性腸炎、腸結核等久

瀉屬於脾腎虛寒者。

19.熟地　澤瀉：補腎滋陰，利水滲濕

【配伍分析】 熟地味甘微溫，滋潤純淨，能滋腎陰，補精髓，偏於守；澤瀉甘淡性寒，既能清利下焦濕熱，又能清瀉腎經之火，偏於通利。二藥伍用，一補一瀉，一開一闔，補多瀉少。既能消除小便失調，相火亢盛之症，又能防止熟地之呆滯，共奏補腎滋陰，利水滲濕之功。(《慎柔五書》) 所謂：「用熟地以滋陰，用澤瀉以祛腎家之邪，由地黃成滋陰之功。」

【用藥經驗】 二藥配伍，適用於①腎陰不足，耳聾耳鳴，虛煩不眠，頭暈目暗，腰膝酸軟，遺精。②陰虛火旺而致的骨蒸勞熱，虛煩盜汗，腰脊酸痛等症。

熟地常用10～30克，澤瀉為6～10克。二藥配伍，與山茱萸、山藥、茯苓、丹皮同用，可治頭暈耳鳴、腰膝酸軟、口燥咽乾；與黃柏、知母、山藥、丹皮等同用，可治陰虛火旺，虛煩盜汗、腰酸尿黃；與金銀花、連翹、石斛、山藥等同用，可治消渴、虛火牙痛、口腔潰瘍；與五味子、山茱萸、山藥、丹皮等同用，可治腎陰不足、氣喘呃逆；與酸棗仁、夜交藤、龍骨、龜板等同用，可治陰血虛甚、夜寐不安；與柴胡、煅磁石、茯苓、山藥等同用，可治肝腎陰虧，頭暈目眩、耳鳴耳聾。然二藥配伍，重用熟地，性黏膩，有礙消化，凡氣滯痰多，脘腹脹痛，食少便溏者忌服。

【名方舉例】 六味地黃丸（《小兒藥證直訣》）熟地黃24克，山茱萸12克，乾山藥12克，澤瀉9克，茯苓

9克，丹皮9克。煉蜜為丸，每丸約重15克，成人每服1丸，日3次空腹時服；亦可用飲片作湯劑水煎服。

功用：滋補肝腎。主治：肝腎陰虛，腰膝酸軟，頭目眩暈，耳鳴耳聾，盜汗遺精，小兒囟開不合；虛火上炎致骨蒸潮熱，手足心熱；消渴；虛火牙痛，口燥咽乾，舌紅少苔，脈細數。

現代醫學常用於治療慢性腎炎、高血壓、糖尿病、神經衰弱、腎結核血尿、慢性咽炎、喉痹、中心性視網膜炎、視神經炎、中心性視網膜脈絡膜病變、前部缺血性視野神經病變、婦女更年期綜合徵、甲狀腺機能亢進、乾燥綜合徵、食管上皮細胞重度增生、食道癌術後復發、鵝掌風、遺尿、頸椎病、突發性耳聾、再生障礙性貧血、阿狄森病、無排卵功能性子宮出血、男性不育症等。

20.吳茱萸 木瓜：溫經散寒、舒筋活絡

【配伍分析】吳茱萸味辛而苦，性熱苦降，專走下焦，為厥陰肝經的主藥，能溫經散寒，疏肝解鬱，行氣止痛；木瓜味酸性溫，得木之正氣最多，主走肝經，能和胃化濕，補肝體制肝用，為舒筋活絡之上品。吳茱萸以散為主，木瓜以斂為要。二藥伍用，一散一斂，相互制約，相互為用，共奏溫經散寒，和胃化濕，舒筋活絡之功。

【用藥經驗】二藥配伍，適用於①寒濕為患，小腿攣急，抽痛（俗稱小腿肚轉筋）等。②暑濕為患，嘔吐腹瀉，小腿轉筋，筋脈拘攣等症。③腳氣上沖，噁心嘔吐，心煩心悸，腹痛等症。④下肢痿軟無力等症。⑤疝氣腹痛諸症。

吳茱萸常用3～10克，木瓜為10～15克。二藥配伍，與附子、丁香、絲瓜絡等同用，可治腹痛吐瀉，轉筋肢冷，汗淋不渴；與炒茴香、炙甘草、生薑、蘇葉同用，可治霍亂吐瀉，轉筋悶亂；與檳榔、厚朴、枳殼、大腹皮等同用，可治兩腳腫脹，上兼有困悶，甚至氣喘；與防風、全蠍、僵蠶、膽南星等同用，可治破傷風，手足抽搐，角弓反張。然二藥配伍，味酸性溫，凡熱證、陰虛有熱、陰虛腰膝酸痛、傷食積滯者忌用。

【名方舉例】 木瓜茱萸湯（《世醫得效方》）木瓜60克，吳茱萸30克（炒）。共為粗末，每用12克，水煎服。功用：溫散寒濕，行氣消脹。

主治：腳氣腫脹，上沖入腹，困悶，腹脹，喘急。

現代醫學常用於治療風濕性關節炎，急、慢性胃腸炎、肝硬化及破傷風等病證。

21. 茯苓　酸棗仁：養心安神，利水滲濕

【配伍分析】 茯苓味甘而淡，味甘能補，入心脾，益心脾而寧心安神，味淡能滲濕，為利水滲濕之要藥；酸棗仁味甘而酸質潤，酸甘斂陰能益陰生津，又能滋養心肝，補血安神，為養心安神之要藥。二藥伍用，一利一斂，一開一合，利濕不傷陰，扶正又祛邪，共奏養心安神，利水滲濕之功。

【用藥經驗】 二藥配伍，適用於①心下停有痰飲，致驚悸不眠。②心腎虧虛，氣血不足，心悸怔忡，神志不寧，夜臥不安。

茯苓常用10～15克，酸棗仁為9～15克。二藥配伍，

與人參、黃耆、當歸、大棗等同用，可治面色無華、氣短乏力、心悸不安、夜寐不寧；與熟地、肉桂、當歸、黃耆等同用，可治心腎虧虛的心悸氣短、怔忡不寧；與人參、遠志、石菖蒲、當歸等同用，可治心慮過度、夢泄不禁、夜臥心悸不寧；與人參、遠志、琥珀、朱砂等同用，可治氣血俱虛、心悸氣短、失眠健忘；與當歸、川芎、白朮、熟地等同用，可治產後血虛心悸怔忡；與龍眼肉、生龍骨、生牡蠣、生赭石等同用，可治心氣血虛損、心下停有痰飲、驚悸失眠。然二藥配伍，味甘酸，實邪鬱火者忌用。

【名方舉例】 安魂湯（《醫學衷中參西錄》）龍眼肉18克，炒酸棗仁12克，生龍骨15克，生牡蠣15克，清半夏9克，茯苓9克，生赭石12克。水煎服。

功用：補心血、化痰飲、安心神。主治：心中氣血虛損，兼心下停有痰飲，致驚悸不眠。

現代醫學可用於治療神經衰弱，神經官能症、病等病症。

22.葛根　白芍：發散表邪，和營斂散

【配伍分析】 葛根味辛甘性寒，發散表邪，解肌退熱，而有透發痲疹之功，且甘寒有生津止渴之效；白芍味苦酸微寒，斂陰和營，柔肝養血。二藥伍用，一散一收，一生津，一斂陰，相得益彰，共奏發散表邪，和營斂陰之功。

【用藥經驗】 二藥配伍，適用於①外感風寒表虛，發熱，汗出惡風，項背強痛拘急，舌苔薄白，脈浮緩。②

麻疹初起未發，或發而未透，發熱惡風，頭痛，肢體痛，噴嚏，咳嗽，目赤流淚，口渴舌乾，舌紅苔乾，脈象浮數。

葛根常用10～20克，白芍為6～15克。二藥配伍，與麻黃、桂枝、生薑、大棗同用，可治惡寒發熱無汗、項背拘急不舒；與麻黃、半夏、生薑、大棗等同用，可治風寒表實證兼嘔吐、項背拘急疼痛；與麻黃、黃芩、大棗、甘草同用，可治溫病初起、邪在衛表、發熱惡寒、頭痛無汗、項背不舒；與升麻、黃芩同用，可治小兒麻疹初起，尚未透發、或透而不暢；與柴胡、黃芩、羌活、石膏等同用，可治感冒風寒，鬱而化熱，無汗頭痛，目疼鼻乾，心煩不眠；與柴胡、桂枝、炙甘草、大棗等同用，可治小兒傷風，自汗發熱。然二藥配伍性寒，陽衰虛寒之證忌用。

【名方舉例】 桂枝加葛根湯（《傷寒論》）葛根12克，桂枝9克，白芍9克，生薑9克，炙甘草6克，大棗7枚。水煎服。功用：解肌祛風，升津舒經。

主治：外感風寒表虛，發熱，汗出惡風，項背強痛拘急，不能自如俯仰，舌苔薄白，脈浮緩。

現代醫學常於治療感冒、頭痛、落枕、頸背肌勞損、頸椎病、斜頸、面神經炎、下頜關節炎、風寒型肩痹證、震顫、僵人綜合徵、重症眼瞼下垂症、毛囊炎、痢疾等。

23.防風　黃耆：祛風散寒、益氣固表

【配伍分析】 防風辛甘微溫，既能祛風散寒，又能勝濕止痛；黃耆味甘性溫，既能補氣行滯，又能益衛

氣，固表止汗。二藥伍用，一散一固，相制為用，散寒不耗氣，補氣行滯助止痛，共奏祛風散寒，益氣固表，行滯止痛之功。

【用藥經驗】 二藥配伍，適用於①身體衰弱，表氣不固的自汗證。②氣虛血滯，風濕痹痛，肢體麻木、肩臂痹痛。

防風常用3～10克，黃耆為9～30克。二藥配伍，與白朮同用，可治表虛衛陽不固，反覆自汗，易感風邪；與白朮、熟地、麥冬、大棗等同用，可治產後氣虛，自汗較多，不能自止，動則加劇，倦怠乏力；與川芎、當歸、熟地、羌活等同用，可治痹痛日久，氣血虧損，腰膝乏力；與人參、獨活、細辛、蔓荊子等同用，可治濕勝自汗；與薑黃、當歸、羌活、赤芍等同用，可治營衛兩虛，風濕痹痛；與細辛、附子、川烏同用，可治關節疼痛劇烈，不可屈伸；與蒼朮、防己、薏苡仁等同用，可治關節重者，肌膚麻木。然二藥配伍，味甘性溫，散中有收，風寒表實證，陰虛陽亢證忌用。

【名方舉例】 蠲痹湯（《百一選方》）羌活9克，薑黃9克，當歸9克，炙黃耆9克，赤芍9克，防風9克，炙甘草3克，生薑3克。水煎服。功用：益氣和營，祛風勝濕。主治：營衛兩虛，風濕痹痛，肩項臂痛，手足麻木。

現代醫學常用於治療風濕性關節炎、肩臂痛、腰腿痛、肩周炎等。

24.豬苓　阿膠：利水滲濕，清熱養陰

【配伍分析】 豬苓氣薄味淡，性主滲泄，利竅行

水，偏於通利；阿膠味甘柔黏，補血滋陰，清熱止血，偏於膩滯。二藥伍用，一利一粘，一開一合，相得益彰，利水滲濕而不傷陰，清熱養陰而不礙邪，補中有瀉，共奏利水滲濕，清熱養陰之功。

【用藥經驗】 二藥配伍，適用於①濕熱下注，淋濁澀痛，赤白帶下。②血淋，小便澀痛，點滴難出，小腹滿痛。③水熱互結證。小便不利，發熱口渴欲飲，心煩不寐。

豬苓常用6～12克，阿膠為3～9克，入湯劑，烊化兌服。二藥配伍，與瞿麥、萹蓄、車前草同用，可治熱淋；與大薊、小薊、白茅根同用，可治尿中帶血；與琥珀、梔子、滑石等同用，可治濕熱互結證，小便不利，心煩不寐。然二藥配伍，無濕熱傷陰之兆忌用。

【名方舉例】 豬苓湯（《傷寒論》）豬苓9克，茯苓9克，澤瀉9克，阿膠9克，滑石9克。水煎服。

功用：利水清熱養陰。

主治：水熱互結證。小便不利，發熱，口渴欲飲，或心煩不寐，或兼有咳嗽，嘔惡，下利等，舌紅苔白或微黃，脈細數者。血淋，小便澀痛，點滴難出，小腹滿痛者。

現代醫學常用治療泌尿系感染，腎炎或肝硬化腹水屬於陰虛小便不利者。

第十章　補瀉兼施配伍

補瀉兼施配伍，是指扶正藥（補藥）與祛邪藥（瀉藥）並用的一種配伍方法，主要適用於正氣既虛邪氣又盛的虛實夾雜證。當患者素體虧虛或病程中正氣已傷而邪氣尚存時，純補之則邪氣益固，純瀉之則正氣不支，只宜補瀉兼施，方能解除病證。補瀉兼施的配伍，包括散補兼施、攻補兼施、清補兼施、消補兼施等四種形式，分別適應於正虛邪戀的表證；裏實正虛證；陰虛諸症以及食積、一塊而又體虛的病證。

一、散補兼施配伍

散補兼施配伍，是指一種補藥與一種散藥同時並用的一種配伍方法。主要適用於正虛邪戀的表證。補藥是指補氣、補陰、補陽、補血藥；散藥是指發散表邪、解除表證為主要作用的藥物，多具辛味，性有寒溫之別。

一般來說，正虛外感風寒邪，多使用辛溫解表藥與補藥配伍；正虛外感風熱之邪，多使用辛涼解表藥與補藥配伍。按照配伍後的功效，可分為益氣解表，助陽解表，滋陰養血解表等幾種類型。

臨床使用散補兼施配伍時，遣藥應把握如下原則：

①**詳審病證，隨證配伍**。陽虛表證者，解表藥配伍助陽藥；氣虛表證者，解表藥配伍益氣藥；陰虛表證者，解表藥配伍滋陰藥；血虛表證者，解表藥配伍補血藥。

②**詳審虛實，權衡藥量**。正虛邪輕，補藥用量宜重；正虛邪重，散藥用量宜重。

1.紫蘇　人參：發表散寒，助陽益氣

【配伍分析】 紫蘇味辛性溫，開宣肺氣，發表散寒，善行脾胃氣滯而行氣寬中；人參味甘而溫，緩中補虛，助陽益氣；二藥伍用，散補兼施，一宣肺氣，一益肺氣，開宣肺氣有力而散表邪；一行氣寬中，一緩中補虛，健運脾胃，化痰濕而止嘔吐，共奏發表散寒，助陽益氣，化痰行滯之功。

【用藥經驗】 二藥配伍，適用於①氣虛外感風寒，內有痰濕證。②小兒咳喘，胸悶日久，短氣自汗者。

紫蘇常用3～10克，人參為5～10克。二藥配伍，與麻黃、杏仁、紫菀、款冬花等同用，可治風寒咳嗽，咳痰不暢；與半夏、五味子、陳皮、白朮等同用，可治形寒飲冷傷肺，咳喘心煩胸悶；與柴胡、川芎、桔梗、陳皮等同用，可治風寒暴嗽，鼻塞聲重；與茯苓、神麴、山楂、麥芽等同用，可治傷食泄瀉。然二藥配伍，味辛性溫，實證、熱證、腹脹、陰虛內熱，氣弱表虛者忌用。

【名方舉例】 參蘇飲（《太平惠民和劑局方》）人參23克，紫蘇葉23克，葛根23克，前胡23克，薑半夏23克，茯苓23克，陳皮15克，甘草15克，桔梗15克，枳殼15克，木香15克。上為粗末，每服12克，加生薑7片，

大棗1枚，水煎服。現多作湯劑，水煎服，用量按原方比例酌減。功用：益氣解表，宣肺化痰。主治：虛人外感風寒，內有痰飲，惡寒發熱，頭痛鼻塞，咳嗽痰多，胸膈滿悶，苔白脈浮；痰積中脘，眩暈嘈雜，怔忡噦逆。

現代醫學常用於治療感冒、流感、急性支氣管炎及慢性支氣管炎急性發作的咳嗽症等。

2. 桂枝　人參：發汗解表，助陽益氣

【配伍分析】 桂枝辛溫，發汗解肌，溫經助陽；人參性稟中和，既得峻補腎中元氣，又可補益脾肺之氣而養血生津。二藥伍用，散中有補，寓補於散，人參既可益肺氣助桂枝透達肌腠發散風寒，以祛邪外出，又可益脾氣助桂枝溫通四肢而散寒濕，二者相輔相成，共奏助陽益氣，發汗解表之功。

【用藥經驗】 二藥配伍，適用於①傷寒汗後氣血不足而表邪未解，脈沉遲者。②素體陽虛外感風寒，以熱輕寒重，頭痛無汗，倦怠嗜臥，語言低微，脈浮大無力。

桂枝常用3～9克，人參為5～10克。人參宜文火另煎兌服。二藥配伍，與紫蘇、厚朴同用，可治外感風寒，內有陰邪，內外俱為實寒，惡寒無汗，心腹冷痛；與白芍、生薑、炙甘草同用，可治惡寒發熱，汗出，身疼痛，脈沉遲；與當歸、生附子、白朮、炙甘草同用，可治中風虛脫，卒然昏迷，四肢厥冷，脈細欲絕；與乾薑、白朮、炙甘草同用，可治中焦虛寒，兼有表證，下利不止，心下痞硬，惡寒發熱；與鹿茸、附子、當歸、蜀漆同用，可治脾陽虛之寒瘧日久，氣血不足，形寒肢冷，嗜臥

倦怠，發時不渴。然二藥配伍，辛溫苦燥，凡骨蒸勞熱，血熱吐衄，肝陽上亢，目赤頭眩等一切實證、火鬱證應忌用。

【名方舉例】竹葉湯（《金匱要略》）竹葉12克，葛根9克，防風3克，桔梗3克，桂枝3克，人參3克，甘草3克，附子6克，大棗5枚，生薑9克。水煎服。

功用：溫陽益氣，疏風解表。

主治：產後陽虛，復感風邪，惡風發熱，頭痛，面赤氣喘，或汗出，舌淡苔白，脈浮虛。

現代醫學常用於治療產後感冒、發熱、風痙等產後病。

3. 麻黃　人參：益氣解表，補肺平喘

【配伍分析】麻黃辛溫性烈，發表散寒，開腠發汗；人參味甘性溫，益氣助元。二藥伍用，人參既可扶助人體正氣，助麻黃發汗解表，以祛邪外出；又能防麻黃發汗太過以免誤傷正氣。一散一補，補而不致留邪，發表不致傷正，共奏益氣解表之效。又麻黃宣肺平喘，人參「能補肺中之氣」（《本草綱目》），「定喘咳」（《本草蒙筌》），「消胸中痰」（《藥性論》）為補肺要藥，二藥伍用，補肺平喘，相輔相成。

【用藥經驗】二藥配伍，適用於①素體氣虛，感受風寒濕邪之表證，症見惡寒發熱，頭身重痛，咳嗽，脈浮重取無力。②虛中夾實的喘咳證。

麻黃常用3～9克，人參為1.5～9克，大量時15～30克，人參宜文火另煎，將參汁兌入其他藥湯內服。治虛中

夾實的喘咳宜炙麻黃。二藥配伍，與紫菀、杏仁、細辛、射干等同用，可治肺氣不足，咳逆上氣，咳嗽喘息不能臥；與半夏、桑白皮、生薑、罌粟殼等同用，可治新久咳嗽，上喘氣急，坐臥不安；與蛤蚧、黨參、杏仁等同用，可治肺腎氣虛，咳痰不利。然二藥配伍，味辛性溫，實證、熱證、正氣不虛者忌用。

【名方舉例】 人參定喘湯（《太平惠民和劑局方》）人參9克，麻黃6克，炙甘草6克，阿膠6克，半夏麴6克，桑白皮6克，五味子3克，罌粟殼3克，生薑3克。水煎服。功用：補肺養陰，止咳定喘。主治：新久咳嗽，上喘氣急，喉中涎聲，胸滿氣逆，坐臥不安，飲食不下，及肺感寒邪，咳嗽聲重，語聲不出，鼻塞頭昏；又治小兒久病，肺氣喘急，喉中涎聲，胸膈不利，嘔吐痰沫。

現代醫學可用於治療慢性支氣管炎、肺氣腫、支氣管哮喘等病。

4.麻黃　黃耆：益氣解表，利水退腫

【配伍分析】麻黃、黃耆二藥皆性溫，均歸肺經。麻黃辛溫發汗解表，利水退腫；黃耆甘溫，益氣固表，利水退腫，張元素謂黃耆有「無汗則發之，有汗則止之。」二藥伍用，散補結合，表實之邪則逐而不致發汗過峻而衛陽不固，麻黃外開腠理，發汗祛邪，助上焦水氣宣化，可使肌膚水濕從毛竅外散，內則宣暢氣機，通調水道，滲泄水濕，使水腫因尿量增加而向癒；黃耆補益脾氣，運化水濕而利水消腫，肺脾同調、利水退腫之功益甚。

【用藥經驗】 二藥配伍，適用於①風寒濕痹，周身

關節疼痛者。②周身水腫兼表證者。

麻黃常用6～9克，黃耆為10～15克。黃耆生用偏於走表而利水，炙用偏於溫補脾胃。二藥配伍，與羌活、細辛同用，可治關節疼痛；與白芷、乾薑、桂枝、烏梢蛇同用，可治風寒濕痹；與黨參、桂枝、炙蜈蚣、炙全蠍同用，可治類風濕關節炎；與白芷、細辛、川芎、蔓荊子同用，可治偏頭痛；與桂枝、白芍、半夏、木香等同用，可治膽絞痛。然二藥配伍性溫，凡內有實熱，肝陽上亢，氣火上沖，濕熱氣滯者均忌用。

【名方舉例】烏頭湯（《金匱要略》）麻黃9克，黃耆9克，白芍9克，炙甘草6克，川烏9克。水煎取汁，納蜜中，再煎服。功用：溫經散寒，舒筋止痛。

主治：寒濕痹痛，痛有定處，遇寒則甚，肢節攣縮，不可屈伸，舌苔薄白，脈象弦緊等。

現代醫學常用於治療風濕性關節炎、類風濕性關節炎、坐骨神經痛、椎管狹窄症、偏頭痛、三叉神經痛、膽絞痛、腎絞痛、陽痿、遺尿、癃閉、小兒風濕舞蹈病、變應性亞敗血症等。

5.麻黃　甘草：宣肺解表，止咳平喘

【配伍分析】麻黃味辛性溫，開泄腠理，祛寒散表，開宣肺氣而止咳喘；甘草味甘而平，益氣潤肺，祛痰止咳。二藥伍用，一散一補，麻黃得甘草開宣肺氣而不耗傷肺氣，甘草得麻黃宣肺之助，祛痰止咳奏效迅捷，共收宣肺解表，止咳平喘之功。

【用藥經驗】二藥配伍，適用於①風寒襲肺，咳

嗽，胸悶，咳痰清稀色白者。②喘咳證無論在肺在腎，屬虛屬實者。

麻黃常用6～10克，甘草為3～10克。二藥配伍，與桂枝、杏仁同用，可治惡寒發熱，無汗而喘；與桂枝、杏仁、石膏、大棗同用，可治風寒表實證兼有裏熱，無汗煩躁；與白芍、細辛、乾薑、半夏等同用，可治風寒客表，水飲內停，無汗喘咳；與葛根、桂枝、白芍、大棗等同用，可治風寒表實證，無汗身痛，項背拘急不舒；與石膏、生薑同用，可治風水，一身悉腫，惡風汗自出；與薏苡仁、杏仁同用，可治風濕在表，周身疼痛；與附子同用，可治陽虛感冒風寒，身痛無汗，四肢不溫。然二藥配伍，甘草甘緩助濕滿中，濕盛中滿腹脹者忌用。

【名方舉例】 越婢湯（《金匱要略》）麻黃9克，石膏25克，生薑9克，甘草6克，大棗5枚。水煎服。

功用：散風清熱，宣肺行水。

主治：風水，一身悉腫，發熱或無大熱，惡風，自汗出，口渴，小便不利，或咳喘，脈浮。

現代醫學常用於治療急、慢性腎炎、癃閉、流行性出血熱、慢性支氣管炎、風濕熱痹、多發性癤腫、陰癢糜爛、鬱證、偏頭痛、聲啞、耳鳴等。

6.麻黃　附子：助陽散寒，利水消腫

【配伍分析】 麻黃辛溫，散寒解表；附子大辛大熱，溫經助陽，鼓邪外出。二者一散一補，祛邪而不傷正，扶正而不礙邪，於扶陽中促進解表，於解表中不傷陽氣。麻黃宣肺平喘，利水消腫，附子溫腎壯陽，化氣行

水，二藥伍用，肺腎同治，溫陽利水而消腫，呼吸有節而平喘。另外，麻黃辛溫，宣通經絡散外寒，附子辛熱，溫通經脈祛裏寒，相配則溫經通脈，助陽散寒。

【用藥經驗】 二藥配伍，適用於①陽虛外感風寒表證。症見惡寒甚，發熱輕，脈沉。②陽虛水泛，水寒射肺證。症見咳逆氣促，小便不利，脈沉遲。③風寒濕痹，肢體關節疼痛之症。

麻黃常用3～9克，附子為3～12克，必須先煎60分鐘以上，以減其毒性。二藥配伍，與細辛同用，可治素體陽虛，惡寒重、發熱輕，無汗，四肢不溫；與甘草同用，可治腎陽不足，水氣在表，身面浮腫，惡寒肢冷；與白果、五味子等同用，可治心腎陽虛，痰飲咳喘，或兼有外感風寒者；與半夏、陳皮、蘇子同用，可治寒性咳喘；與川芎、吳茱萸同用，可治頭痛；與蟬蛻、前胡、桔梗同用，可治咽痛；與狗脊、鹿角膠同用，可治脊背冷痛；與杜仲、木瓜、牛膝、獨活同用，可治腰腿疼痛；與白芥子、甘草同用，可治瘰癧久潰不癒；與蒼耳子、地膚子、白鮮皮同用，可治皮膚隱疹。然二藥配伍，味辛性燥，雖治陽虛外感，但若少陰陽氣衰敗，而見下利清穀，則不能使用，否則誤發其汗，必致亡陽厥逆；陰虛內熱，孕婦忌用。

【名方舉例】 麻黃附子甘草湯（《傷寒論》）麻黃6克，熟附子6克，甘草3克。水煎服。

功用：助陽解表。主治：陽虛感冒風寒，惡寒微發熱，身痛無汗，四肢不溫，舌淡苔白，脈沉細。

現代常用於治療虛人感冒、咽痛、失音、慢性支氣管炎、支氣管哮喘、病態竇房結綜合徵，心房顫動、急性腎炎、無汗症、腰腿痛、脫疽、蕁麻疹、過敏性鼻炎等。

7. 麻黃　肉桂：溫通經脈，散寒止痛

【配伍分析】 麻黃辛溫，發汗解表，宣通經絡散外寒；肉桂辛甘大熱，氣厚純陽，入下焦，能助腎中陽氣而益命門之火，入中焦溫暖脾胃以健運，入血分則溫通血脈而散寒止痛，為治沉寒固冷之要藥。二藥伍用，一外一內，一散一補，共奏溫通經脈，散寒止痛之功。

【用藥經驗】 二藥配伍，適用於①素體陽虛，復感風寒，畏寒肢冷，脈沉細者。②風寒濕痹，肢體關節疼痛之症。

麻黃常用6～9克，肉桂為3～6克。二藥配伍，與山藥、桑螵蛸、烏藥、益智仁等同用，可治小兒遺尿；與天麻、獨活、烏蛇、牛膝等同用，可治惡風頭痛，腳膝麻痹；與薏苡仁、當歸、乾薑、人參等同用，可治風濕痹痛，四肢不利。然二藥配伍味辛性溫，耗陰動血，陰虛火旺者忌用，孕婦亦忌用。

【名方舉例】 薏苡仁散（《普濟本事方》）薏苡仁9克，當歸9克，川芎9克，羌活9克，獨活9克，防風6克，白朮9克，川烏6克，麻黃6克，乾薑6克，肉桂6克，炙甘草6克，人參6克。諸藥研末，每服12克，水煎服。功用：祛風除濕，活血止痛。主治：風濕痹痛，周身酸痛，四肢不利，或趾甲腫痛，屈伸不利。

現代醫學常用於治療風濕性關節炎、類風濕性關節炎、腰椎間盤突出症等。

8.麻黃　熟地：止咳平喘，散結消腫

【配伍分析】 麻黃辛溫，宣通肺氣而平喘咳，外可疏通肌膚經絡，內可深入積痰瘀血，通九竅，活血調經脈，但有發汗傷正氣之弊；熟地味甘而厚，滋陰養血，生精補髓，逐血痹通血脈，但有斂邪無出路之弊。二藥伍用，一散一補，互制其短，互展其長，一腎一肺，金水相生，標本兼顧，共收止咳平喘，散結消腫之功。

【用藥經驗】 二藥配伍，適合於：①腎虛寒飲喘咳。②婦女經期哮喘。③陰虛寒凝的陰疽、流注、痰核等。

麻黃常用於3～6克，熟地為10～30克。有人認為：麻黃與熟地的用量之比為1：15為宜，僅取麻黃宣通陰氣散陰凝的作用，如麻黃用量過大，仍不失其表散之性；有人認為二藥的比例以1：4為妥，用藥時可借鑒。二藥配伍，與葛根、川芎、當歸、桃仁同用，可治中風後遺症屬瘀血阻絡者；與防風、白朮、附子、黃芩等同用，可治發熱無汗、肢節煩痛；與地黃、射干、桑白皮、蘇子等同用，可治慢性支氣管炎；與肉桂、當歸、香附子、乾薑同用，可治慢性關節炎。然二藥配伍，熟地用量獨重滋膩礙胃。故胃虛弱，中滿痰盛，腹滿便溏者忌用。

【名方舉例】 陽和湯（《外科證治全生集》）熟地30克，肉桂3克，麻黃2克，鹿角膠9克，白芥子6克，薑炭2克，生甘草3克。水煎服。

功用：溫陽補血，散寒通滯。主治：一切陰疽、流注、鶴膝風等屬於陰寒之證。症見局部漫腫無頭，皮色不

變，不熱，舌淡苔白，口不渴，脈沉細或遲細。

現代醫學常用於治療骨髓炎、骨膜炎、骨結核、腸系膜結核、淋巴結核、肺結核、血栓閉塞性脈管炎、慢性深部膿腫、風濕性及類風濕性關節炎、凍瘡、坐骨神經痛及脊柱增生等屬陰證者。

9. 麻黃　白朮：發汗解毒，散寒除濕

【配伍分析】 麻黃辛溫，既發汗解表，又宣肺利水；白朮苦甘性緩，補脾益氣，健運裏濕而止汗。二藥配伍，一外一內，一散一補，一肺一脾，麻黃引白朮走表行濕，取「濕亦非暴汗可散，使其微汗」之意，不致形成雖汗出寒去而濕滯不解；白朮制麻黃發汗大峻而無大汗傷正之弊。肺脾同治，補散得宜，運化內外之濕，則水濕下行而風去腫消，共收發汗解表，散寒除濕之功。

【用藥經驗】 二藥配伍，適用於①風濕蘊於肌膚、肺氣不宣，脾不健運的風水表證。②咳嗽，喘急伴白痰屬風寒脾虛之證。③寒濕在表，濕留肌肉所製的身體疼痛。

麻黃常用3～9克，白朮為10～15克。二藥配伍，與石膏、生薑、甘草同用，可治皮水，面目浮腫較重，發熱惡風，小便不利；與防風、川芎、羌活、桂枝等同用，可治偏風；與薏苡仁、當歸、川烏、防風等同用，可治濕痹痙痛，痛有定處，重著麻木。然二藥配伍，性溫偏燥，陰虛煩渴者慎用，氣滯胸悶者忌用。

【名方舉例】 薏苡仁湯（《類證治載》）薏苡仁9克，當歸6克，生薑6克，羌活6克，獨活6克，防風6克，白朮9克，草烏3克，川烏3克。水煎服。功用：祛

風除濕，散寒通絡。主治：濕痹，關節疼痛重著，痛有定處，手足沉重或有麻木不仁，舌苔白膩，脈象濡緩等。

現代醫學常用於治療風濕性關節炎、類風濕性關節炎、腰椎間盤突出症等。

10. 防風 白朮：益氣固表，健脾舒肝

【配伍分析】 防風辛甘微溫，長於祛風散邪，為風藥中之潤劑，且味辛能散鬱舒肝，味甘又能和中理脾，故有一定的舒肝理脾作用；白朮甘溫且苦，苦能燥化脾胃之寒濕，甘溫能益氣健脾、固表止汗。二藥伍用，一散一補，既能健脾舒肝，用於肝鬱侮脾之痛瀉證，又有益氣固表禦風之功，用於治氣虛衛表不固者。

【用藥經驗】 二藥配伍，適用於①表虛衛陽不固，腠理不密，自汗，多汗者。②肝木乘脾，運化失常所致的腹痛即瀉，瀉後痛仍不減，苔白脈弦緩。

防風常用6～10克，白朮為10～15克。在痛瀉要方中，防風為3克，白朮為6克，用量之比為1：2；在玉屏風散中，防風為6克，白朮為12克，用量之比為1：2，臨床用白朮時，燥濕利水宜生用，補氣健脾，止汗安胎宜炒用，健脾止瀉宜炒焦用。二藥配伍，與白芍、陳皮同用，可治肝旺脾虛，腸鳴腹痛，大便泄瀉；與黃耆、當歸、丹皮、白芍等同用，可治腸一下血，血出如箭；與黃耆、茯苓、獨活、甘草等同用，可治疲乏無力，怠惰嗜臥，四肢酸楚；與黃耆同用，可治表虛衛陽不固，自汗多汗；與牡蠣同用，可治盜汗，風虛頭痛。然二藥配伍，味苦辛性燥，陰虛發熱之盜汗忌用。

【名方舉例】 升陽除濕防風湯（《脾胃論》）防風9克，蒼朮9克，白朮9克，茯苓6克，白芍6克。水煎服。

功用：升陽除濕。主治：濕阻脾中清陽，裏急後重，肢體沉重，倦怠少力。

現代醫學常用於治療急性腸炎、小兒泄瀉、過敏性結腸綜合徵。

11.升麻　白朮：補氣健脾，升舉陽氣

【配伍分析】 升麻辛甘，升脾胃之氣而舉陷，宣散風熱而解表透疹；白朮甘溫且苦，補氣健脾，燥濕利水。二藥伍用，一散一補，升麻引胃氣以上騰，復其本位，便能升浮以行長生之令，白朮得升麻發表之品而居中自安，賴清氣之品而氣益倍，此用藥相須之妙也。共奏補氣健脾，升舉陽氣之功。

【用藥經驗】 二藥配伍，適用於①脾胃虛弱，食後昏悶，四肢倦怠沉重者。②氣虛所致的頭暈頭痛，女子崩漏，癃閉等。

升麻常用3～9克，白朮為10～15克，白朮健脾宜炒用，燥濕利水宜生用。二藥配伍，與柴胡、人參、當歸、甘草同用，可治脾胃氣虛，少氣懶氣，體倦肢軟；與黃耆、人參、炙甘草同用，可治氣虛下陷血崩血脫，神疲乏力；與黃耆、槐米同用，可治氣虛下陷，大便下血，墜脹難堪；與泡參、桂枝、桔梗等同用，可治婦女氣虛轉胞。然二藥配伍，性溫偏燥，胃陰不足，津液虧損者忌用。

【名方舉例】 升陽補胃湯（《醫學入門》）黃耆15

克，人參9克，甘草3克，當歸9克，白朮9克，升麻6克，柴胡6克，桂枝6克，白芍6克，羌活6克，防風6克，葛根6克，獨活6克，生地黃9克，牡丹皮6克。水煎服。功用：益氣健脾攝血。主治：腸一下血，血出如箭。

現代醫學常用於治療痔瘡出血、胃下垂、腎下垂、子宮下垂、崩漏等病證。

12.羌活　當歸：通暢血脈，散寒止痛

【配伍分析】羌活味辛苦性溫，辛以祛風，苦可燥濕，溫可散寒，祛肌表風寒濕邪而通鬱痹之陽，通暢血脈；當歸甘潤補益，辛散溫通，既能養血調營，又能活血通脈。二藥伍用，一散一補，不燥不烈，相輔相成，辛開溫散助活血止痛，共奏通暢血脈，散寒止痛之功。

【用藥經驗】二藥配伍，適用於①感受風寒誘發心胸悶痛，形寒肢酸，證屬寒滯心脈者。②胎動不安，腰酸腹痛，胎位不正，臨產交骨不開諸症。

羌活為6～9克，當歸為5～15克，補血用當歸身，活血宜酒制。二藥配伍，與五靈脂、蒲黃同用，可治寒滯心脈，心胸悶痛；與黃耆、白芍、菟絲子等同用，可治胎動不安，腰酸腹痛，胎位不正；與川芎、防風、附子、牛膝等同用，可治痹痛日久，氣血虧損，腰膝乏力；與薏苡仁、桂枝、白朮、川烏等同用，可治濕痹疼痛，痛有定處，重著麻木；與薑黃、炙黃耆、防風、赤芍等同用，可治營衛兩虛，項背痛、肩痛、臂痛肢麻。然二藥配伍，味辛性溫，但當歸有甘潤滑腸之性，大便溏瀉者忌用。

【名方舉例】保產無憂散（《傅青主女科》）當歸9

克，川芎6克，白芍9克，生黃耆15克，厚朴6克，羌活6克，菟絲子9克，川貝母3克，枳殼3克，荊芥穗6克，艾葉6克，生薑3克。水煎服。

功用：養血活血，行氣安胎。主治：胎位異常。

現代醫學常用於治療胎位不正。

13. 白芷 當歸：活血養血，祛風除濕

【配伍分析】 白芷味辛性溫，散風除濕化濁解毒，去腐惡，排膿消腫；當歸味甘而辛性溫，補血活血和血，《本草綱目》謂之「治癰疽，排膿止痛。」二藥伍用，一散一補，相輔相成，共奏活血養血，祛風除濕，消腫止痛之功。

【用藥經驗】 二藥配伍，適用於①風邪初中經絡，口眼歪斜，手足拘急不仁。②瘡瘍腫毒，癌腫，內癰等。

白芷常用6～10克，當歸為10克。二藥配伍，與麻黃、羌活、防風、川芎等同用，可治風中經絡，手足拘急不仁，惡風寒者；與皂角刺、穿山甲、乳香、金銀花等同用，可治瘡瘍腫毒初起，紅腫疼痛，身熱微惡寒；與瓜蔞、香附、廣鬱金、川芎等同用，可治乳癰。然二藥配伍，味辛性溫，陰虛火旺、大便溏瀉、癰疽已潰者忌用。

【名方舉例】 大秦艽湯（《素問病機氣宜保命集》）秦艽90克，甘草60克，川芎60克，當歸60克，白芍60克，細辛15克，羌活30克，防風30克，黃芩30克，石膏60克，白芷30克，白朮30克，生地30克，熟地30克，白茯苓30克，獨活60克。上藥研為細末，每次30克，水煎去滓服。現作湯劑水煎服，用量按原方比例酌減。

功用：祛風清熱，活血養血。主治：風中經絡，手足不遂，語言蹇澀等證。

現代醫學常用於治療面神經麻痹、腦血管意外等。

14.桂枝　黃耆：益氣解表，調和營衛

【配伍分析】 桂枝味甘辛性溫，透達營衛，解肌發表，且溫陽化氣，治水氣不化；黃耆味甘性溫，能益衛氣，固表止汗，且健脾利水消腫。二藥伍用，一散一補，解肌發表不傷正，益氣固表不礙邪，共奏益氣解表，調和營衛，利水消腫之功。

【用藥經驗】 二藥配伍，適用於①氣虛感受風寒，惡寒較重，發熱自汗，脈浮無力。②出汗，發熱汗出而渴，狀如風水。③血痹證，肌膚麻木不仁。脈微澀而緊。

桂枝常用3～10克，黃耆為9～30克。二藥配伍，與芍藥、生薑、甘草、大棗同用，可治黃汗，發熱惡寒；與白芍、生薑、大棗同用，可治血痹證，肌膚麻木不仁；與防己、茯苓、甘草同用，可治皮水，四肢瞤瞤動者；與地龍、蘄蛇同用，可治久病入絡，痙攣；與茵陳、山梔、黃柏同用，可治黃疸。然二藥配伍，味甘性溫，外感熱病、血熱妄行者忌用。

【名方舉例】 桂枝加黃耆湯（《金匱要略》）桂枝9克，白芍9克，甘草6克，生薑9克，大棗5枚，黃耆6克。水煎服。功用：益氣解表，調和營衛。主治：出汗，兩脛自冷，腰以上有汗，腰髖弛痛，如有物在皮中狀，劇則不能食，身疼痛，煩躁，小便不利；黃疸初起，發熱惡寒，脈浮自汗；氣虛感受風寒。

現代醫學常用於治療體虛感冒、出汗、盜汗、多汗症、黃疸、自主神經功能紊亂、末梢神經炎、風濕病、膽石症並感染、小兒感冒等。

15. 桂枝　附子：扶陽固表，溫經散寒

【配伍分析】 桂枝味辛性溫，祛風散寒，溫經通脈；附子味辛大熱，補火助陽，溫通經脈，散寒祛濕。二藥伍用，一散一補，共收扶陽固表，溫經散寒之功。

【用藥經驗】 二藥配伍，適用於①傷寒衛陽虛弱，惡寒發熱，汗出不止，四肢微急，難以屈伸。②風濕相搏，身體疼痛，不能自轉側，不嘔不渴。③心陽衰弱，心悸氣短，胸痹心痛者。④風寒濕痹，周身骨關節疼痛。

桂枝常用3～10克，附子為3～15克，入湯劑應先煎30～60分鐘以減弱其毒性。二藥配伍，與白芍、炙甘草、生薑同用，可治惡風發熱，汗出不止；與瓜蔞、薤白同用，可治胸痹心痛；與川烏、草烏同用，可治寒疝疼痛；與黃耆、人參、川芎、大棗同用，可治身熱惡寒，熱輕寒重，無汗肢冷；與人參、葛根、防風、大棗同用，可治產後陽虛，頭痛面赤，氣喘脈浮；與當歸、乾薑、防風、秦艽等同用，可治風冷腳痹疼痛，攣縮不可屈伸。然二藥配伍，味辛大熱，易傷陰動血，外感熱病、陰虛火旺、孕婦忌用。

【名方舉例】 桂枝加附子湯（《傷寒論》）桂枝9克，白芍9克，炙甘草9克，生薑9克，大棗7枚，熟附子9克。水煎服。功用：扶陽固表，調和營衛。

主治：傷寒表陽虛弱，惡風發熱，汗出不止，四肢

微急，難以屈伸，小便難，舌質淡，苔薄白，脈浮虛。

現代常用於治療體虛感冒、表虛汗漏、風濕性關節炎、類風濕性關節炎、寒疝、陰冷症、冠心病、鼻衄、崩漏等。

16.桂枝　熟地：和血解表，調和營衛

【配伍分析】 桂枝辛溫發散，甘溫助陽，外能透達肌表，散風寒，內能溫通經脈，活血滯；熟地味甘而厚，其性微溫，滋陰養血，生精補髓，逐血痹，通血脈。二藥伍用。辛散溫通，相輔相成，解表不傷正，養血不礙邪，共收和血解表，調和營衛，活血通脈之功。

【用藥經驗】 二藥配伍，適用於①血虛感冒，頭痛惡風。②妊娠感冒，表虛自汗，發熱惡寒，頭痛項強。③產後受寒，惡露不行，小腹疼痛。

桂枝常用3～10克，熟地為10～30克。二藥配伍，與防風、白朮等同用，可治妊娠感冒，表虛自汗；與荊芥、防風、當歸、白芍等同用，可治血虛感冒，頭痛惡風；與當歸、川芎、桃仁、大棗等同用，可治產後受寒，惡露不行，小腹疼痛。然二藥配伍，熟地用量獨重，氣滯痰多，食少便溏者忌用。

【名方舉例】 表虛六合湯（《醫壘元戎》）當歸30克，川芎30克，白芍30克，熟地黃30克，桂枝6克，地骨皮10克。水煎服。

功用：和血解表。主治：妊娠傷寒中風，表虛自汗，發熱惡寒，頭痛項強，脈浮而弱。

現代醫學常用治療妊娠感冒、血虛感冒等。

二、攻補兼施配伍

攻補兼施配伍，是指瀉下與扶正藥同時並用的一種配伍方法。適用於裏實正虛之證。症見大便秘結，腹脹硬痛，神疲少氣，口舌乾燥等。此時，不攻則不能去其實，瀉實則正氣更虛；不補則無以救其虛，補虛則裏實愈壅。唯有攻補兼施的方法，使攻不傷正，補不助邪，才為兩全之策。瀉下藥有攻下、潤下、峻下之別，性味多為苦寒，少數有甘平、辛溫特性，以歸胃、大腸經為主，兼歸肺、腎、脾等經，具有通利大便，消除積滯，排除水飲和其他有害物質的功效，部分藥物兼有清熱瀉火，解毒消腫等作用；扶正藥為補益氣血，滋陰增液之品，具有補充人體物質虧損、增強機體活動能力、消除虛弱病證的功效。臨床使用攻補兼施配伍，裏實兼有氣陰兩虛者，常選用瀉下藥如大黃、芒硝與補氣養血滋陰藥如人參、當歸、生地、玄參等；裏實兼有陰虧者，多以瀉下藥配伍滋陰藥，如大黃、芒硝配伍生地、玄參等。

臨床使用攻補兼施配伍，遣藥應把握如下幾點：

①**針對病性，分清主次**。攻補兼施配伍適用於裏實正虛病證，裏實有大便秘結，腸道積滯，實熱內結，水腫停飲等不同，正虛有氣、血、陰、陽諸虛之別，選藥時應注意針對性，實重虛輕，重用攻藥，虛重實輕，重用補藥，虛實並重，二者的用量各相等。

②**顧護胃氣，奏效即止**。攻下藥，大多作用峻猛，有的還有毒性，易傷胃氣；補益藥大多味甘性膩，有礙消

化，故攻補兼施配伍，組方時須配加健脾胃的藥物，以免消化不良，影響療效。同時，攻補兼施的配伍，奏效即止，不可盡劑多服。

1.大黃　人參：益氣活血，泄濁解毒

【配伍分析】 大黃苦寒沉降，以清瀉見長，既能瀉熱通便，又能涼血止血，破瘀行血；人參甘溫，大補元氣，益血生津，安神益智，為虛勞內傷第一要藥。二藥伍用，大黃攻裏去實有助於正氣恢復，人參扶正補虛有助於逐邪外出，攻補兼施，攻不傷正，補不助邪，共奏益氣活血，泄濁解毒之功。

【用藥經驗】 二藥配伍，適用於①裏熱實證而見氣血虛弱，腹痛硬滿，口渴；或素體虧虛而便秘不通，不宜強攻下者。②氣虛津虧，燥屎內結，潮熱譫語，脈反微澀。③伏熱內結，津氣虧虛。

大黃常用5～10克，人參為6～10克，文火另煎兌服，或研末吞服，每次1.5～2克。二藥配伍，與附子、乾薑、甘草同用，可治脾陽不足，冷積便秘；與麻仁、枳殼同用，可治產後便秘；與當歸、枳實、木香、檳榔等同用，可治胸膈痞悶，大便澀帶；與枳實、厚朴、當歸、桔梗等同用，可治下利清水，或大便秘結，腹滿硬痛拒按。與白朮、黃耆、木香、當歸等同用，可治肌衄；與熟地、白芍、當歸、川芎等同用，可治體虛證實之經漏。然二藥配伍，邪實而正不虛者忌用或慎用。

【名方舉例】 黃龍湯（《傷寒六書》）大黃9克，芒硝9克，枳實6克，厚朴6克，甘草3克，人參6克，當歸

9克，桔梗3克，生薑3片，大棗2枚。水煎服。

功用：瀉熱通便，補氣益血。主治：胃腸燥熱而見氣血兩虛，下利清水，或大便秘結，脘腹脹滿，硬痛拒按，身熱口渴，譫語，甚或循衣撮空，神昏肢厥，口舌乾燥，舌苔焦黃，神倦少氣，脈虛。

現代醫學常用於治療腸梗阻、急性闌尾炎、膽石症等。

2.大黃　甘草：通腑泄瀉熱，和胃止嘔

【配伍分析】大黃苦寒沉降，通腑泄濁，引熱下行，蕩滌腸胃濁氣宿結，理腸胃清濁升降；甘草味甘而潤，清熱緩急，補中益氣，瀉火解毒。二藥配伍，一攻一補。甘草一緩大黃之瀉下，二留大黃於胃以潔府，三免苦寒傷中氣，四藉正以和中，五調中有補以癒疾；大黃可助甘草瀉火解毒，釜底抽薪，共收通腑泄熱，和胃止嘔之功。

【用藥經驗】二藥配伍，適用於①胃熱氣逆所致胃脘部灼熱，得食即吐，湯藥難進，口乾、口苦、口渴、口臭、心煩、便乾等症。②濕熱瘴毒入侵人體之急黃證。證見面目俱青，狂言妄語，語聲不出。③瘡瘍癰疽、疔瘡、惡癤及下肢潰瘍等一切無名腫毒，惡瘡異症，灼熱疼痛，初起赤潰者。

大黃常用9～12克，甘草為3～6克。二藥配伍，與芒硝同用，可治胃腸燥熱，口渴心煩，腹滿而痛；與茵陳、山梔等同用，可治黃疸；與白茅根、側柏葉、大薊等同用，可治血熱妄行，發斑吐血；黃連、玄參、石膏

等同用，可治胃火上沖的口舌生瘡，咽喉腫痛；與黃芩、連翹、石菖蒲、遠志等同用，可治舌強不語，神志不清，大便不通；與附子、乾薑、人參同用，可治冷積便秘，手足不溫；與赤芍、連翹、枳殼、防風同用，可治下焦熱毒熾盛，大便下血，肛門腫痛；與桃仁、紅花、桂枝等同用，可治婦女經閉日久，或小腹急痛，大便不利，遍身發黃。然二藥配伍，苦寒傷胃，脾虛便溏、氣血虛衰者忌用。

【名方舉例】 大黃甘草湯（《金匱要略》）大黃12克，甘草3克。水煎服。功用：通腑泄熱，和胃止嘔。

主治：胃腸積熱，腑氣不通，食入即吐，吐勢急迫，大便秘結，舌紅苔黃，脈滑數有力。

現代醫學常用於治療嘔吐、急性膽囊炎、急性腎功能衰竭併發嘔吐、痢疾、內耳性眩暈、臁瘡、新生兒不乳、便秘、胎黃、鵝口瘡、臍部感染、肺炎等。

3.大黃　阿膠：破血攻瘀，養血扶正

【配伍分析】 大黃苦寒，清瀉血分之熱而止血，活血祛瘀而消腫；阿膠甘平滋潤，入肝補血，入腎補陰，有良好的止血作用。二藥配伍，養血與祛瘀並用，瀉熱與滋陰並施，血虛能補養而不滯，瘀熱得清瀉而不傷正，一攻一補，共收破血攻瘀，養血扶正，瀉熱止血之功。

【用藥經驗】 二藥配伍，適用於①血虛有瘀熱的各種出血證，如血淋、血尿、吐血、咯血、崩漏、月經過多、便血等。②婦人水血俱結血室，少腹滿如敦狀，小便微難，口不渴、舌紫脈沉澀等。

大黃常用5～10克，阿膠為4～9克，烊化，兌入藥汁內，大黃不宜與阿膠、鹿膠等含蛋白質較多的藥物同煎，因蛋白質與大黃鞣質結合而互相抵消作用，影響療效。二藥配伍，與赤芍、丹皮、當歸、桃仁等配用，可治閃跌血崩、唾血、嘔血；與甘遂同用，可治婦女少腹滿、小便難、舌質紫暗；與甘遂、牛膝、木通同用，可治癃閉；與甘遂、鬱金、山梔等同用，可治癲狂。然二藥配伍，血分實熱，熱邪迫血妄行所致的各種出血證，不可應用，脾虛便溏、痰濕嘔吐者忌用。

【名方舉例】 大黃甘遂湯（《金匱要略》）大黃12克，甘遂6克，阿膠6克。水煎服。功用：破瘀逐水，養血扶正。主治：婦人水血俱結血室，少腹滿如敦狀，小便微難，口不渴，舌質紫暗，苔黃或黃膩，脈沉澀。

現代醫學常用於治療經閉、尿瀦留、肝硬化腹水、精神分裂症、癃閉、臌脹等。

4.大黃　生地：滋陰增液，通便瀉熱

【配伍分析】 大黃味苦性寒，清熱瀉火，通腑攻積，有斬關奪門之力，長於清泄氣分之熱；生地甘寒質潤，清熱涼血，養陰生津，長於清泄血分之熱。二藥伍用，一攻一補，生地養陰生津能潤燥滑腸，助大黃瀉熱通下；大黃瀉得一份熱，存一份津，有利於生地養陰，共收滋陰增液，通便瀉熱之功。

【用藥經驗】 二藥配伍，適用於①陽陰溫病，熱結陰虧，燥屎不行，下之不通者。②熱入營血，大便不通，壯熱神昏，口乾舌燥。③陰虛有熱，心下滿，胃中有宿

食，大便不利。

大黃常用3～12克，生地為10～30克。二藥配伍，與大棗、甘草、芒硝同用，可治傷寒有熱，虛羸少氣，胃中有宿食，大便不利；與知母、當歸、枳實、厚朴同用，可治數下亡陰，唇燥口裂，腹硬滿而痛，大便不通者；與丹皮、知母、玄參、麥冬等同用；可治溫病下後，邪氣復聚，口燥咽乾，舌苔乾黑；與玄參、麥冬、芒硝同用，可治陽明溫病，熱結陰虧，燥屎不行，下之不通者。然二藥配伍，性寒質潤，脾虛濕滯、腹痛便溏者忌用。

【名方舉例】 護胃承氣湯（《溫病條辨》）玄參30克，麥冬25克，生地25克，大黃9克，丹皮15克，知母20克。水煎服。功用：護養胃陰，通腑泄熱。主治：溫病下後，邪氣復聚，口燥咽乾，舌苔乾黑，或金黃色，脈沉而有力者。現代醫學可用於治療習慣性便秘、痔瘡便秘、萎縮性胃炎、高血壓腦病等。

5. 火麻仁　當歸：補血活血，潤腸通便

【配伍分析】 火麻仁甘平質潤，潤燥滑腸通便；當歸味甘辛性溫，既補血活血行血，又潤腸通便。二藥伍用，一潤下，一補血，共奏補血活血，潤腸通便之功。

【用藥經驗】 二藥配伍，適用於①年老體弱、婦女產後的血虛腸燥便秘。②習慣性便秘。③飲食勞倦，大便秘結或血結便秘。

火麻仁常用3～30克，當歸為3～9克。二藥配伍，與大黃、羌活、桃仁等同用，可治風熱入大腸與血燥而結的便秘；與桃仁、枳殼、陳皮、木香等同用，可治胸膈痞

悶，大便澀滯；與皂角仁、秦艽、桃仁、大黃同用，可治風火內伏，大腸乾燥，大便秘結；與生地、桃仁、枳殼等同用，可治血燥便秘；與生地、甘草同用，可治陰血虧虛，大便乾燥秘結；與升麻、煨大黃、熟地、紅花同用，可治陰虛血燥，大便不通。然二藥配伍，質潤滑腸，濕滯中滿、大便滑泄者忌用。

【名方舉例】 活血潤燥丸（《壽世保元》）當歸60克，生地30克，熟地30克，火麻仁45克，枳殼21克，杏仁15克。上藥研為細末，煉蜜為丸，如梧桐子大。每服9克，空腹時用溫開水送下，每日服1～2次。亦可作湯劑水煎服，用量按原方比例酌減。

功用：養血滋陰，潤燥通便。主治：血虛腸燥，大便秘結，面色無華，脈細澀。現代醫學常用於治療習慣性便秘、老年與產後血虛便秘、熱病後津枯便秘等。

6. 葶藶子　人參：浮肺平喘，利水清腫

【配伍分析】 葶藶子苦辛大寒，瀉肺平喘；人參味甘微苦微溫，大補元氣，補脾益肺。葶藶子得人參，不慮其瀉肺傷正；人參得葶藶子，不致補而滯邪。兩藥相合，攻補兼施，對痰涎壅肺而兼有氣虛者甚為合拍。又人參可補氣健脾，脾氣健則水濕得化；葶藶子瀉肺行水，水飲消則脾氣易復。二藥伍用，標本兼顧，利水消腫之功尤劇。

【用藥經驗】 二藥配伍，適用於①氣虛咳嗽氣喘者。②一切水腫，及喘滿不可當者。

葶藶子常用5～10克，人參為5～10克，另煎或另

燉。二藥配伍，與桑白皮、大腹皮、大棗同用，可治水飲射肺，面浮喘逆不得臥者；與蘇子、大棗同用，可治飲停上焦，喘滿不得臥，面身水腫，小便不利者；與黑牽牛子、漢防己、杏仁、棗肉同用，可治小兒乳食沖肺，咳嗽痰喘，面赤。然二藥配伍，雖攻補兼施，然現代醫學藥理證實，葶藶子大劑量可引起心律不整等強心中毒症狀，心律不整的病者忌用。

【名方舉例】 人參葶藶丸（《衛生寶鑒》卷十四）人參30克（去蘆），苦葶藶120克（炒）為末，棗肉為丸，如梧桐子大。每服30丸，食前煎桑白皮湯送下。

功用：瀉肺平喘，利水消腫。主治：一切水腫及喘滿不可當者。現代醫學可用於治療百日咳、支氣管哮喘、滲出性胸膜炎、特發性液氣胸、肺源性心臟病、風濕性心臟病合併心衰等。

三、清補兼施的配伍

清補兼施的配伍，是指一種清熱藥與養陰藥同時並用的一種配伍方法。主要適用於陰虛諸症。陰虛證，尚有肺腎陰虛、肝腎陰虛，心腎陰虛等分別，但陰虛則陽旺，陰虛則內熱，這是陰虛病變的共同趨勢，故以甘潤藥養陰，配寒涼藥清熱。這種配伍，養陰是主要的，因為陰長可以制陽，促進陰陽平衡；寒涼藥僅是輔助的，不能用量過多。

臨床使用清補兼施配伍，遣藥應把握如下幾點：

①**詳審病證，合理用藥**。內傷雜病陰虛內熱火旺之證可分為三種情況，一是肝腎陰虛火旺，症見骨蒸勞熱，腰腳痿弱，筋骨不健等；二是肺腎陰虛而見虛火刑金的潮熱顴紅，咽喉乾燥、氣喘咳血，脈細尺數或浮數等；三是心腎陰虛火旺而症見心煩懊憹，失眠遺精、舌紅脈細數等症。針對病證，合理選擇藥物。

②**區分病性，正確配伍**。溫熱病後期，出現陰傷虛熱之證，臨床所見，有兩種情況。一種是餘邪未淨，陷入陰血而見夜熱早涼，熱退無汗等症，這是邪入陰分，陰虛無托邪外達之力，所以熱在陰分，且熱退無汗，遷延難癒。此時應以育陰潛陽之品配伍肅清邪熱之藥，達到滋陰透熱之效。另一種情況是，陰傷未復，陰不藏陽而見下午低熱，手足心熱，神疲乏力，不易恢復。此時多宜純靜養陰，以滋陰養液藥與潛陽藥配伍，使陰長可以配陽，潛陽引之就陰，達到陰平陽秘，而退熱之效。

1.生地　百合：清心安神，養陰潤肺

【配伍分析】 生地黃甘寒質潤，滋陰潤燥，清熱涼血，歸心腎經；百合甘寒清潤，潤肺止咳，清心安神，歸心肺經。二藥伍用，肺腎同滋，金水相生，心腎同調，養中寓清，共奏清心安神，養陰潤肺之功。

【用藥經驗】 二藥配伍，適用於①熱病後期，餘熱未盡，虛煩驚悸，坐臥不安、失眠多禁等證。②婦人心陰不足而心悸不安，甚則精神失常者。

生地常用10～15克，百合為10～20克。二藥配伍，與甘草、浮小麥、大棗同用，可治婦女臟躁症，精神失

常；與夜交藤、丹參、五味子同用，可治神經衰弱的失眠；與麥冬、當歸、貝母、桔梗等同用，可治咽喉燥痛，乾咳氣喘；與白茅根、白及、仙鶴草同用，可治咯血；與蘇子、杏仁同用，可治氣喘；與半支蓮、白花蛇舌草、三棱、牡蠣等同用，可治肺癌。然二藥配伍，質潤性寒，風寒咳嗽或中寒便溏者忌用。

【名方舉例】 百合固金湯（《醫方集解》）生地黃6克，熟地黃9克，麥冬5克，百合3克，炒白芍3克，當歸3克，貝母3克，生甘草3克，玄參3克，桔梗3克。水煎服。功用：養陰潤肺，化痰止咳。主治：肺腎陰虛，咳痰帶血，咽喉燥痛，手足心熱，骨蒸盜汗，舌紅少苔，脈細數。現代醫學常用於治療肺結核、支氣管炎、支氣管擴張、肺炎、肺癌等。

2.生地　玄參：清熱涼血，養陰生津

【配伍分析】 生地黃、玄參均甘寒味苦，均能清熱涼血，養陰生津。然生地功能偏涼血止血，玄參功能長涼血解毒。二藥伍用，清中有補，養中促清，其清熱涼血，養陰生津之力倍增。

【用藥經驗】 二藥配伍，適用於①溫熱病熱入營分，身熱夜甚，時有譫語，心煩口渴，舌絳脈數者。②溫病傷陰，津少口渴，腸燥便秘者。③腎陰虧損，虛火上炎之咽喉焮腫，口乾舌燥等症。

生地常用10～15克，玄參為10～15克。二藥配伍，與麥冬、大黃、芒硝同用，可治溫病傷陰，舌絳煩渴，便秘尿赤；與麥冬、大黃、丹皮、知母同用，可治溫病下

後，邪氣復聚，口燥咽乾，舌苔乾黑；與石膏、知母、麥冬同用，可治氣血兩燔，心熱口渴，煩擾不寐；與犀角、黃連、金銀花、連翹等同用，可治熱入營血，壯熱神昏，口乾舌絳；與犀角、桑葉、丹皮、石菖蒲等同用，可治溫邪入營，神煩少寐，舌紅脈數；與梔子、丹皮、黃連、薄荷、白茅根等同用，可治痧痳密佈，壯熱煩躁，咽喉腫痛；與白芍、浙貝母、麥冬、甘草等同用，可治急性扁桃體炎；與阿膠、黃柏、車前草、乳香、蒲公英等同用，可治慢性前列腺炎。然二藥性寒而滯，脾胃虛寒，食少便溏者忌用。

【名方舉例】 清營湯（《醫方集解》）犀角2克，生地黃15克，玄參9克，竹葉心3克，麥冬9克，丹參6克，黃連5克，金銀花9克，連翹6克。水煎服。

功用：清營透熱，養陰活血。主治：邪熱傳營，身熱夜甚，神煩少寐，時有譫語，目常喜開或喜閉，口渴或不渴，或斑疹隱隱，舌絳而乾，脈數。

現代醫學常用於治療流行性腦脊髓膜炎、B型腦炎、敗血症、痳疹、皮炎、藥疹、小兒肺炎、血小板減少性紫癜、過敏性紫癜、白血病、淋巴肉瘤、惡性網狀內皮細胞增生症、視神經炎、視神經萎縮等。

3.生地　石斛：養陰清熱，益胃生津

【配伍分析】 生地甘寒質潤，為益陰血之上品，補腎家之要藥；石斛甘寒清潤，入胃能生津液止煩渴，入腎可滋真陰退虛熱，養精明目。二藥伍用，清中有補，補中有清，共奏養陰清熱，益胃生津之功。

【用藥經驗】 二藥配伍，適用於①胃陰不足，陰虛津虧，咽乾而痛，舌紅少津，虛熱不退之證。②熱病傷陰，口乾煩熱，筋骨酸痛。③胃火熾盛，清穀善饑之中消證。

生地常用10～15克，石斛為10～15克，鮮用15～30克。二藥配伍，與沙參、麥冬、冰糖等同用，可治熱病傷陰，煩熱口渴；與石膏、知母、黃連、丹皮等同用，可治胃有積熱，牙齦腫痛，牙宣出血；與百部、川貝、三七等同用，可治肺腎陰虛，久咳或痰中帶血；與枸杞、菊花、白蒺藜、青葙子等同用，可治肝腎不足，視物昏花，羞明流淚；與連翹、天花粉、麥冬、參葉同用，可治熱病傷陰，口乾煩熱，筋骨酸痛。然二藥配伍，性寒潤，有斂邪助濕之弊，溫熱病不宜早用，濕溫病未化燥者忌用。

【名方舉例】 石斛湯（《證治準繩》）生地黃15克，石斛20克，麥冬9克，玄參15克，黃耆15克。水煎服。功用：益氣養陰。主治：氣陰不足，低熱不退，心煩口渴，倦怠乏力者。現代醫學可用於治療糖尿病、慢性胃炎、胃癌等屬氣陰不足者。

4.生地　丹皮：清熱養陰，活血補血

【配伍分析】 生地黃苦寒以泄熱，甘寒質潤以養陰潤燥，入心肝血分能清熱涼血，以泄邪熱；牡丹皮苦寒以清血熱，辛散以行瘀血，功善涼血祛瘀，具有涼血不留瘀，活血不動血之特點。二藥伍用，丹皮清芳透散，熱退則有利陰復，生地重在滋陰，陰生則易於退熱，相須

為用，清補共施，涼血兼散瘀，清熱又寧絡，共奏清熱養陰，活血補血之功。

【用藥經驗】二藥配伍，適用於①陰虛血熱，吐血衄血。②溫病後期，邪伏陰分，夜熱早涼，骨蒸無汗。③肝腎陰虧、骨蒸勞熱。

生地常用15～20克，丹皮為9～12克。二藥配伍，與焦山梔、三七等同用，可治血分熱盛，吐血脈數；與麥冬、黃芩等同用，可治婦人產後，陰虛血熱，吐血衄血；與鱉甲、知母等同用，可治溫病後期，邪伏陰分，夜熱早涼，骨蒸無汗；與犀角、赤芍等同用，可治熱擾心營，昏狂譫語；與石膏、連翹、大青葉、黃芩等同用，可治氣血兩燔的高熱、頭痛劇烈，頸項強直。然二藥配伍，性寒，血虛有寒，月經過多及孕婦忌用。

【名方舉例】犀地清絡飲（《重訂通俗傷寒論》）犀角3克，生地黃30克，赤芍12克，牡丹皮9克，連翹9克，竹瀝3克，桃仁6克，生薑汁5克，鮮茅根15克，燈芯3克，鮮石菖蒲汁9克。除生薑汁、鮮石菖蒲汁外，餘煎汁兌入。灌服。功用：清熱涼血，活血散瘀，化痰通絡。主治：溫熱病，熱陷包絡，神昏譫語。

現代醫學可用於治療流行性腦脊髓膜炎、流行性B型腦炎、流行性出血熱、重症肝炎、尿毒症等。

5.生地　金銀花：清熱解毒，養陰透熱

【配伍分析】生地甘苦性寒，既清熱涼血，又養陰生津；金銀花味甘性寒，輕清芳透，清熱解毒，疏散風熱。二藥伍用，清補兼施，清多補少，祛邪而不傷正，養

陰而不留邪，氣營雙清，共收清熱解毒，養陰透熱之功。

【用藥經驗】 二藥配伍，適用於①熱病津傷口渴，舌紅唇燥等證。②熱入營分證，症見身熱夜甚，時有譫語，舌絳而乾者。

生地黃常用15克，金銀花為9克。二藥配伍，與麥冬、丹參、玄參、黃連等同用，可治身熱夜甚，煩躁不寐，時有譫語，斑疹隱隱；與羚羊角、焦山梔、連翹、生蒲黃等同用，可治外感溫熱暑邪，熱擾營血，迫血妄行而失血，身熱，心煩不臥；與赤芍、牛蒡子、荊芥、防風等同用，可治赤游風、頭面、四肢皮膚赤熱而腫，色若丹塗，游走不定；與水牛角、玄參、黃芩、連翹等同用，可治高熱昏譫、斑疹色紫。然二藥配伍，性寒質膩，脾虛濕滯、便溏者忌用。

【名方舉例】 神犀丹（《溫熱經緯》）犀角1 80克，石菖蒲1 80克，黃芩1 80克，生地黃500克，金銀花500克，金汁300克，連翹300克，板藍根270克，香豉240克，元參210克，花粉120克，紫草120克。各生曬研細，以犀角、地黃汁、金汁和搗為丸，每丸重3克。每服1～2丸，每日服2次，小兒酌減。也可改作湯劑水煎服，各藥用量酌減至常規量。

功用：清熱開竅，涼血解毒。

主治：溫熱暑疫，邪入營血，熱深毒重，耗液傷陰，症見高熱昏譫，斑疹色紫，口咽糜爛，目赤煩躁，舌質紫絳等。

現代醫學常用於治療B型腦炎、流行性出血熱、口腔炎、小兒呼吸道感染、紫癜等。

6.人參　金銀花：清熱解毒，養血生津

【配伍分析】 人參甘溫微苦，大補元氣，養血生津；金銀花味苦性寒，清熱解毒，散瘀消腫，為治療瘡瘍腫毒陽證的要藥。二藥伍用，一清一補，相濟相佐，可使熱毒清、羸弱補、氣血充，而潰瘍癒。共收清熱解毒，養血生津之功。

【用藥經驗】 二藥配伍，適用於①癰瘍證屬半陰半陽之問，似潰非潰，漫腫微痛，淡紅不熱等元氣不足之證。②癰瘍已成，不能消散或潰膿者。

人參常用6～12克，金銀花10～15克。二藥配伍，與生薑、大棗同用，可治潰瘍，氣血俱虛，發熱惡寒，失血者；與當歸、桔梗等同用，可治癰瘍已成，不能消散或潰膿者；與黃耆、白朮、皂角刺、乳香等同用，可治半陰半陽的癰瘍證。然二藥配伍，癰瘍疔瘡實證忌用。

【名方舉例】 中和湯（《證治準繩》）人參12克，陳皮6克，黃耆12克，白朮9克，當歸9克，白芷9克，茯苓6克，川芎6克，皂角刺6克，乳香6克，沒藥6克，金銀花9克，甘草6克。水煎服。功用：補氣透托，和血消散。主治：癰瘍證屬半陰半陽之間，似潰非潰，漫腫微痛，淡紅，不熱等元氣不足之證。現代醫學可用於治療疔瘡、癤腫、蜂窩組織炎、乳腺炎等。

7.青蒿　鱉甲：滋陰透熱，涼血退蒸

【配伍分析】 青蒿辛香透散，苦寒清熱，歸肝、膽經，既能透發肌間鬱熱，又能升發舒脾，泄熱殺蟲，為涼

血退蒸之良藥；鱉甲鹹寒滋陰增液，介類潛陽，深入肝腎陰分搜邪外出，善清深伏骨問之邪熱。二藥伍用，相輔相成，青蒿得鱉甲可潛入陰分，以清伏邪，領邪外出；鱉甲得青蒿，涼血熱而退骨蒸，共奏滋陰透熱，涼血退蒸之功。

【用藥經驗】 二藥配伍，適用於①熱病後期，陰液受傷，夜熱早涼，形瘦舌紅等證。②骨蒸勞熱，咳嗽咯血，形體消瘦。③瘧疾，肝脾腫大。

青蒿常用6～12克，不宜久煎，多用溫水泡後兌藥，鱉甲為9～15克，先煎，滋陰潛陽宜生用，軟堅散結宜炙用。二藥配伍，與知母、丹皮、生地同用，可治溫病後期，餘邪未清，邪留陰分所致的夜熱早涼，熱退無汗；與黃芩、秦艽等同用，可治骨蒸勞熱，咳嗽咯血，日漸消瘦；與白薇、石斛、地骨皮、知母等同用，可治陰虛火旺，久熱不退；與沙參、旱蓮草、生地、丹皮同用，可治肺癆骨蒸；與荷梗、白薇、生地、知母同用，可治小兒夏季熱屬陰虛有熱者；與生龍骨、生牡蠣、生地、白茅根等同用，可治腎結核，低熱不退，盜汗，手足心熱；與桑葉、天花粉、丹皮、知母同用，可治少陽證邪熱傷陰，暮熱早涼，汗解渴飲；與銀柴胡、胡黃連、燈芯、地骨皮同用，可治小兒疳證，初起身發熱者；與地骨皮、白芍、澤蘭、丹皮等同用，可治婦女經行發熱、經量少而色發紅、心熱而煩，頭昏目眩、手足心熱。然二藥配伍，性寒，脾胃陽虛，食減便溏，孕婦忌用，溫病初期，或邪在氣分，或陰虛抽搐者亦忌用。

【名方舉例】 青蒿鱉甲湯（《溫病條辨》）青蒿6

克，鱉甲15克，細生地12克，知母6克，丹皮9克。水煎服。功用：養陰透熱。主治：溫病後期，陰液耗傷，邪伏陰分。夜熱早涼，熱退無汗，舌紅苔少，脈細數。

現代醫學常用於治療原因不明的久熱、慢性疾病的消耗性發熱，功能性低熱、小兒夏季熱、腎結核、手術後低熱、盜汗等。

8.黃柏　龜板：滋陰降火，退熱除蒸

【配伍分析】 黃柏味苦性寒，瀉相火而救腎水，退虛熱而除骨蒸；龜板甘寒清潤，鹹寒潛降，既能益腎健骨通任脈，又能斂潛浮陽退虛熱。二藥伍用，清補結合，養陰不斂邪，清熱不傷陰，滋中有降，清中有補，標本兼治，共奏滋陰降火，退熱除蒸之功。

【用藥經驗】 二藥配伍，適用於①陰虛發熱、骨蒸勞熱、五心煩熱、盜汗遺精之證。②肝腎虧虛，腰腳痿弱、筋骨不健及小兒囟門不合等症。③陰虛血熱，月經過多、崩漏帶下等症。

黃柏常用6～9克，龜板9～30克。滋陰煎服宜生用，入湯劑宜先煎。二藥配伍，與知母、熟地同用，可治骨蒸潮熱、顴紅心煩；與知母、熟地、虎骨、鎖陽等同用，可治肝腎不足，陰虛內熱，腰膝酸軟；與當歸、牛膝、虎骨、羊肉等同用，可治腰膝酸軟、筋骨痿軟等症；與當歸、牛膝、黃耆、枸杞等同用，可治下肢痿弱而厥冷；與香附、山梔、苦參、椿根皮等同用，可治帶下屬濕熱者。然二藥配伍，性寒涼滋膩，脾胃虛弱，食少便溏以及火熱屬於實證者忌用。

【名方舉例】 固經丸（《醫學入門》）黃芩30克，白芍20克，龜板30克，椿根皮21克，黃柏9克，香附7.5克。為丸酒糊丸梧桐子大，每服9克，酒或開水送下。

功用：滋陰清熱，止血固經。主治：陰虛內熱之月經過多、崩漏。經行不止，及崩中漏下，血色深紅，或挾紫黑瘀塊，心胸煩熱，口苦咽乾，腹痛溲赤，舌紅少苔，脈弦數者。現代醫學常用於治療功能性子宮出血，絕經期綜合徵，產後惡露不盡，子宮肌瘤，以及女性生殖器官的炎症等病症。

9. 生地　龜板：清熱生津，滋陰潛陽

【配伍分析】 生地味甘性苦，質潤多汁，有清熱涼血，滋陰補腎、生津止渴之功；龜板味鹹能益腎陰，質重能潛浮陽，既能益腎健骨，又能養血補心。二藥伍用，清中寓補，使陰長可以配陽，潛陽引之就陰，陰平陽秘，共收清熱生津，滋陰潛陽之功。

【用藥經驗】 二藥配伍，適用於①溫病後期，熱傷肝腎之陰，虛風內動，手指蠕動，痙厥。②內傷雜病，陰虛陽亢，頭暈目眩，心悸，耳鳴。

生地常用10～30克，龜板10～30克，打碎先煎。二藥配伍，與羚羊角、丹皮、夏枯草、石決明等同用，可治肝陽上亢，頭痛如刺，筋脈抽掣；與女貞子、熟地、蟬蛻、靈磁石等同用，可治中風初起，昏迷不省，手足不遂，口眼喎斜；與生牡蠣、生鱉甲、生白芍、麥冬等同用，可治溫病後期，熱傷肝腎之陰，虛風內動，手指蠕動；與阿膠、五味子、麥冬、生鱉甲等同用，可治真陰

大虧，虛風內動，手足抽掣。然二藥配伍，性寒質膩，脾虛便溏，孕婦忌用。

【名方舉例】 三甲復脈湯（《溫病條辨》）炙甘草18克，生地黃18克，生白芍18克，麥冬15克，阿膠9克，麻仁9克，生牡蠣15克，生鱉甲24克，生龜板30克。水煎服。功用：滋陰復脈，潛陽息風。主治：溫病後期，熱傷肝腎之陰，虛風內動，手指蠕動，痙厥，心中憺憺大動，甚則心中痛，舌乾齒黑，脈細數；內傷雜病，陰虛陽亢，頭暈目眩，耳鳴、心悸、脈促，舌光剝等。現代醫學常用於治療流行性B型腦炎，流行性腦脊髓膜炎等引起的肢體抽搐，原發性高血壓，低血鈣手足抽搐等。

10.玄參　龜板：清熱瀉火，育陰潛陽

【配伍分析】 玄參歸腎經，鹹寒增液，苦寒瀉火，甘寒養陰，善除腎經浮游之火；龜板歸肝腎，鹹寒增液，滋腎陰，退骨蒸，通任脈，潛虛陽。玄參偏於滋陰降火，龜板偏於滋陰潛陽，二藥伍用，滋中有清，瀉中有補，共收清熱瀉火，育陰潛陽之功。

【用藥經驗】 二藥配伍，適用於①肝腎陰虛火旺，症見骨蒸勞熱，腰腳痿弱，筋骨不健等。②真陰不足，頭目眩暈，腰酸腿軟，口燥咽乾。

玄參常用10～15克，龜板10～30克。打碎先煎。二藥配伍，與熟地、知母、枸杞、黃柏同用，可治真陰不足，頭目眩暈，腰酸腿軟；與地骨皮、鱉甲、知母、山藥等同用，可治夜熱骨蒸，口燥咽乾，渴欲飲水；與狗骨、牛膝、杜仲、川續斷等同用，可治肝腎不足，陰虛內

熱，筋骨肌肉痿軟欲廢；與女貞子、菊花、鉤藤、枸杞等同用，可治兩目昏花。然二藥配伍性寒且滯，脾胃虛寒者忌用。

【名方舉例】 鎮肝息風湯（《醫學衷中參西錄》）懷牛膝30克，生赭石30克，生龍骨15克，生牡蠣15克，生龜板15克，生杭芍15克，玄參15克，天冬15克，川楝子6克，生麥芽6克，茵陳6克，甘草4.5克。水煎服。

功用：鎮肝息風，滋陰潛陽。主治：肝腎陰虧，肝陽上亢，氣血逆亂所致的頭目眩暈，目脹耳鳴，腦部熱痛，心中煩熱，面色如醉，或時常噫氣，或肢體漸覺不利，口角喎斜；甚或眩暈顛仆，昏不知人，移時始醒；或醒後不能復原，精神短少，或肢體痿廢，或成偏枯，脈弦長有力。現代醫學常用於治療腦血管意外、原發性高血壓、嗜酪細胞瘤、月經前期緊張症等。

11.熟地　丹皮：清熱養陰，補肝益腎

【配伍分析】 熟地味甘微溫，歸肝腎，滋潤純靜，滋陰養血，為補腎生精之要藥；丹皮苦辛微寒，歸肝腎，清瀉陰虛所生虛熱而除骨蒸勞熱。二藥伍用，一滋一清，以滋為主，以清為輔，共收清熱養陰，補肝益腎之功。

【用藥經驗】 二藥配伍，適用於①肝腎陰虛而見腰膝軟弱，骨熱酸疼，頭眩耳鳴，盜汗遺精口乾舌燥。②陰虛火旺而致的骨蒸勞熱，虛煩不寐，手足心熱。③腎陰不足，耳聾耳鳴。

熟地黃常用10～30克，丹皮為6～12克。二藥配伍，與山茱萸、山藥、茯苓、澤瀉同用，可治頭暈耳鳴，腰膝

酸軟；與知母、黃柏、山茱萸、山藥等同用，可治陰虛火旺，口乾舌燥，腰酸尿黃；與菊花、何首烏、茯苓、山茱萸同用，可治腎陰不足，兩耳虛鳴；與磁石、五味子、石菖蒲、山藥等同用，可治腎陰不足，耳聾耳鳴；與五味子、澤瀉、麥冬、山藥等同用，可治咳嗽喘逆，潮熱盜汗。然二藥配伍，性寒而膩，脾胃虛寒，氣滯淡多者忌用。

【名方舉例】 知柏地黃丸（《醫宗金鑒》）熟地黃24克，山茱萸12克，乾山藥12克，澤瀉9克，茯苓9克，丹皮9克，知母6克，黃柏6克。煉蜜為丸，每丸約重15克，成人每服1丸，每日3次空腹時服，開水送下；亦可用飲片作湯劑，水煎服，用量按原方比例酌減。

功用：滋陰降火。主治：陰虛火旺而致的骨蒸勞熱，虛煩盜汗，腰脊酸痛，遺精等。

現代醫學常用於治療高血壓、糖尿病、急性視網膜色素上皮炎、遺精、血精、功能性子宮出血、盆腔炎、陰道炎、月經不調、閉經、肺源性心臟病、面神經麻痺等。

12. 熟地　石膏：補腎滋陰，清瀉胃火

【配伍分析】 熟地味甘性溫，入少陰腎經既能滋補腎陰之虧損，又能生精充髓壯骨；石膏辛甘大寒，入陽明胃經，善瀉胃火而除煩。二藥伍用，清補兼施，瀉火與滋水並用，清胃與補腎並行，標本兼顧，實火得平，虛火得降，瀉火可存陰，滋陰助瀉火，相得益彰，共奏補腎滋陰，清瀉胃火之功。

【用藥經驗】 二藥配伍，適用於①胃熱陰虛證，症

見頭痛，牙痛，齒鬆牙衄，煩熱乾渴者。②消渴，消穀善饑者。③胃火上炎，腎水虧虛之證所致牙痛齒鬆，煩渴咽燥，脈細數者。

熟地常用9～30克，石膏為15～30克。入湯劑宜打碎先煎。二藥配伍，與知母、牛膝同用，可治胃熱陰虛牙痛、齒鬆、牙衄；與人參、知母、麥冬、沙參同用，可治金水俱虧，因精損氣的咳嗽聲怯；與澤瀉、茯苓、知母等同用，可治小便不利或火不能降者；與天花粉、玄參、知母、玉竹同用，可治消渴。然二藥配伍，性寒質膩、氣滯多痰、脾胃虛寒者忌用。

【名方舉例】 玉女煎（《景岳全書》）石膏15～30克，熟地9～30克，麥冬6克，知母4.5克，牛膝4.5克。水煎服。功用：清胃滋陰。主治：胃熱陰虛，煩熱乾渴，頭痛，牙痛，牙齦出血，齒鬆齦腫，或吐血鼻衄，舌紅苔黃且乾；消渴，消穀善饑。現代醫學常用於治療口腔炎、舌炎、口舌糜爛、牙痛、糖尿病、三叉神經痛、鼻衄、咯血、咳嗽、病毒性心肌炎等病症。

13.知母　天花粉：清熱瀉火，潤燥生津

【配伍分析】 知母苦寒質潤，上能潤肺瀉火，清熱滋陰，中能清胃熱，潤燥除煩；天花粉苦寒甘酸，既能清肺胃之煩熱，又能生津潤燥止渴，且清熱化痰。二藥伍用，清中有滋，潤中有養，共奏清熱瀉火，潤燥生津之功。

【用藥經驗】 二藥配伍，適用於①熱病傷津，口乾舌燥煩渴。②肺熱燥咳，乾咳無痰者。③消渴病。症見口

渴、多飲、多尿者。

知母常用6～12克，天花粉為10～15克。二藥配伍，與白朮、黃柏同用，可治消渴、多飲、多食、多尿；與黃耆、山藥、葛根、五味子等同用，可治口渴引飲，小便頻數；與瓜蔞仁、山梔、地黃、麥冬、等同用，可治痰熱內積，咳痰色黃，後痰挾血。然二藥配伍，性寒，脾胃虛寒，孕婦忌用。

【名方舉例】 山梔地黃湯（《醫學入門》）知母15克，天花粉20克，瓜蔞仁15克，麥冬10克，山梔子9克。水煎服。功用：清熱養陰，潤肺化痰。主治：痰熱內積，咳痰色黃，後痰挾血。現代醫學常用於治療慢性支氣管炎、支氣管擴張、肺炎、糖尿病等。

14. 知母　山藥：滋陰清熱，補腎益肺

【配伍分析】 知母苦寒善瀉火邪，質潤能滋陰燥，為苦潤清熱滋陰藥，上行潤肺瀉火，下行補腎陰瀉虛火，中能清胃熱，潤燥除煩；山藥味甘微澀，長於補脾胃，益肺腎，既能補益脾肺腎之氣，又能滋養脾肺腎之陰，為氣陰雙補要藥。二藥伍用，清補結合，既瀉肺火、清胃熱，又補肺陰，養胃陰，滋腎水，共收滋陰清熱，補腎益肺之功。

【用藥經驗】 二藥配伍，適用於①脾胃燥熱，多食易饑的中消。②肺燥咳嗽，乾咳無痰，口唇乾燥者。③腎陰虧虛，致腰膝酸軟、遺精健忘者。

知母常用6～15克，山藥為10～30克。二藥配伍，與生地、黃連、天花粉等同用，可治脾胃燥熱，多食易饑的

中消；與山茱萸、黃柏等同用，可治精血枯涸燥熱；與石膏、天花粉、雞內金等同用，可治陰虛消渴，腸燥便秘；與熟地、山茱萸、丹皮、黃柏等同用，可治陰虛火旺而致的骨蒸勞熱，虛煩盜汗。然二藥配伍，甘寒助濕，濕盛中滿，熱證邪實者忌用。

【名方舉例】 加味固陰煎（《女科證治約旨》）生地15克，白芍9克，阿膠12克，生龍骨12克，生牡蠣15克，茯神12克，山藥12克，秋石3克，知母9克，黃柏9克。水煎服。滋陰降火，固崩止帶。

主治：陰虛火旺，衝任損傷致崩漏、黑帶等症。

現代常用治療月經先期、崩漏、經間期出血、功能性子宮出血，上環後出血等。

15.知母　百合：潤養心肺，清熱安神

【配伍分析】 知母苦寒而潤，清肺胃瀉腎火，滋陰潤燥除虛煩；百合甘寒清潤，入肺能滋濡肺燥以止咳寧嗽，歸心可清養心陰以安神志。二藥伍用，百合甘寒清潤不膩，知母苦寒降火不燥，清補兼施，共收潤養心肺，清熱安神之功。

【用藥經驗】 二藥配伍，適用於①陰傷肺燥，乾咳少痰，或痰中帶血，口鼻乾燥之證。②熱病後期，餘熱未清，氣陰兩傷，虛煩驚悸，坐臥不寧，失眠多夢等證。

知母常用6克，百合為10～30克。百合清心宜生用，潤肺宜炙用。二藥配伍，與生地、沙參、貝母同用，可治陰虛燥咳；與麥冬、生地、龍骨、牡蠣等同用，可治更年期憂鬱證。然二藥配伍，性寒質潤，中寒便溏者忌用。

【名方舉例】 百合知母湯（《金匱要略》）百合十七枚，知母三兩（90克）。水煎，分2次溫服。功用：養陰清熱，補虛潤燥。主治：百合病，心中煩熱，坐臥不寧，神志恍惚，飲食失常，口苦而渴，小便短赤，脈微數。

現代醫學可用於肺結核、肺癌、婦女更年期憂鬱症等。

16.知母 酸棗仁：清熱除煩，安神定志

【配伍分析】 知母苦寒質潤，善滋腎陰而清虛熱，補腎水以降心火；酸棗仁甘酸性平，酸入肝，益肝血而補肝虛，此即所謂以酸收之，以酸補之之意。二藥伍用，酸苦合用，一補一清，心肝並治，養心陰，益肝血，從而達到安神定志；清虛熱，除煩躁而療虛煩不眠之效。

【用藥經驗】 二藥配伍，適用於①肝血不足，血不養心，虛熱內擾之心悸、失眠、頭暈、煩躁。②虛勞虛煩不得眠，心悸盜汗，咽乾口燥。

知母常用10克，酸棗仁為10～15克。打碎煎。二藥配伍，與茯苓、川芎、甘草同用，可治虛煩失眠，頭目眩暈，咽乾口燥；與人參、龍齒、茯神等同用，可治心膽氣虛，時有驚醒，心悸多夢；與生地、麥冬、梔子同用，可治陰虛內熱口苦；與人參、桂心、石膏、大棗等同用，可治霍亂，吐下增劇，虛勞煩擾，奔氣在胸中不得眠，或發寒熱，頭疼暈悶；與川芎、黃耆、防風、柴胡等同用，可治間歇性額部、雙手掌、雙足趾多汗症。然二藥配伍，酸棗仁甘酸，知母苦寒質潤，能滑腸致瀉，故脾虛便溏者忌用。

【名方舉例】 酸棗仁湯（《金匱要略》）酸棗仁18

克，茯苓10克，知母10克，川芎5克，甘草3克。水煎服。功用：養血安神，清熱除煩。主治：虛勞虛煩不得眠，心悸盜汗，頭目眩暈，咽乾口燥，脈弦細。

現代醫學常用於治療神經衰弱，更年期綜合徵，抑鬱症，以及原發性高血壓、心臟病引起的心悸、眩暈、失眠、盜汗等病症。

17. 知母　麥冬：滋陰潤肺，益胃生津

【配伍分析】 知母甘寒，清瀉肺火，滋陰潤肺，且能瀉胃熱，生津止渴；麥冬味甘微寒，入肺能清肺熱而養肺陰，潤肺燥而止咳嗽，入心、胃，能益胃生津，清心除煩。二藥伍用，清補兼施，共收滋陰潤肺，益胃生津之功。

【用藥經驗】 二藥配伍，適用於①肺熱傷津，燥咳痰少或無痰者。②消渴病，多飲，多食，多尿，形體消瘦。

知母常用6～9克，麥冬為10～15克，清養肺胃宜去心用，清心除煩不宜去心。二藥配伍，與貝母、天冬同用，可治內燥痰黏，咳嗽喘逆，連嗽不已；與瓜蔞實、生地、人參、葛根等同用，可治膈消，胸滿煩心，短氣；與瓜蔞、雞內金、天花粉等同用，可治痰熱內熾，咳痰色黃，後痰挾血；與生地、木通、茯神等同用，可治心腎陰虛，肝鬱氣滯，狂後繼而疲憊煩躁者；與白芍、枸杞子等同用，可治吐衄過多，昏不知人。然二藥配伍，甘寒助濕，脾虛便溏或有濕邪者忌用。

【名方舉例】 麥門冬飲子（《宣明論方》）麥門冬15克，瓜蔞實10克，知母15克，炙甘草6克，生地黃15

克，人參10克，葛根15克，茯神9克，竹葉6克。水煎服。功用：益氣生津。主治：膈消，胸滿煩心，津液燥少，短氣。現代常用於治療糖尿病。

18.知母 甘草：滋陰清熱，潤肺止咳

【配伍分析】知母苦寒瀉火，甘寒滋陰，善降肺之氣逆而泄熱，滋腎水而益肺胃，涼胃熱而潤燥；甘草甘潤平和，補益肺氣，潤肺止咳。二藥伍用，清補兼施，生甘草可緩和知母之寒涼，以防傷胃，知母得生甘草則甘寒養陰尤甚。共收滋陰清熱，潤肺止咳之功。

【用藥經驗】二藥配伍，適用於①燥咳發熱，喘咳短息，時作時止，咳痰難出。②肺熱咳嗽，咳痰不爽，③咳喘證，無論虛實，有痰無痰均可使用。

知母常用6～9克，甘草為3～9克。二藥配伍，與白芍、黃柏同用，可治木火刑金，吐嗽吐血；與桔梗同用，可治肺熱咳嗽，痰黃黏稠；與石膏、麥冬、人參同用，可治傷寒邪熱內盛，齒牙乾燥，煩渴引飲，與銀柴胡，胡黃連、鱉甲、地骨皮等同用，可治骨蒸潮熱，盜汗顴赤；與天冬、麥冬、天花粉、黃芩等同用，可治上消，口渴多飲，咳嗽痰少；與半夏、貝母、茯苓、陳皮同用，可治燥咳發熱，喘咳短息，咳痰難出。然二藥配伍，性甘寒，濕盛中滿及水腫病人忌用。

【名方舉例】清肺湯（《醫宗金鑒》）麥冬9克，天冬9克，知母9克，貝母9克，甘草6克，橘紅9克，黃芩9克，桑白皮9克。水煎服。

功用：清肺潤燥，化痰止咳。

主治：肺熱咳嗽，咳痰不爽，舌苔黃膩。

現代醫學常用於治療支氣管炎、上呼吸道感染等。

19.知母　牡蠣：滋陰降火，補腎固本

【配伍分析】 知母性寒，氣味俱厚，沉而下降，入腎經，瀉有餘之相火，滋腎水；牡蠣質重沉降，氣寒純陰，可清熱益陰潛陽，入腎經，調陰陽而收斂固澀。二藥伍用，瀉中有滋，清中有固，共奏滋陰降火，補腎固本之功。

【用藥經驗】 二藥配伍，適用於①陰虛火旺所致的男子遺精滑泄，耳鳴腰酸；女子崩漏帶下。②肝腎陰虛型消渴。

知母常用6～15克，牡蠣為10～20克。入煎劑宜先煎。二藥配伍，與黃柏、白芍等同用，可治陰虛火動，夜夢遺精；與生地、金櫻子、天花粉、北沙參等同用，可治肝腎陰虛型消渴；與麻黃根、黃耆、浮小麥等同用，可治諸虛不足，津液不固，體常自汗，夜臥即甚，短氣煩倦；與黃柏、芡實、遠志、山萸肉等同用，可治腎虛泄精，心神不安。然二藥配伍，腎虛無火，精寒自出者忌用。

【名方舉例】 固精丸（《仁齋直指方》）知母15克，黃柏15克，牡蠣30克，龍骨30克，芡實30克，蓮子芯15克，茯苓15克，遠志15克，山萸肉30克。為細末，煉蜜糊丸，每服9克，空腹鹽湯送下。亦可作湯劑，劑量可酌減。功用：堅陰固腎，澀精安神。主治：腎虛泄精，心神不安。

現代醫學常用於治療男子不育症，遺精，性功能衰退症，慢性前列腺炎，婦女白崩等。

20. 知母　仙靈脾：滋陰清熱，補火助陽

【配伍分析】 知母甘寒，清熱瀉火，滋腎潤燥退虛熱；仙靈脾甘溫，補命門之火，溫腎助陽。二藥伍用，知母得仙靈脾則清而不寒，滋腎水功效甚，仙靈脾得知母則溫而不燥，補命火而不峻。一清一補，滋腎水助腎陽，陰陽並調，共奏滋陰清熱，補火助陽之功。

【用藥經驗】 二藥配伍，適用於①陰陽兩虛所致的遺精，陽事易舉，低熱盜汗，眩暈者。②更年期綜合徵出現的虛煩、心悸、汗出。

知母常用6～12克，仙靈脾為5～10克。二藥配伍，與仙茅、當歸、巴戟天等同用，可治婦女更年期頭昏目眩，心悸虛煩，烘熱汗出；與仙茅、當歸、黃柏、牛膝等同用，可治中風後遺症的半身不遂，口角喎斜；與肉桂、牡蠣、益智仁、淮山藥同用，可治尿崩；與雄蠶蛾、陽起石、熟地等同用，可治陽痿不育症；與甘草、大棗、浮小麥等同用，可治臟躁、悲傷欲哭者；與生地、木通、甘草梢、淡竹葉同用，可治白塞綜合徵。然二藥配伍，仙靈脾對肝有損傷作用，故肝功能不正常的患者忌用。

【名方舉例】 冬蛤生精飲（《名醫偏方秘方大全》）麥冬15克，白芍15克，菖蒲15克，合歡15克，茯苓15克，仙靈脾15克，枸杞20克，知母20克，山藥10克，蛤蚧（將頭足與皮膚烘乾，碾成細末，分4份人湯藥同服）

1對。水煎，每劑煎10次，日服2次，早飯與晚飯後服用50毫升。功用：益腎填精，助氣安神。主治無精子症。

現代醫學常用於治療男性不育症。

21.知母　五味子：清熱養陰，潤肺止咳

【配伍分析】 知母味甘性寒，潤肺養陰、除燥痰、止燥咳，又苦以泄降，能降肺之氣逆；五味子酸甘化陰，性溫而潤，上斂肺氣，下滋腎陰，寧心安神。二藥伍用，一清一補，一降一斂，共收清熱養陰，潤肺止咳之功。

【用藥經驗】 二藥配伍，適用於①肺陰虛損，久咳不止，乾咳無痰者。②陰虛內熱，口渴多飲之消渴證。

知母常用6～15克，五味子為3～12克。生津止渴用生五味子，滋陰潤肺用制五味子。二藥配伍，與款冬花、阿膠等同用，可治陰虛燥咳，久嗽不止，痰中帶血；與桑白皮、人參等同用，可治心火刑肺，轉為肺痨，咳喘痰涎者；與菟絲子、益智仁、肉蓯蓉、牡蠣等同用，可治膀胱虛，小便不禁；與山藥、生黃耆、葛根、天花粉等同用，可治消渴病，口渴引飲，小便頻數量多，困倦氣短。然二藥配伍，外感咳嗽者忌用。

【名方舉例】 蓮花飲（《幼幼集成》）白蓮鬚6克，葛根15克，茯苓9克，生地黃15克，黃連3克，天花粉12克，人參6克，五味子6克，知母9克，炙甘草6克，淡竹葉3克，燈芯3克。水煎服。功用：養陰清熱，益氣生津。主治：上消口渴，飲水不休。

現代醫學常用於治療糖尿病。

22. 麥冬　五味子：潤肺止咳，清心安神

【配伍分析】 麥冬味甘微寒微苦，歸心、肺、胃經，甘寒養陰生津，清肺熱，潤肺燥，苦寒清心除煩；五味子味甘酸性溫、歸心、腎、肺經，上斂肺氣，下滋腎陰，收斂心氣，寧心安神；二藥伍用，一潤一斂，調節肺的宣降而止咳，一清心一寧心，除煩而安神，共收潤肺止咳，清心安神之功。

【用藥經驗】 二藥配伍，適用於①心腎兩虛，失眠，健忘，遺精。②肺虛久咳，痰中帶血，口乾咽燥。③消渴，口乾燥，不思飲食。

麥冬常用6～12克，五味子為3～9克。二藥配伍，與人參同用，可治神疲體倦，汗多氣短，口渴舌乾；與人參、天冬、黃柏、枸杞、牛膝等同用，可治肺熱氣虛，脛弛不任地；與人參、熟地、當歸、鹿茸同用，可治房勞精脫，中風昏聵；與生龍骨、生牡蠣、生芡實、生蓮子等同用，可治夢遺、滑精、早洩以及婦女帶下色黃者；與生地、當歸、玄參、遠志等同用，可治陰血虛少，心煩不眠；與紫菀、款冬花、人參、大棗等同用，可治肺氣不足，咳嗽氣喘；與葛根、知母、梨汁、甘蔗汁等同用，可治上消證，飲水多而食少。然二藥配伍，味甘質潤，表邪未解，內有實熱，咳嗽初起者忌用。

【名方舉例】 參苓飲子（《衛生寶鑒》）麥冬9克，五味子6克，白芍藥9克，熟地黃12克，黃耆12克，白茯苓9克，天冬9克，人參6克，甘草3克，生薑3克，大棗5枚，烏梅6克。水煎服。功用：益氣養陰，生津增液。

主治：消渴，口乾燥，不思飲食。

現代醫學常用於治療糖尿病、肺結核、慢性咽炎等。

23.麥冬　天冬：清熱養陰，潤肺止咳

【配伍分析】 麥冬甘寒質潤，養陰潤肺，益胃生津，味甘性苦，清心除煩；天冬味甘性寒，清肺火，滋腎陰，潤燥止咳，生津止渴。二藥伍用，清中有滋，相得益彰，共奏清熱養陰，潤肺止咳之功。

【用藥經驗】 二藥配伍，適用於①燥熱傷肺，乾咳痰粘，心煩口渴，舌乾無苔。②津傷口渴，內熱消渴。③陰虛腸燥便秘。

麥冬常用6～12克，天冬為6～15克。二藥配伍，與生地、天花粉、生黃耆等同用，可治津傷口渴，多飲多尿；與當歸、白芍、熟地、桃仁等同用，可治陰虛血燥津傷所致的口乾、便秘；與熟地、茯神、遠志、菖蒲等同用，可治失眠健忘，心悸怔忡；與生地、石斛、黃芩、枇杷葉等同用，可治牙齦腫痛，口舌生瘡。然二藥配伍，味甘性寒，脾胃虛寒，食少便溏者忌用。

【名方舉例】 月華丸（《醫學心悟》）天冬30克，麥冬30克，生地30克，熟地30克，山藥30克，百部30克，沙參30克，川貝母30克，阿膠30克，茯苓15克，三七15克，白菊花60克，桑葉60克。將白菊花、桑葉熬膏，阿膠代入膏內，餘藥研粉，煉蜜為丸，每丸重15克，每服1丸，日服3次。亦可用飲片作湯劑，水煎服。

功用：滋陰潤肺，鎮咳止血。主治：肺腎陰虛，久咳或痰中帶血；勞瘵久嗽；潮熱時作，五心煩熱，形體

羸，口燥咽乾，舌紅少津，胸悶食減，少氣懶言，大便難、少便短少等。現代常用於治療肺結核、肺癌、久咳咯血、結核性腦膜炎、支氣管炎、支氣管擴張等。

四、消補兼施配伍

消補兼施配伍，是指消藥與補藥同時並用的一種配伍方法。消藥賅括行氣活血，祛濕化痰，軟堅消癥、消食化積等功效的藥物；補藥泛指補氣、補血、補陰、補陽功效的藥物。主要用於食積、腫塊、癥瘕而又體虛的病證。面對積聚體虛證，非消不能去其積，但正虛又不任攻伐；非補不能扶其虛，但易致氣機壅滯。只有消法和補法結合運用、各展其長。才能消積顧正。

臨床使用消補兼施配伍時，遣藥應把握如下幾點：

①**詳審病證，分清主次**。積重虛輕，消重於補，寓補於消；積輕虛重，補重於消，寓消於補，積與虛均重，消補並重。

②**消而不伐，補而不滯**。消補兼施的配伍是標本兼治的具體體現，治標是為了顧本，固本是為了治標，癥瘕，腫塊的形成在一定程度上耗氣損血，造成人體氣血諸虛。人體正虛不能抗邪，在一定程度上，任其發展。故用藥時，注重消而不伐，補而不滯的治療原則。

1. 枳實　人參：理氣健脾，消痰除滿

【配伍分析】 枳實苦泄辛散，氣銳力猛，為破氣行

痞、消積導滯的要藥；人參味甘性溫，大補元氣，補脾益肺。二藥伍用，一消一補，消不耗氣，補不壅滯，消補兼施，共收理氣健脾，消痞除滿之功。

【用藥經驗】 二藥配伍，適用於①脾虛腹脹，飲食難消者。②傷寒結胸欲絕，心膈高起，實滿作痛，手不得近。

枳實常用3～9克，人參為5～10克。二藥配伍，與白朮、陳皮、砂仁、茯苓等同用，可治脾虛腹脹，飲食難消；與白朮、乾薑、厚朴、黃連等同用，可治心下痞滿不欲飲食，體弱倦怠；與炮薑、白朮、炙甘草、茯苓等同用，可治傷寒結胸欲絕，實滿作痛；與青皮、山楂、穀芽、半夏麴等同用，可治脾虛氣方，飲食不化、面黃肌瘦。然二藥配伍，補中有破，孕婦忌用。

【名方舉例】 大健脾丸（《景岳全書》）人參3克，陳皮6克，茯苓6克，枳實5克，青皮5克，半夏麴6克，山楂3克，白朮6克，炒白豆蔻6克，木香3克，炒穀芽6克，黃連3克。原為丸劑，今多作湯劑，水煎服。

功用：健脾養胃，利濕消食。主治：脾虛氣虧，飲食不化，胸膈痞滿，面黃肌瘦。現代醫學常用於治療消化不良、胃腸功能紊亂等病證。

2.厚朴　人參：健脾燥濕，消積除滿

【配伍分析】 厚朴苦燥辛散，長於燥濕行氣，消積除滿，既可治無形濕阻之脹滿，又能治飲食停積之滯痛；人參味甘而溫，緩中補虛，益氣健脾。二藥伍用，一消一補，厚朴燥濕，有助於人參的益氣健脾，人參健俾

運化水濕，有助於厚朴的消積除滿，消補兼施，共收健脾燥濕，消積除滿之功。

【用藥經驗】二藥配伍，適用於①脾虛氣滯，胸腹痞脹，食少不化，大便不暢。②脾胃不和，中滿痞塞，心腹膨脹，腸鳴泄瀉，不思飲食。

厚朴常用3～10克，人參為5～10克。二藥配伍，與生薑、半夏、甘草同用，可治虛實夾雜的喘咳短氣；與枳實、白朮、麥芽、炙甘草等同用，可治脾虛氣滯，心下痞滿，不欲飲食；與白朮、青皮、神麴、砂仁等同用，可治脾胃不和，中滿痞塞；與茯苓、蒼朮、陳皮、甘草等同用，可治脾虛飲食不化，大便不實；與白朮、藿香、扁豆、砂仁等同用，可治外感暑濕，寒熱頭痛，脘腹痞滿，噁心嘔吐。然二藥配伍，味苦而燥，非脾虛濕滯者忌用。

【名方舉例】六和湯（《太平惠民和劑局方》）人參6克，白朮9克，赤茯苓9克，藿香9克，杏仁9克，扁豆9克，半夏9克，厚朴6克，砂仁6克，炙甘草3克，木瓜4.5克。加薑、棗適量，水煎服。功用：健脾祛暑，化濁除濕。主治：外感暑濕，內傷生冷，寒熱頭痛，胸膈滿悶，脘腹脹痛，噁心嘔吐，腸鳴腹瀉，舌苔白膩。

現代醫學常用於治療胃腸型感冒，急性胃腸炎，慢性結腸炎，夏季感冒等。

3. 厚朴　白朮：益氣健脾，燥濕除滿

【配伍分析】厚朴苦燥辛散，行氣滯，散實滿，為燥濕除脹之首藥；白朮味苦甘性溫，益氣健脾，燥濕利

水，為脾胃氣虛，水濕不化之要藥。二藥配伍，一消一補，脾健之化濕之功顯，濕去則脾運之力著，相互為用，共奏益氣健脾，燥濕除滿之功。

【用藥經驗】 二藥配伍，適用於①脾虛濕聚，症見胃脘痞滿，嘔惡納呆、便溏泄瀉，舌淡胖，苔白滑，脈沉緩。②中暑傷濕，停飲挾食，腹痛泄瀉。

厚朴常用6～10克，白朮為6～12克，燥濕利水宜生用，健脾和胃宜炒用。二藥配伍，與大腹皮、茯苓、藿香、陳皮等同用，可治惡熱發熱、胸腹脹悶，上吐下瀉；與蒼朮、陳皮、茯苓、豬苓等同用，可治夏秋之間，脾胃傷冷脘腹脹痛，泄瀉，小便短少；與木瓜、大腹皮、附子、炮薑等同用，可治肢體浮腫，腰以下更甚，胸腹脹滿；與草果仁、柴胡、黃芩、半夏等同用，可治瘧疾熱多寒少，但熱不寒；與橘紅、當歸、香附、砂仁等同用，可治妊娠惡阻；與陳皮、白及、炙甘草同用，可治淺表性胃炎。然二藥配伍，味苦性燥，陰虛內熱、胃陰不足、津液虧損、孕婦均忌用。

【名方舉例】 藿香正氣散（《太平惠民和劑局方》）大腹皮30克，白芷30克，紫蘇30丸，茯苓30克，藿香90克，白朮60克，法半夏60克，陳皮60克，厚朴60克，苦桔梗60克，甘草75克。為散，每服6～9克，生薑、大棗煎水調下。亦可作湯劑水煎服，用量按原方比例酌減。

功用：解表化濕，理氣和中。主治：外感風寒，內傷濕滯。症見惡寒發熱，頭痛，胸腹脹悶，噁心嘔吐，食慾不振，腸鳴泄瀉，口淡口甜，舌苔白膩等。

現代醫學常用於治療胃腸型感冒、急性胃腸炎、胃及十二指腸潰瘍、慢性結腸炎、妊娠惡阻等。

4.雞內金　白朮：健脾開胃，消食化積

【配伍分析】 雞內金甘平微寒，可生發胃氣，養胃陰，生胃津，消食積，固精止遺；白朮味苦而甘，甘溫補中，苦可燥濕，為健補脾胃之主藥，既能燥濕健脾，和中消滯，又可益氣生血。二藥伍用，一消一補，消補兼施，共收健脾開胃，消食化積之功。

【用藥經驗】 二藥配伍，適用於①脾胃虛弱，食積不消，嘔吐瀉痢。②勞瘵咳嗽，飲食減少，身熱，脈虛數及血虛經閉。

雞內金常用3～10克，入煎劑微炒，白朮為6～12克。二藥配伍，與乾薑、熟棗肉同用，可治食積不消，嘔吐瀉痢；與鱉甲、山甲珠、山藥、茯苓等同用，可治小兒疳積；與山藥、玄參、炒牛蒡子同用，可治勞瘵咳嗽，飲食減少，身熱脈虛數；與人參當日、熟地、黃耆肉桂等同用，可治婦女血虛經閉；與山藥、蓮子肉、麥芽、白扁豆等同用，可治老人食難運化。然二藥配伍，味甘性燥、實邪內壅、陰虛內熱、津液不足者忌用。

【名方舉例】 資生湯（《醫學衷中參西錄》）山藥12克，玄參15克，炒牛蒡子9克，雞內金3克，白朮9克。水煎服。

功用：健脾養陰，清熱利咽。主治：勞瘵咳嗽，飲食減少，身熱，脈虛數及血虛經閉。

現代醫學常用於治療慢性咽炎、慢性胃炎、肺結核、小兒消化不良、小兒厭食症、婦女月經後期等病症。

5.大腹皮　白朮：健脾燥濕，利水消腫

【配伍分析】 大腹皮味辛微溫，性善下行，長於行氣，消脹，利水消腫；白朮味苦甘而性溫，甘溫補中，苦以燥濕，芳香健脾，為培補脾胃之要藥，長於補脾益氣而燥濕利水。二藥伍用，一消一補，消補兼施，具有健脾助運，疏滯開壅，利水消腫之功。

【用藥經驗】 二藥配伍，適用於①脾胃氣虛，納運無力，濕阻氣滯所致的胃脘脹滿，食少倦怠，腹滿水腫等證。②婦女妊娠期脾虛浮腫。③水腫，喘滿倚息，飲食不下，小便短少，不能平臥。

大腹皮常用6～9克，白朮為6～12克。二藥配伍，與紫蘇、白芷、藿香、厚朴等同用，可治外感風寒，內傷濕滯的胸腹脹悶，惡寒發熱；與橘皮、茯苓、生薑同用，可治妊娠下肢腫脹，食少體乏；與茯苓、澤瀉、木瓜、檳榔等同用，可治浮腫、小便短少、胸腹脹悶，飲食不下。然二藥配伍味甘性溫，虛脹，陰虛內熱，胃陰不足者忌用。

【名方舉例】 導水茯苓湯（《奇效良方》）赤茯苓90克，麥冬90克，澤瀉90克，白朮90克，桑白皮30克，大腹皮20克，紫蘇30克，檳榔30克，陳皮20克，木瓜30克，木香20克，砂仁20克，燈芯草20克。為粗末，每服15克，水煎，空腹服。功用：健脾滲濕，利水消腫。主治：水腫，喘滿倚息，不得平臥，飲食不下，小便閉澀。現代醫學常用於治療急、慢性腎炎，肝硬化腹水、慢性右心功能不全性水腫。

6.金銀花　黃耆：散瘀消腫，益氣托毒

【配伍分析】 金銀花味甘性寒，芳香疏散，清熱解毒涼血，散瘀消腫，為治療瘡瘍腫毒之要藥；黃耆味甘性溫，溫養脾胃而生肌，補益氣血而托毒，可補氣生肌，拔毒排膿。二藥伍用，補不助熱，消不傷正，共收散瘀消腫，益氣托毒之功。

【用藥經驗】 二藥配伍，適用於①癰腫膿成不潰或已潰而膿汁清稀。②乳岩積久漸大，色赤出水，內潰深洞。

金銀花常用10～15克，黃耆為10～15克。二藥配伍，與甘草同用，可治瘡瘍甚，色變黑者；與當歸、甘草同用，可治乳癰腫痛；與人參、當歸、白朮、皂角刺、乳香等同用，可治癰瘍半陰半陽，似潰非潰，漫腫微痛；與當歸、穿山甲、白芷、皂角刺等同用，可治癰毒內已成膿，不潰破者；與當歸、天花粉、連翹、黃芩等同用，可治癰毒紅腫。然二藥配伍，性偏寒，凡正氣不虛的氣滯濕阻、食積內停，瘡癰初起或潰後熱毒尚盛等證均忌用。

【名方舉例】 透膿散（《醫學心悟》）生黃耆12克，當歸6克，穿山甲3克，皂角刺5克，川芎9克，白芷6克，牛蒡子9克，金銀花12克。水煎服。

功用：扶正祛邪，托毒潰膿。

主治：癰毒內已成膿，不穿破者。

現代醫學常用於治療多種化膿性疾病、慢性潰瘍等。

7.金銀花　當歸：清熱解毒，活血散瘀

【配伍分析】 金銀花味甘性寒，清熱解毒，散瘀消腫；當歸甘溫辛散，補血活血而能消腫止痛，排膿生肌，為外科瘵瘡常用藥。二藥伍用，一清一散，一補一消，腫毒自除，癰疽立癒，共奏清熱解毒，活血散瘀之功。

【用藥經驗】 二藥配伍，適用於①癰疽疔瘡初起，紅腫熱痛。②血虛潰瘍，久不癒合。

金銀花常用10～15克，當歸為5～15克。破血用當歸尾，補血用當歸身。二藥配伍，與黃耆、甘草同用，可治化、乳癰腫痛；與生黃耆、天花粉、連翹、大黃等同用，可治癰疽紅腫；與生黃耆、穿山甲、皂角刺、牛蒡子等同用，可治癰毒內盛，已成膿不潰破者；與天花粉、蒲公英、甘草同用，可治癰腫瘡毒；與白芷、貝母、皂角刺、乳香等同用，可治瘡瘍腫毒初起，紅腫焮痛。然二藥配伍，性寒潤，脾虛泄瀉者忌用。

【名方舉例】 四妙勇安湯（《驗方新編》）金銀花90克，玄參90克，當歸30克，甘草15克。水煎服。

功用：清熱解毒，活血止痛。主治：脫疽。熱毒熾盛，症見患肢黯紅微腫灼熱，潰爛腐臭，疼痛劇烈，或發熱口渴，舌紅脈數。現代醫學常用於治療血栓閉塞性脈管炎、動脈栓塞性壞疽、下肢潰瘍等。

8.山楂　白朮：益氣健脾，消食化積

【配伍分析】 山楂酸甘微溫，健脾開胃而消食，活

血化瘀而消腫，善於消腥羶油膩肉食積滯；白朮味苦甘性溫，補氣健脾，燥濕利水。二藥伍用，一消一補，相得益彰，白朮益氣健脾促山楂消食化滯，山楂消食化積有利於白朮補脾健運，共收益氣健脾，消食化積之功。

【用藥經驗】 二藥配伍，適用於①脾虛食滯，食慾不振，全腹痞滿。②小兒傷食成積，不思乳食，日漸羸瘦。

山楂常用10～15克，白朮為6～12克。二藥配伍，與蒼朮、青皮、神麴、麥芽等同用，可治小兒不思乳食，日漸羸瘦；與陳皮、砂仁、麥芽、木香等同用，可治小兒停食積滯，胱腹脹滿；與人參、厚朴、砂仁、麥芽，可治老人多食，積滯脹滿；與木香、黃連、肉豆蔻、茯苓等同用，可治脾虛積滯，食少難消，大便溏薄。然二藥配伍，味甘性溫，實邪內壅，陰虛內熱，津液不足者忌用。

【名方舉例】 小保和丸（《醫方集解》）神麴60克，山楂1 80克，茯苓90克，陳皮30克，白朮60克，白芍30克。為末，水泛為丸，每服6～9克，溫開水或麥芽湯送下，亦可改作湯劑水煎服，用量按原方比例酌減。

功用：健脾消食。

主治：食積停滯，脘腹痞滿，惡食噯腐等症。

現代醫學常用於消化不良，小兒腹瀉，慢性胃炎、神經性嘔吐等病症。

9.山楂　人參：補脾益氣，消食和胃

【配伍分析】 山楂味酸而甘，微溫不熱，具健脾開胃，消食化積，活血散瘀之功；人參味甘而溫，緩中補

虛，益氣健脾，生津和胃。二藥伍用，一消一補，一開一和，健脾促消食，食積消則脾自健，共收補脾益氣，消食和胃之功。

【用藥經驗】 二藥配伍，適用於①脾虛積滯，飲食不化，脘腹痞脹。②小兒因病致虛，食少形羸，形成疳疾。

山楂常用10～15克，人參為5～10克。二藥配伍，與白朮、茯苓、陳皮、澤瀉等同用，可治脾積、五更瀉；與白朮、蓮子肉，砂仁等同用，可治小兒食少形羸，面黃肌瘦，或積食內停；半夏、青皮、白豆蔻、穀芽等同用，可治脾虛氣虧，飲食不化；與黃連，砂仁、白朮、扁豆等同用，可治脾胃虛弱，腹痛脹滿，嘔吐久瀉；與黃耆、白朮、升麻、柴胡等同用，可治脾氣虛陷，胃下垂；與萊菔子、雞內金、炒麥芽等同用，可治小兒厭食、積食內停。然二藥配伍，味甘性溫，火鬱內熱及濕阻熱盛者忌用。

【名方舉例】 健脾丸（《證治準繩》）白朮75克，木香22.5克，黃連22.5克，甘草22.5克，白茯苓60克，人參45克，神麴30克，陳皮30克，砂仁30克，麥芽30克，山楂30克，山藥30克，肉豆蔻30克。共為細末，蒸餅為丸，每服6～9克，開水送下，亦可作湯劑煎服，用量按原方比例酌減。

功用：補脾益胃，理氣運滯。

主治：脾虛積滯，飲食不化，食少難消，脘腹痞悶，大便溏薄，苔膩微黃，脈虛弱。

現代醫學常用於治療消化不良，胃下垂，腹瀉等病症。

10.皂角刺　黃耆：散結消腫，托毒潰膿

【配伍分析】 皂角刺辛散走竄，祛痰導滯，散結消腫；黃耆味甘性溫，溫養脾胃而生肌，補益氣血而托毒。二藥伍用，一消一補，消不耗傷，補不壅滯，消補兼施，共收散結消腫，托毒潰膿之功。

【用藥經驗】 二藥配伍，適用於①癰瘍腫痛，正虛不能托毒，內已成膿，外不易潰，漫腫無頭。②癰疽瘡瘍將潰之時，紫陷無膿，根腳散大。

皂角刺常用1.5～5克，黃耆為9～30克。二藥配伍，與當歸、穿山甲同用，可治瘡癰內已成膿，外不易潰；與甘草、乳香同用，可治瘡瘍膿毒已熟，尚未潰破；與白朮、白芷、當歸、升麻等同用，可治一切癰疽氣血虧損，將潰之時，紫陷無膿；與金銀花、當歸、天花粉、連翹等同用，可治紅腫癰毒；與當歸、白朮、附子、川芎同用，可治癰疽瘡瘍，久不腐潰，身涼脈細者。然二藥配伍，皂角刺辛散走竄，孕婦忌用。

【名方舉例】 代刀散（《外科證治全生集》）皂角刺5克，黃耆15克，甘草6克，乳香15克。水煎服。

功用：益氣活血，托毒潰膿。主治：瘡瘍膿毒已熟，尚未潰破。現代醫學常用於治療多種化膿性疾病。

11.莪朮　當歸：補血活血，散瘀消癥

【配伍分析】 莪朮辛散苦泄溫通，入肝脾二經，為破血散瘀消，行氣消積止痛之品；當歸辛散甘潤溫通，補血活血，行血，散寒消腫止痛。二藥伍用，一消一補，

莪朮破血散瘀能助當歸活血行血，當歸活血行血能助莪朮散瘀消癥。共收補血活血，散瘀消癥之功。

【用藥經驗】 二藥配伍，適用於①上腹痞塊，大腹膨脹，赤筋赤絡滿布。②婦人小腹腫塊，疼痛日久，形枯肉削。

莪朮常用3～9克，當歸為3～9克。二藥配伍，與丹參、桃仁、穿山甲、水蛭等同用，可治上腹痞塊，大腹膨脹，腹壁光亮繃急；與香附、益母草、桃仁、紅花等同用，可治婦人小腹腫塊、疼痛日久。然二藥配伍，活血破血，月經過多者，孕婦忌用。

【名方舉例】 柔肝丸（《楊志一醫論醫案集》）當歸15克，莪朮10克，丹參15克，赤芍10克，桃仁10克，鬱金10克，五靈脂10克，水蛭7克，穿山甲7克，鱉甲15克，桂枝5克，大黃5克，甘遂末1克。除甘遂末外，餘藥研細末，煉蜜為丸，如梧桐子大。每日3次，每次7克，問服甘遂末，每次1克，空腹服。

功用：消瘀軟堅，柔肝行水。

主治：上腹痞塊，大腹膨脹，面色蒼黃，肌肉消瘦，腹壁光亮繃急，赤筋赤絡滿布；右脇脹痛，食後更甚，五心煩熱不得眠，下肢微腫，便溏溲赤。

現代醫學常用於治療肝脾腫大、腹水患者。

12. 莪朮　黃耆：補益元氣，活血祛瘀

【配伍分析】 莪朮味甘辛而苦，性溫，行氣活血，消積止痛；黃耆味甘微溫，補益脾肺元氣，益氣升陽，斂瘡生肌。二藥伍用，破中有補，補中有行，消補兼施，

相輔相成，共奏補益元氣，行氣活血，祛瘀生新，開胃健脾之功。張錫純曾訓之日：參補氣，得三棱、莪朮以流動之，則補而不滯，而元氣愈旺，愈能鼓舞三棱、莪朮之力的消癥瘕。

【用藥經驗】 二藥配伍，適用於①肝積：症見右脇下痞塊，痛處固定，腹脹乏力，納差，大便不調。②石瘕：症見腹中結塊，尿頻，尿急，排尿困難，月經異常。

莪朮常用5～15克，黃耆為15～30克。二藥配伍，與當歸、桃仁、白花蛇舌草、虎杖等同用，可治肝脾腫大；與露蜂房、石見穿、王不留行、當歸等同用，可治乳房結塊，質地堅硬，高低不平；與白花蛇舌草、兩面針、生牡蠣、夏枯草等同用，可治小腹結塊，固定不移、疼痛拒按、面色晦黯。然二藥配伍，行氣活血，胃出血、支氣管擴張者忌用。

【名方舉例】 黃耆莪朮湯（《名醫偏方秘方大全》）生黃耆20克，莪朮30克，炒白朮15克，紅花20克，醋柴胡10克，白礬2克，地鱉蟲10克，生甘草12克。水煎服。

功用：疏肝理氣，活血化瘀。

主治：肝積，症見脇下有痞塊，隨呼吸上下移動，無自覺不適或稍有隱痛而痛處固定，伴有腹脹、乏力、納差、大便不調、舌質暗或有瘀點、脈澀或弦。

現代醫學可用於治療肝脾腫大、肝硬化、胰腺癌等。

名方索引

一劃

二劃

三劃

四劃

五劃

六劃

七劃

八劃

九劃

十劃

十一劃

十二劃

十三劃

十四劃

十五劃

十六劃

十七劃

十八劃

十九劃

二十劃

中藥配伍十法

著　　者｜譚同來・眭湘宜・張詠梅
責任編輯｜趙志春

發 行 人｜蔡森明
出 版 者｜大展出版社有限公司
社　　址｜台北市北投區（石牌）致遠一路 2 段 12 巷 1 號
電　　話｜(02)28236031・28236033・28233123
傳　　真｜(02)28272069
郵政劃撥｜01669551
網　　址｜www.dah-jaan.com.tw
電子郵件｜service@dah-jaan.com.tw
登 記 證｜局版臺業字第 2171 號

承 印 者｜傳興印刷有限公司
裝　　訂｜佳昇興業有限公司
排 版 者｜千兵企業有限公司
授 權 者｜山西科學技術出版社
初版1刷｜2011 年 4 月
2版1刷｜2023 年 10 月

定　　價｜480 元

國家圖書館出版品預行編目（CIP）資料

中藥配伍十法／譚同來・眭湘宜・張詠梅 編著
—初版—臺北市，大展出版社有限公司，2011.04
面；21 公分—（中醫保健站；34）
ISBN 978-957-468-805-0（平裝）
1. 中藥配伍　2. 中藥藥性　3. 中藥藥理
414.6　　100002315